医学影像学常见疾病诊断口诀

黄耀华　编著

人民卫生出版社

图书在版编目(CIP)数据

医学影像学常见疾病诊断口诀 / 黄耀华编著. —北京：人民卫生出版社，2014

ISBN 978-7-117-19949-0

Ⅰ. ①医… Ⅱ. ①黄… Ⅲ. ①常见病－影象诊断 Ⅳ. ①R45

中国版本图书馆 CIP 数据核字(2014)第 255837 号

医学影像学常见疾病诊断口诀

编　　著：黄耀华
出版发行：人民卫生出版社（中继线 010-59780011）
地　　址：北京市朝阳区潘家园南里 19 号
邮　　编：100021
E - mail：pmph @ pmph.com
购书热线：010-59787592　010-59787584　010-65264830
印　　刷：北京盛通印刷股份有限公司
经　　销：新华书店
开　　本：787 × 1092　1/16　**印张**：14
字　　数：341 千字
版　　次：2014 年 12 月第 1 版　2016 年 6 月第 1 版第 2 次印刷
标准书号：ISBN 978-7-117-19949-0/R · 19950
定　　价：69.00 元

前言

医学影像不简单，内外妇儿疾病涵。
征象多样又复杂，初学难记易迷茫。

学习如何变简单，增加趣味化其繁。
口诀应是好办法，朗朗上口不易忘。

笔者平素爱诗篇，从事影像亦多年。
工余写诗集病例，出版口诀可为先。

编撰口诀事非易，躬耕不怠未歇息。
一字一句细斟酌，唯恐书中纰缪遗。

百多疾病入书中，口诀形式各不同。
表现文字扼主要，简明易懂读轻松。

众多口诀汇成书，每一口诀有解读。
相应图片齐配备，读者需要尽满足。

历经两年新书出，犹如面包刚出炉。
口味能否合君意，尚祈评头与论足。

黄耀華

2014年8月于广州中医药大学第一附属医院

目录

第一章
中枢神经系统疾病

一、颅内蛛网膜囊肿

脑脊液体积聚，密度信号均一。
脑外囊性肿块，脑池膨大体积。
较大颅骨压薄，白质塌陷推移。
增强未见强化，无法显示囊壁。

口诀解读：颅内蛛网膜囊肿为脑脊液在蛛网膜内局限性积聚而形成的囊肿。多见于儿童，临床多无任何症状。病变好发于侧裂池、大脑半球凸面、鞍上池及颅后窝枕大池。CT和MRI都可以对蛛网膜囊肿做出诊断。典型者表现为边界清晰的圆形或卵圆形脑外囊性肿块，相应脑池扩大，内呈脑脊液样密度（图 1-1）或信号（图 1-2），密度或信号均匀一致，增强扫描囊肿未见强化，增强前后均无法显示囊肿壁。囊肿较大时邻近颅骨可受压变薄，同时病变具有脑外占位效应，如脑皮质被推移、白质塌陷征等。

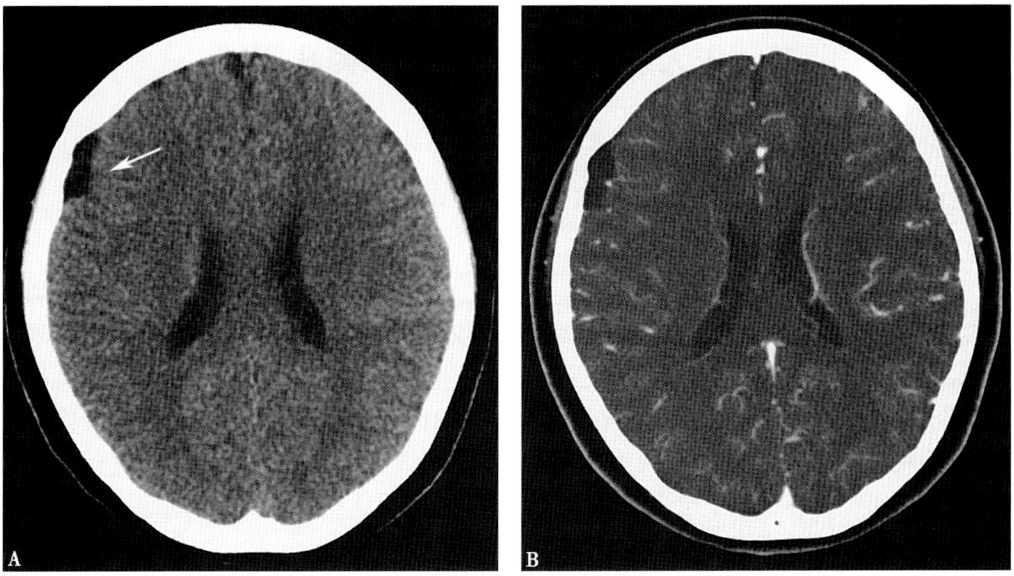

图 1-1　右额部蛛网膜囊肿

A. CT 平扫横轴位；B. CT 增强，示右额部内板下类椭圆形囊性低密度肿块（白箭头），呈脑脊液样密度，边界清楚，邻近颅骨及脑实质轻度受压，增强后病灶无强化

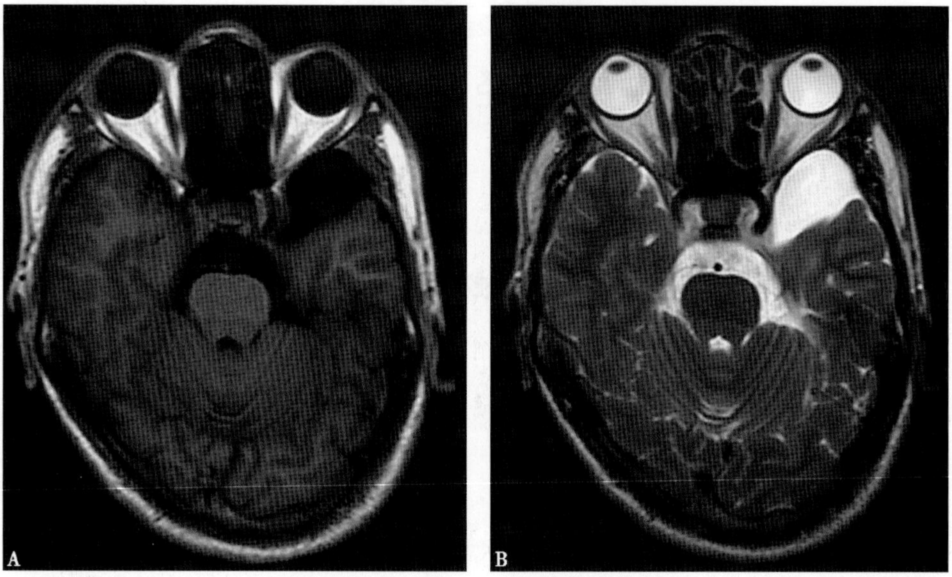

图 1-2 左侧外侧裂池蛛网膜囊肿

A. MRI T_1WI 横轴位；B. T_2WI 横轴位，示左侧外侧裂池前方见楔形均匀脑脊液信号影，T_1WI 呈低信号，T_2WI 呈高信号，边缘清楚，邻近脑皮质受挤压被推移

二、先天性第四脑室中孔和侧孔闭锁

先天菱脑发育畸，中和侧孔先天闭。
囊样扩张四脑室，小脑蚓部不全育。
幕上脑室呈积水，直窦窦汇位上移。

口诀解读：先天性第四脑室中孔和侧孔闭锁又称 Dandy-Walker 畸形，为先天性菱脑发育畸形，主要由于小脑发育畸形和第四脑室中、侧孔闭锁，引起第四脑室囊性扩大和继发梗阻性脑积水。常见于婴儿和儿童，有家族史。MRI 可清楚显示病变严重程度及伴发的畸形，是本病检查的首选。MRI 表现为颅后窝扩大，形成囊肿与扩张的第四脑室相连。枕骨变薄，直窦和窦汇上移至人字缝之上（图 1-3）。小脑半球体积变小，小脑蚓部缺如或残存的蚓部向上旋转。此外，可伴有皮质发育不良、灰质异位等畸形。

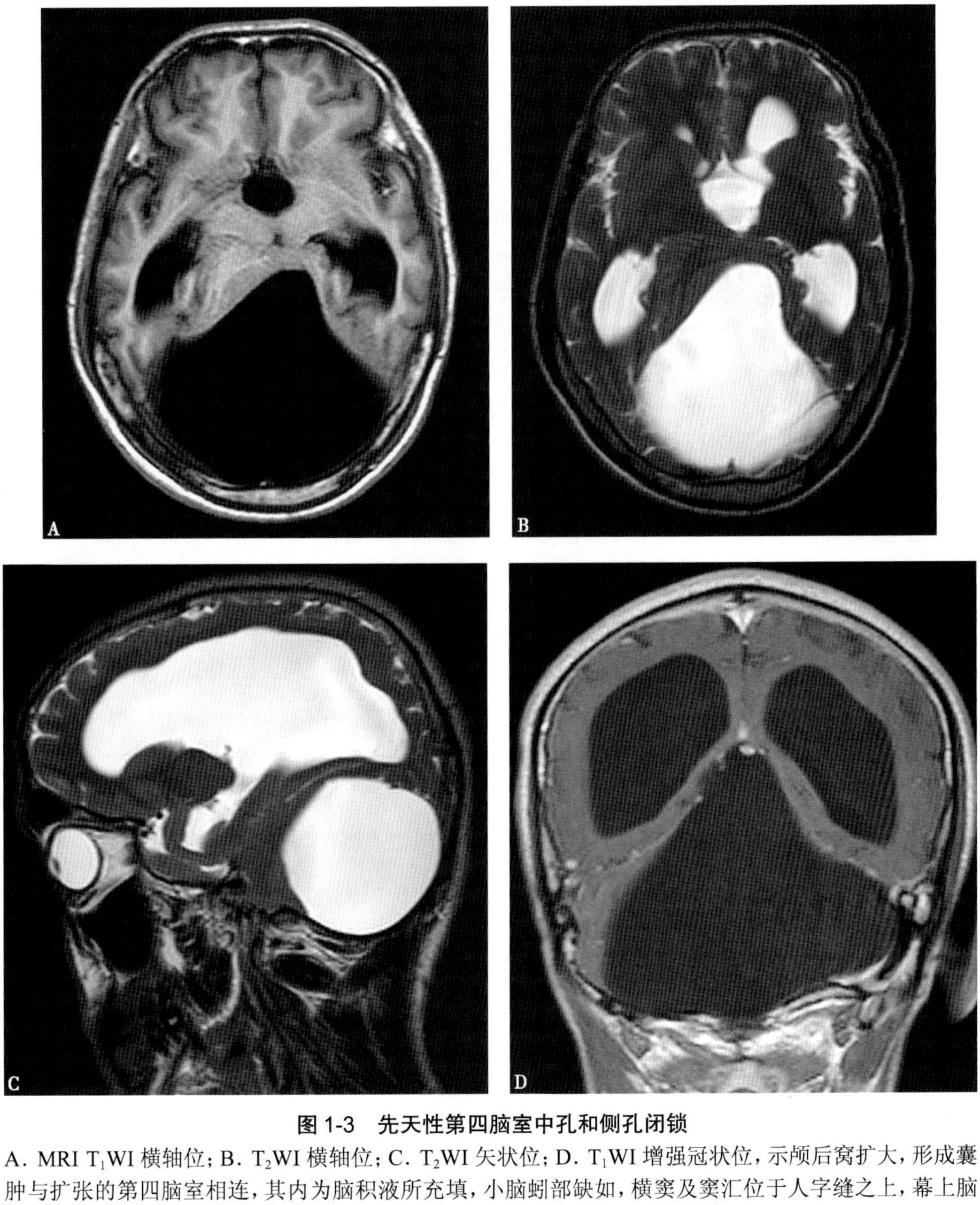

图 1-3　先天性第四脑室中孔和侧孔闭锁

A. MRI T_1WI 横轴位；B. T_2WI 横轴位；C. T_2WI 矢状位；D. T_1WI 增强冠状位，示颅后窝扩大，形成囊肿与扩张的第四脑室相连，其内为脑积液所充填，小脑蚓部缺如，横窦及窦汇位于人字缝之上，幕上脑室继发脑积水表现，双侧大脑半球脑实质信号正常，增强后未见明显异常强化

三、小脑扁桃体下疝畸形

小脑扁桃体下移，疝入颈椎椎管里。
下移多少可诊断，枕大孔下五毫米。
多种畸形常合并，不同类型有差异。

口诀解读：小脑扁桃体下疝畸形又称 Arnold-Chiari 畸形，为先天性后脑畸形，主要改变为小脑扁桃体及下蚓部疝入颈椎椎管内，脑桥与延髓扭曲延长，部分延髓下移，同时可合并颅颈部骨骼畸形、脑积水和脊髓空洞症等改变。MRI 是首选检查方法，平片和 CT 可作为检查的补充。根据延髓位置、第四脑室形态及伴发畸形的不同，本病可分 4 型：①Ⅰ型：小脑扁桃体下移经枕骨大孔疝入颈部上段椎管内，矢状位小脑扁桃体下端变尖呈舌形，越过枕大孔水平 5mm。延髓和第四脑室正常，但可伴脑积水和脊髓空洞（图 1-4），同时可出现颅底凹陷、寰枕融合及寰椎枕化等畸形。一般无其他脑畸形与脊髓脊膜膨出。②Ⅱ型：小脑扁桃体、小脑蚓部、延髓、四脑室同时下移，疝入颈部上段椎管内。脑干延长，脑桥下移。脑膜膨出，几乎出生时均存在。合并颅颈部骨骼畸形、脑积水、脊髓空洞症。③Ⅲ型：最严重的一型，多见于新生儿或婴儿，为Ⅱ型伴有枕部或颈部脑或脊髓膨出，常合并脑积水。④Ⅳ型：为严重小脑发育不全或缺如，脑干发育小，颅后窝扩大，充满脑脊液，但不向下膨出。

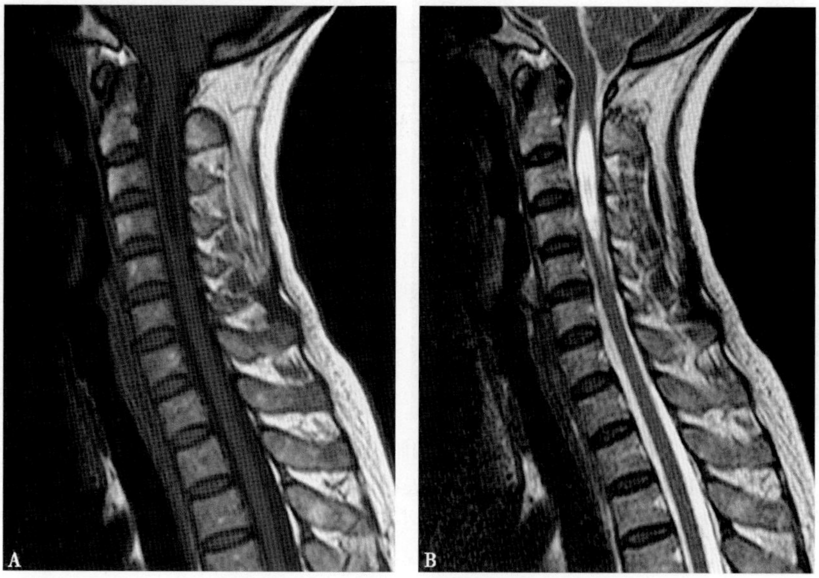

图 1-4　小脑扁桃体下疝畸形（Ⅰ型）

A. MRI T_1WI 矢状位；B. T_2WI 矢状位，示小脑扁桃体疝入椎管内，超过枕大孔连线 5mm，颈段脊髓中央管扩张明显，内可见长 T_1、长 T_2 囊状脑脊液信号影，提示伴有脊髓空洞

四、脊髓拴系综合征

脊髓圆锥位置低，低于腰二为拴系。
终丝粗超两毫米，脂肪瘤或脂肪积。
闭合不全神经管，椎裂畸形相存依。
脊髓缺血或空洞，皮毛窦道需留意。

口诀解读：脊髓拴系综合征指脊髓受到各种因素的纵向牵拉而导致的神经功能受损及畸形的综合征，原发性被认为是胚胎期尾侧神经管退行性分化异常或圆锥上升时终丝未能延长所致。MRI 是本病检查的首选，其征象包括：①脊髓低位，圆锥位于第 2 腰椎以下，终丝增粗，直径 > 2mm（图 1-5）。②脂肪瘤及脂肪堆积，脂肪瘤有完整包膜，呈类圆形、团块状脂肪信号为主肿块，脂肪堆积因无包膜，表现为形态较不整、边界不清的脂肪信号影，脂肪瘤或脂肪堆积常见于终丝及马尾，并且常与硬脊膜紧密粘连。③脊柱神经管闭合不全，包括脊膜膨出、脊髓脊膜膨出、脊髓纵裂等多种类型，其中以脊膜膨出、脊髓脊膜膨出最为常见，MRI 表现为局部囊状肿物影突出，边界清楚，且与蛛网膜下腔相通，呈脑脊液信号，其内含有或不含有脊髓神经组织影，神经管闭合不全常合并脊柱裂、半椎畸形、蝴蝶椎等。

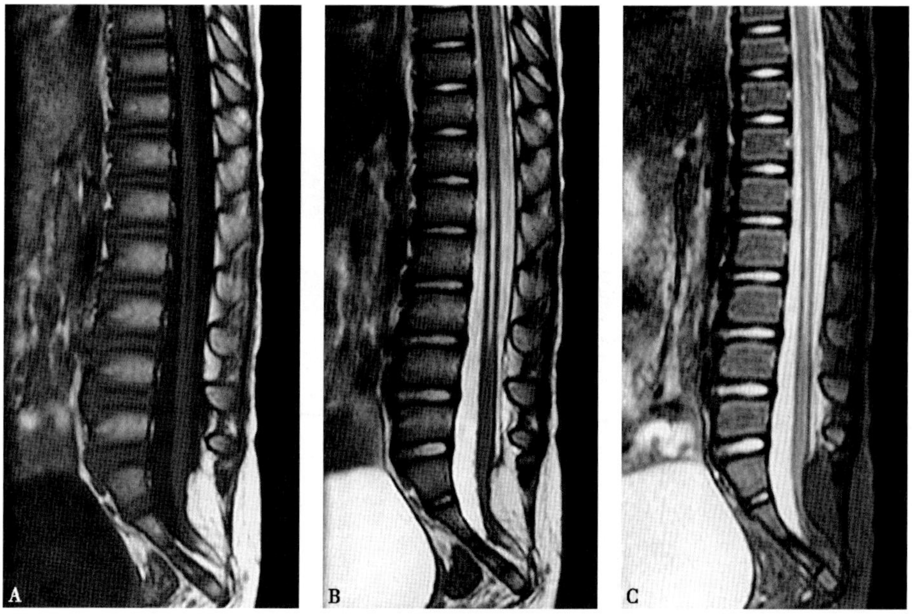

图 1-5　脊髓拴系综合征

女，3 岁，左下肢肌萎缩 1 年余

A. MRI T_1WI 矢状位；B. T_2WI 矢状位；C. T_2WI 抑脂矢状位，示脊髓圆锥明显下移至骶 1 椎水平，脊髓中央管扩大呈脊髓空洞表现；骶椎后部骨质缺损，局部椎管宽大，硬脊膜稍向后膨出，椎管外见脂肪堆积

④脊髓缺血和脊髓空洞，表现为脊髓内斑片状长 T_1、长 T_2 改变。⑤皮毛窦，为衬以上皮的皮肤窦道，MRI 表现腰骶部皮肤表面条带状低信号影通向椎管内。

五、结节性硬化

钙化结节常多数，室管膜下散分布。
肾脏伴发错构瘤，皮脂腺瘤生面部。
癫痫发作智力低，偶有结节见于骨。

口诀解读：结节性硬化又称为 Bourneville 病，是一种常染色体显性遗传病，以发生在人体的任何器官的错构瘤或结节为特征。本病多见于儿童，主要临床特征为面部皮脂腺瘤、癫痫发作和智力低下。病理特征主要为大脑皮质、白质，基底核及室管膜下多发性神经胶质增生性结节，其数目、大小不一，结节内常有钙盐沉着，以室管膜下结节钙化最常见，结节可转变为胶质瘤，室管膜下者可演变为巨细胞星形细胞瘤，也可合并其他器官畸形和肾脏错构瘤。CT 表现为室管膜下多发钙化结节，常突入脑室内（图 1-6，图 1-7A），此外大脑各部、小脑、脑干甚至骨骼（图 1-7B）也可发生钙化或非钙化性结节，通常结节不强化，结节强化提示室管膜下巨细胞星形细胞瘤。MRI 显示皮层、皮层下和室管膜下多发的结节影，T_1WI 呈等或低信号，T_2WI 呈高信号或中央低信号周边环形高信号，增强扫描无强化，可伴阻塞性脑积水。

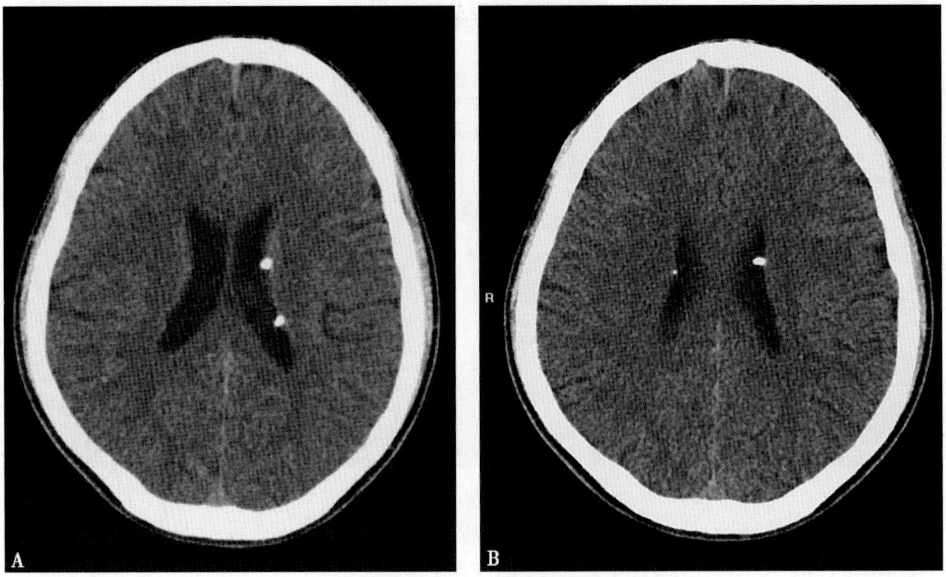

图 1-6 结节性硬化

A、B. CT 平扫，示双侧侧脑室室管膜下可见多发钙化结节，部分突入脑室内

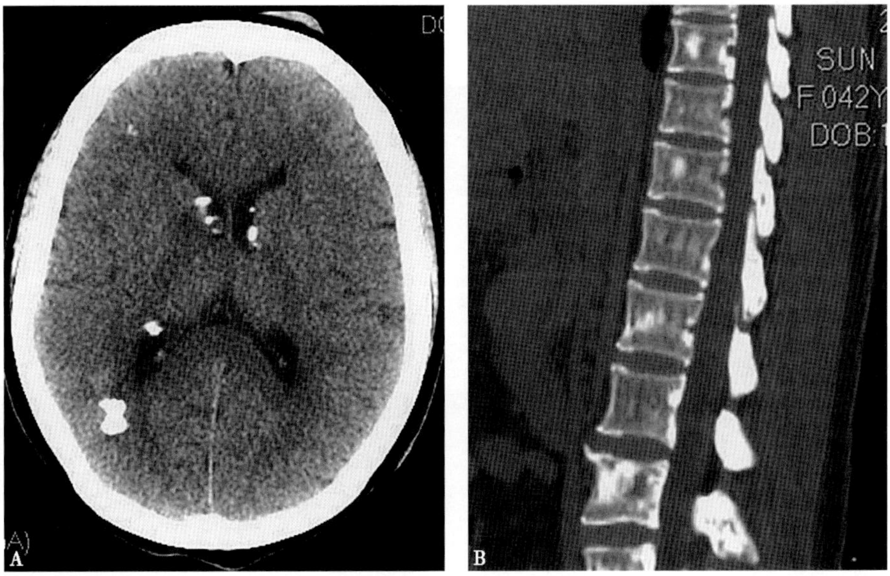

图 1-7　结节性硬化

A. CT 平扫；B. 腰椎矢状位重组，示双侧侧脑室室管膜下、右额叶及右枕叶多发大小不一钙化结节，下胸椎及腰椎椎体内可见类似结节灶

六、超急性期脑梗死

脑梗死，超急性，常规影像皆不灵。
弥散成像较敏感，显示信号高而清。

口诀解读：超急性期脑梗死是指发生脑梗死 6 小时以内的脑梗死，此期常规 CT 及 MRI 序列多无阳性发现（图 1-8A、B），由于细胞毒性水肿，唯有弥散成像（DWI）显示病变敏感，通过检查可清晰显示病变区域弥散受限，呈均匀片状高信号（图 1-8C）。

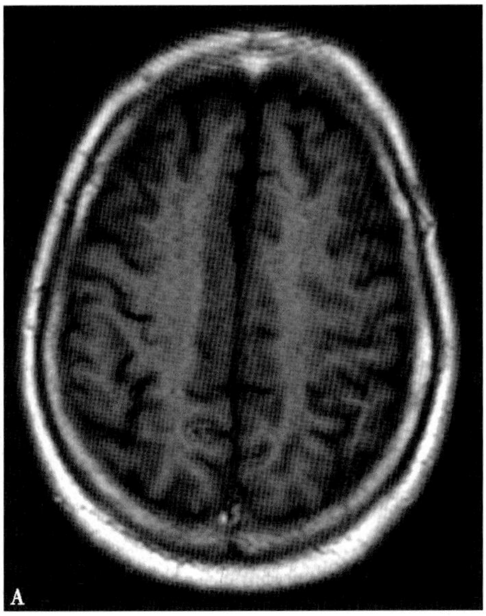

图 1-8　超急性期脑梗死

A. MRI T_1WI 横轴位

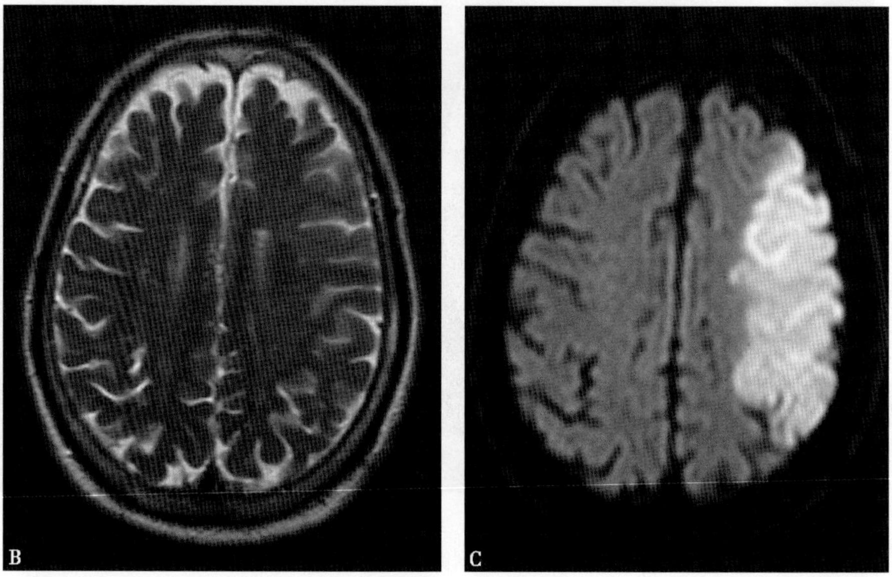

图 1-8 超急性期脑梗死（续）

B. T_2WI 横轴位，示常规 MRI 均未见明显异常；C. DWI，示左侧额顶叶大片高信号影

七、急性脑梗死

常发动脉供血区，表现大片密度低。
皮质髓质同受累，扇形边界欠清晰。
占位效应可伴有，较大面积中线移。
血管成像价值大，供血动脉管腔闭。

口诀解读：脑梗死是脑血管闭塞引起脑组织缺血所造成的脑组织坏死。急性期为发病 6～72 小时内脑梗死。此期典型病理改变为梗死区脑组织肿胀变软，脑回扁平，脑沟变窄，切面上灰白质分界不清，有局限性水肿形成，并在 24～48 小时内逐渐达到高峰，即由最初的细胞毒性水肿发展到血管源性水肿。CT 为急性期脑梗死首选的影像学检查方法。典型 CT 表现为脑组织局部或大片密度减低区，与受累动脉供血范围一致，皮髓质同时受累，多呈楔形或扇形，边界模糊，大面积梗死可有占位效应，表现为脑组织肿胀，脑沟、脑裂消失，中线结构向对侧移位（图 1-9）。血管成像对诊断有重要价值，可显示梗死区域供血动脉闭塞。

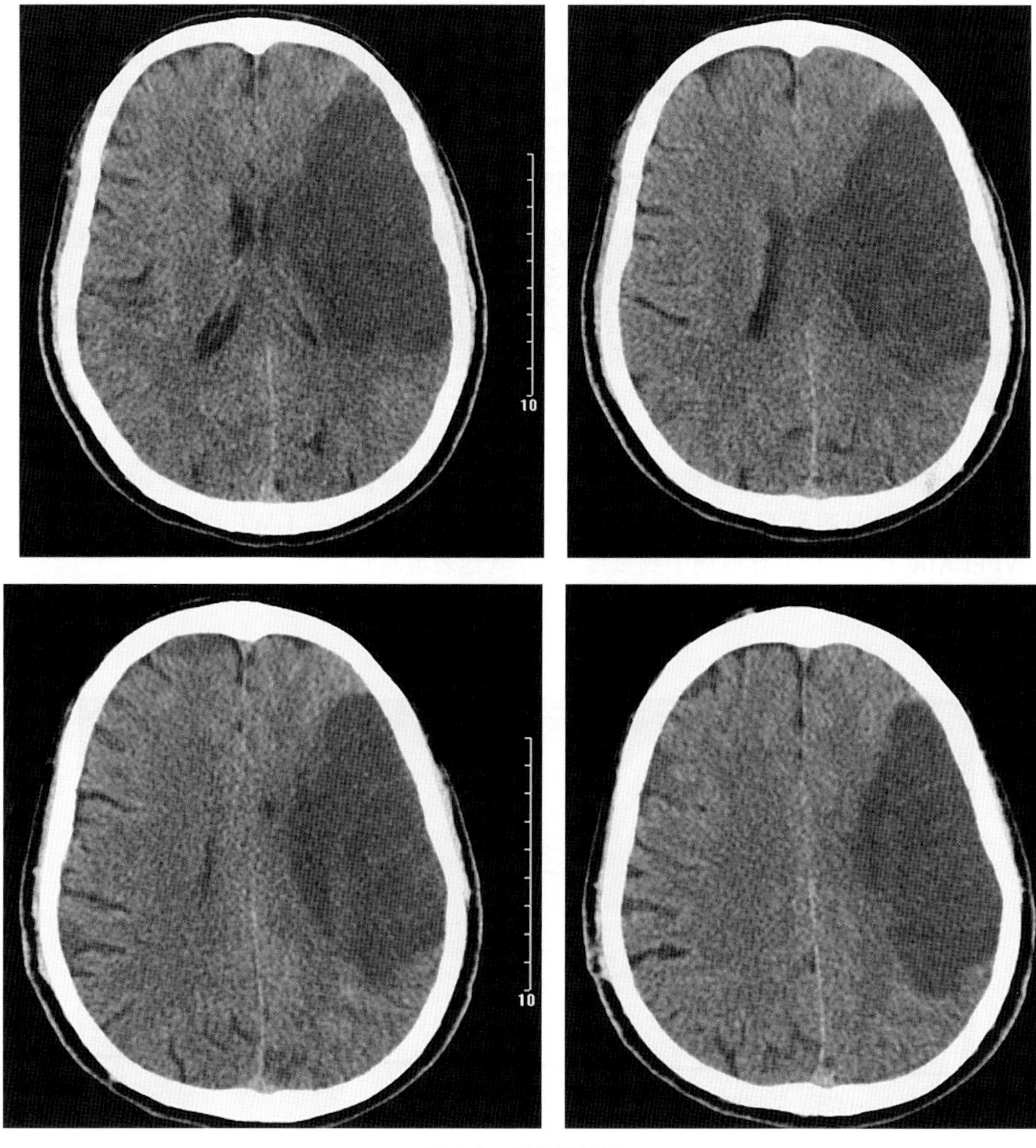

图 1-9　急性脑梗死

CT 平扫，示左侧额颞顶叶大片扇形低密度区，边缘清楚，累及皮髓质，左侧侧脑室轻度受压，脑裂脑沟同时变浅

八、多形性胶质母细胞瘤

好发额颞脑深部，分叶肿块边模糊。
中心坏死密度低，灶周水肿中重度。
出血容易钙化少，不均强化较显著。
病变易扩到对侧，亦可播散到远处。

口诀解读：多形性胶质母细胞瘤又称胶母细胞瘤，是颅内较常见的原发性恶性肿瘤。大多发生于成人，特别 30～50 岁较多见。多形性胶质母细胞瘤呈浸润性生长，临床上病程进展迅速，自出现症状至就诊多数在 3 个月之内，颅内高压症状明显，部分患者有癫痫发作、痴呆、智力减退等精神症状。CT 和 MRI 是本病主要检查方法。CT 平扫肿瘤表现为边界模糊的分叶状肿块（图 1-10），多位于额叶和颞叶白质，病灶周围呈等密度，中心呈低密度，常见出血而罕见钙化。肿瘤占位效应明显，邻近可有中到重度水肿。病变多侵及大脑深部，常沿胼胝体向两侧呈蝴蝶状扩散，并可随脑脊液种植转移。少数病灶可为多发性。增强扫描，病灶呈明显不均匀环状或花边状强化。MRI 病灶在 T_1WI 上呈等、低信号，在 T_2WI/FLAIR 上呈高信号伴瘤周中到重度水肿，其他表现与 CT 相似。

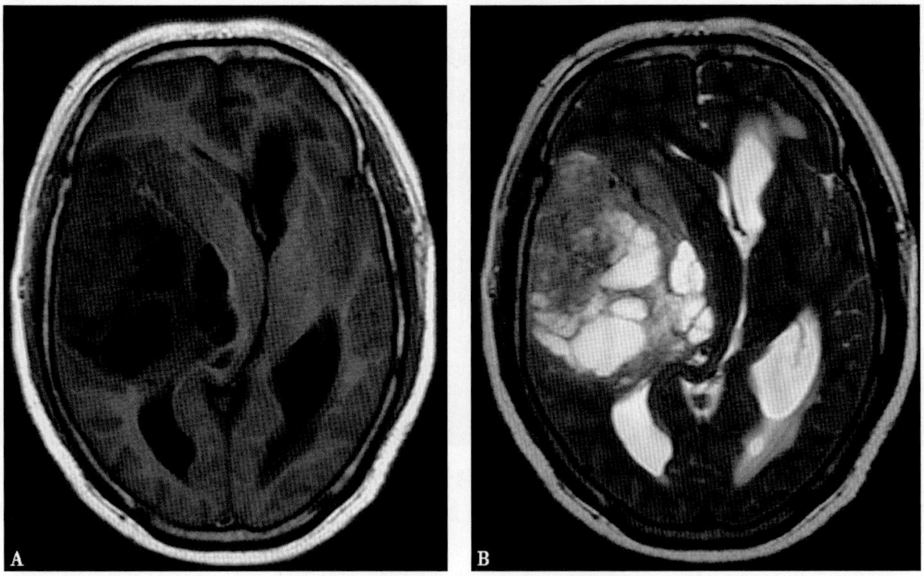

图 1-10　多形性胶质母细胞瘤

A. MRI T_1WI 横轴位；B. T_2WI 横轴位

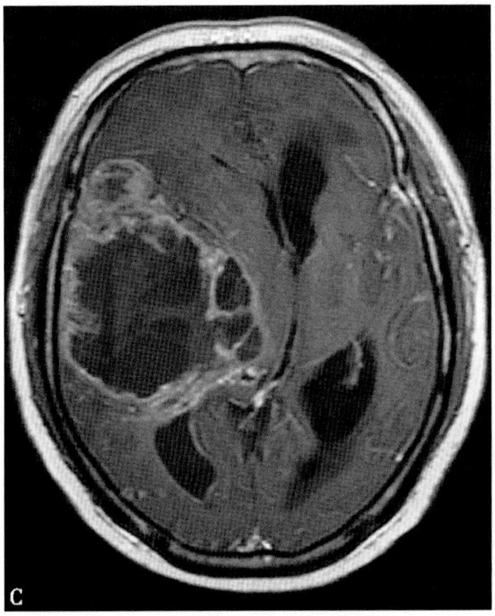

图 1-10 多形性胶质母细胞瘤(续)

C. 对比增强，示右颞额叶深部分叶状异常信号影，边界欠清，T_1WI 呈不均匀低信号，T_2WI 呈不均匀略高信号，中央可见长 T_1 长 T_2 坏死区，占位效应明显，右侧脑室明显受压，中线结构向左移位，左侧脑室扩大，周围脑组织轻度水肿，增强扫描病灶显著不均匀强化，中央液化坏死不强化

九、髓母细胞瘤

肿瘤多起小脑蚓，稍高密度类圆形。
四周推压脑组织，周围环绕水肿影。
囊变出血钙化少，显著强化常均匀。
梗阻继发脑积水，容易播散远处侵。

口诀解读: 髓母细胞瘤是儿童最常见的颅后窝肿瘤，主要发生于小脑蚓部，容易突入第四脑室，少数病例发生在小脑半球。临床主要表现为小脑功能障碍及颅内高压症状。CT 和 MRI 对髓母细胞瘤定位和定性都有很高价值。CT 平扫显示颅后窝中线类圆形稍高密度或等密度肿块，密度均匀，少有囊变、出血和钙化，肿瘤边界清晰，周围多可见水肿带。增强扫描肿块呈明显均匀强化，邻近脑组织受推压移位，第四脑室也变压变形或消失，向上移位，可伴有幕上梗阻性脑积水(图 1-11)。同时肿瘤可通过脑脊液播散转移至幕上脑凸面或脑室系统，增强扫描肿瘤同样出现强化。MRI 肿瘤在 T_1WI 呈低信号，T_2WI 呈等或高信号，DWI 明显受限，Gd-DTPA 增强表现及其他征象与 CT 显示类似。

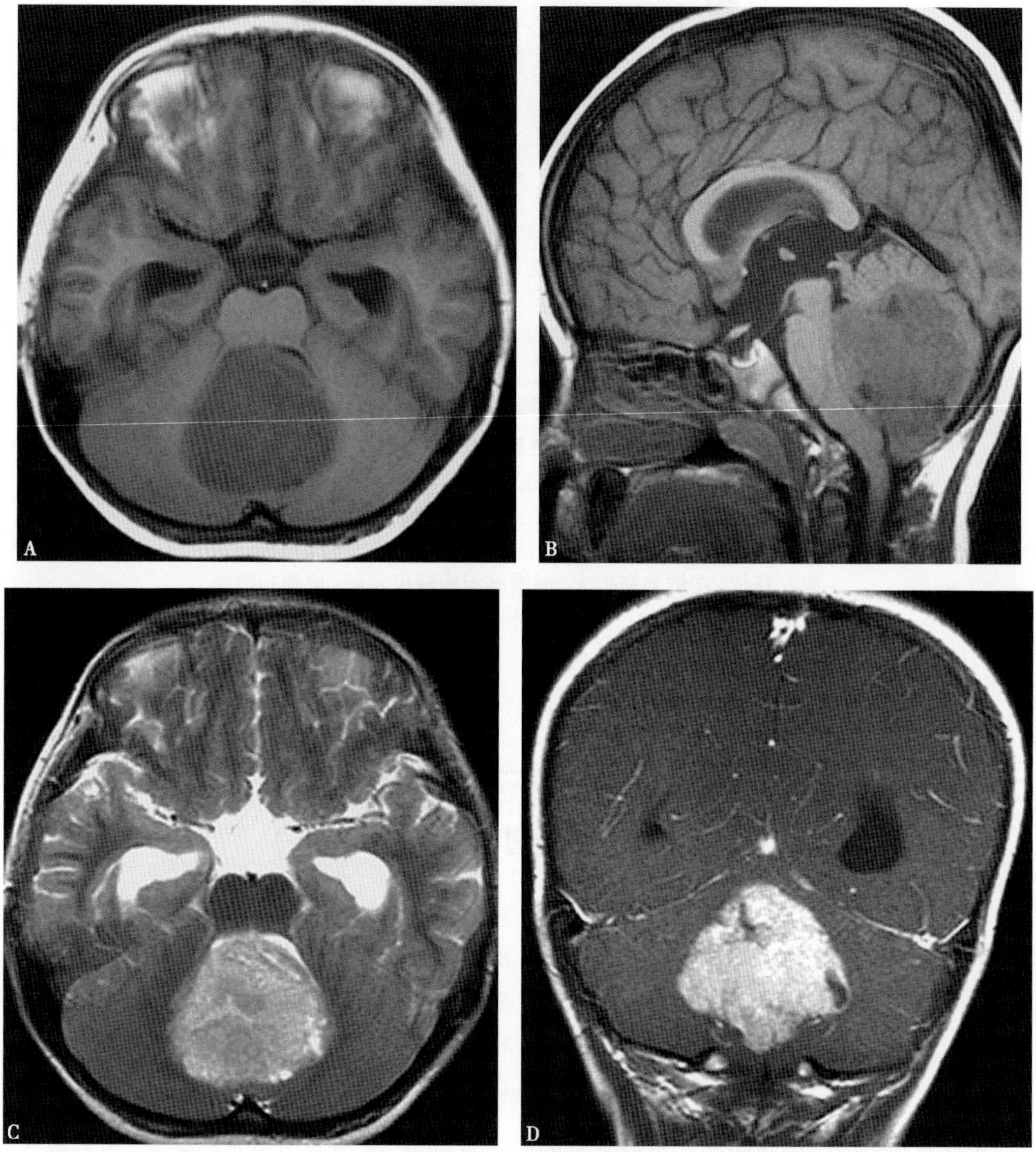

图 1-11 小脑蚓髓母细胞瘤

A. MRI T_1WI 横轴位；B. T_1WI 矢状位；C. T_2WI 横轴位；D. T_1WI 对比增强，示小脑蚓部巨大占位，T_1WI 呈均匀低信号，T_2WI 呈高信号；增强扫描病变呈明显均匀强化，第四脑室受压闭塞，幕上梗阻性脑积水

十、血管母细胞瘤

肿瘤常见成年人，小脑半球好发生。
典型大囊小结节，结节强化有特征。
部分肿块呈实性，可见血管病灶伸。

口诀解读： 血管母细胞瘤又称血管网织细胞瘤，可发生于任何年龄，但以成年人多见。90% 以上病变位于小脑，以小脑半球最多，也可发生于下蚓部，偶见于脑干和幕上。临床常以小脑功能障碍及颅内高压症状就诊。CT 或 MRI 显示小脑半球内薄壁囊性病灶，边界清楚，其内囊液密度高于脑脊液，或呈长 T_1、长 T_2 液性信号，囊壁有圆形等密度或等信号结节，典型者呈“大囊伴小附壁结节”表现，增强扫描壁结节显著强化，囊壁不强化（图 1-12）。肿瘤除大部分呈囊实性外，少数肿瘤可呈实性肿块，病灶周边常有一根或数根较粗大的蛇形血管伸入病灶，具有一定特征性。

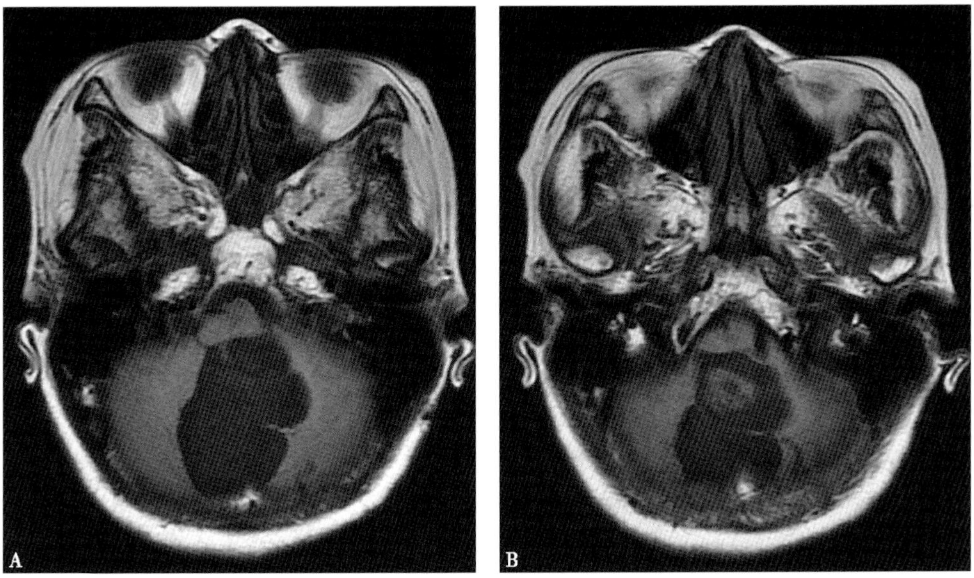

图 1-12　血管母细胞瘤

A. MRI T_1WI 横轴位；B. T_1WI 横轴位

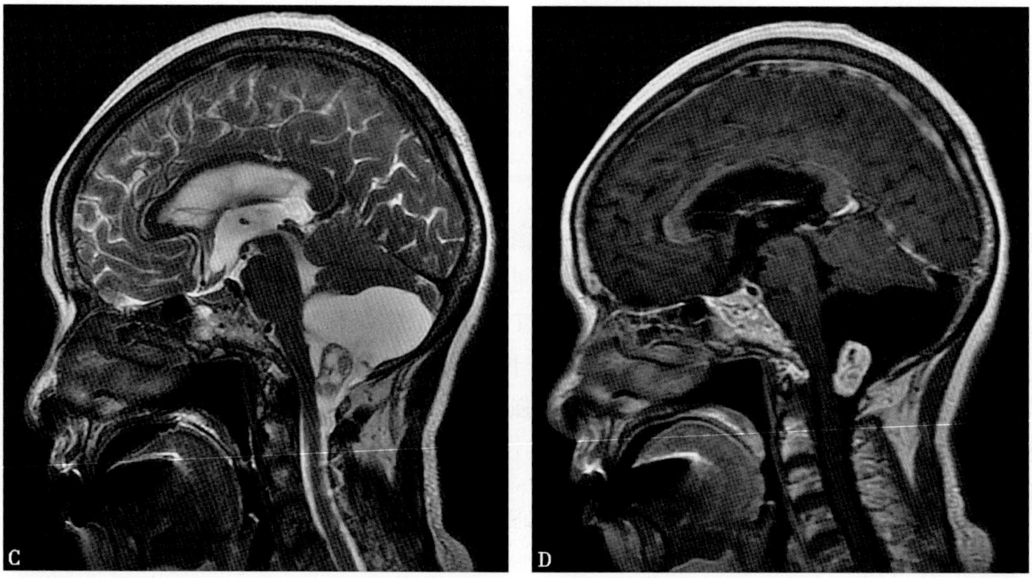

图 1-12 血管母细胞瘤（续）

C. T_2WI 矢状位；D. T_1WI 增强，示小脑蚓部见一囊性肿块，其内囊液呈长 T_1、长 T_2 液性信号，囊壁有卵圆形等信号结节，呈“大囊伴小附壁结节”表现，增强扫描壁结节显著强化，囊壁不强化

十一、垂体微腺瘤

好发前叶小结节，平扫信号稍低些。
鞍底下陷柄偏移，强化晚于垂体叶。

口诀解读：垂体微腺瘤是起源于腺垂体直径小于 10mm 的垂体良性肿瘤。临床常因内分泌亢进症状而就诊。MRI 矢状面和冠状面薄层扫描加动态增强扫描是最佳检查方法。影像表现包括直接征象和间接征象。直接征象表现为腺垂体类圆形稍低信号结节灶（图 1-13A），GD-DTPA 增强后，早期垂体明显强化，而微腺瘤由于血供不如垂体丰富而呈低信号，延迟扫描，肿瘤强化程度逐渐增加（图 1-13B、C），至晚期微腺瘤的信号强度高于正常垂体组织。间接征象包括：①垂体高度增加（通常 >9mm），局部向上膨隆；②垂体柄向一侧偏移；③鞍底局限性下陷或局限性骨质吸收；④垂体向外膨隆推压颈内动脉。

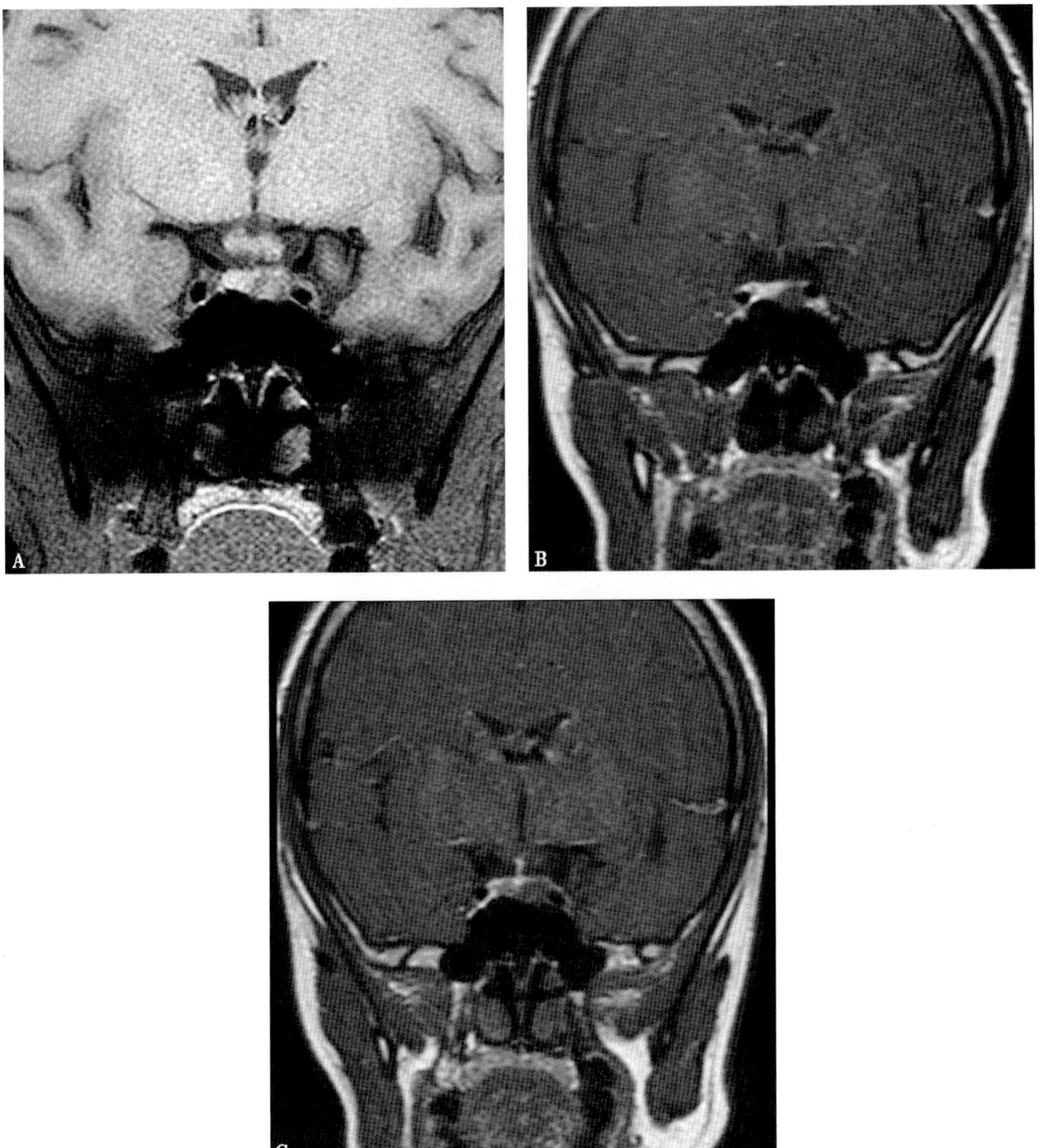

图 1-13　垂体微腺瘤

A. MRI T_1WI 冠状位，示垂体高度增加，局部向上膨隆，腺垂体偏左侧可见类圆形稍低信号结节，鞍底局限性下陷；B. MRI 增强扫描早期，示正常垂体明显强化，结节轻度强化，强化程度低于正常垂体；C. 增强扫描后期，示结节强化程度增加，略呈等信号

十二、垂体大腺瘤

瘤体较大占蝶鞍，突破鞍膈慢生长。
看似雪人冠状位，囊变坏死出血伴。
鞍底下陷骨吸收，鞍旁结构常侵犯。
增强扫描强化著，视力障碍常症状。

口诀解读：垂体大腺瘤是起源于腺垂体直径大于10mm的垂体良性肿瘤。常发生于成年人，男女发病相等，临床常有视力障碍、偏盲、垂体功能低下和头痛等症状。CT或MRI平扫加增强扫描是诊断垂体大腺瘤可靠的检查方法。CT或MRI平扫显示鞍内圆形或分叶状肿块，有包膜，边缘光滑、锐利，瘤体实质部分呈中等密度或信号，囊变、坏死区呈低密度或长T_1、长T_2信号，出血呈高密度或T_1WI呈高信号，钙化少见，增强扫描除囊变坏死区外肿瘤有较显著强化（图1-14C）。肿瘤除形成肿块使蝶鞍扩大外，还破坏、侵犯周围结构，可出现下列征象：①肿瘤通过鞍膈向上生长使鞍上池闭塞、视交叉受压上移，由于受到鞍膈的限制可形成对称切迹，在冠状位上呈类似雪人样改变（图1-14A）。②向鞍旁生长使颈内动脉海绵窦段推移向外，甚至闭塞海绵窦，包裹颈内动脉。③向下侵犯鞍底使其下陷甚至侵入蝶窦。

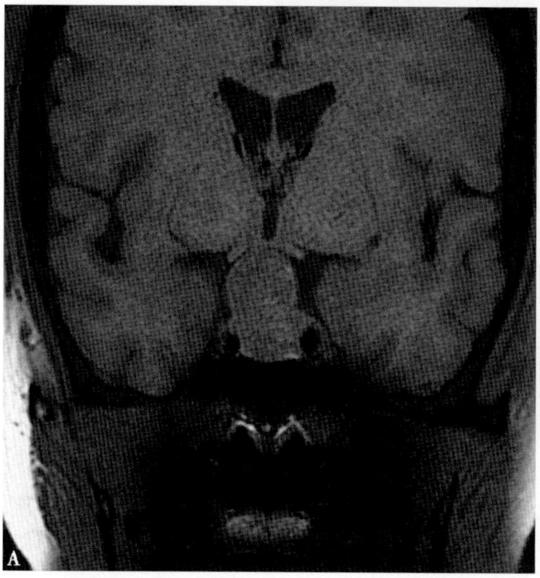

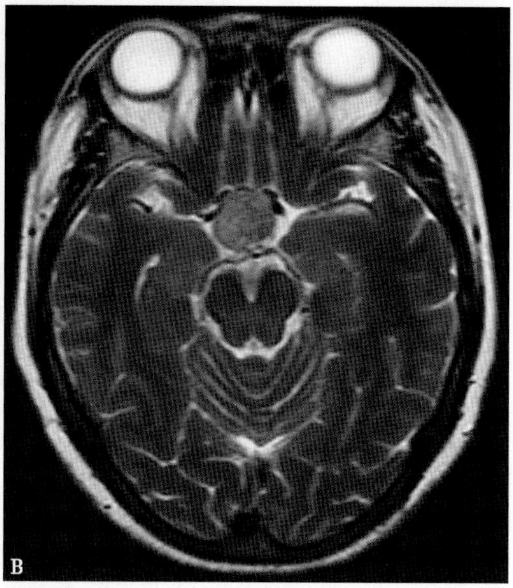

图1-14 垂体大腺瘤

A. MRI冠状位T_1WI；B. 横轴位T_2WI

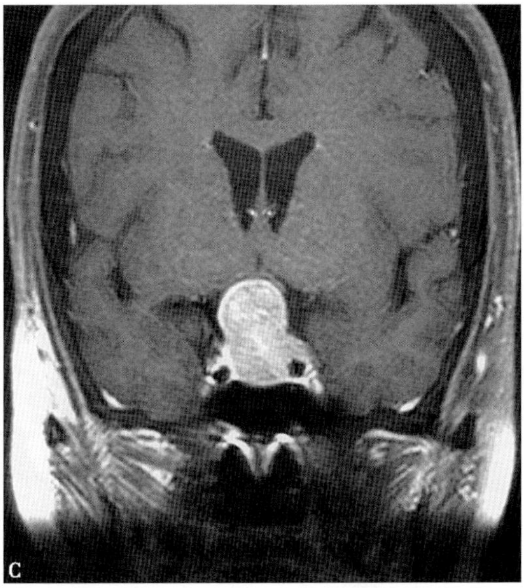

图 1-14 垂体大腺瘤(续)

C. 对比增强,示鞍内分叶状肿块,冠状位呈雪人样,T_1WI 呈等信号,T_2WI 呈稍高信号,增强扫描呈明显强化,病灶向上压迫视束和视交叉,侵犯左侧海绵窦,部分包绕颈内动脉海绵窦段,鞍底稍下陷

十三、颅咽管瘤

肿瘤多居鞍上方,好发两个年龄段。
囊性抑或囊实性,壳状钙化常出现。
瘤内成分多变化,实质包膜可增强。

口诀解读:颅咽管瘤是颅内胚胎残余组织肿瘤,大多数位于鞍上,通常呈囊性,少数呈囊实性或实性,5～10 岁和 40～60 岁为两个高发年龄段,临床上可出现与垂体瘤类似的症状。CT 平扫加增强扫描、MRI 的矢状面和冠状面的薄层扫描及增强扫描均能够显示颅咽管瘤。CT 平扫肿瘤可呈囊性、囊实性或实性,囊性部分多呈低密度,也可呈等或高密度,与囊内成分有关,而实性部分则呈等或略低密度,钙化常见,一般为沿肿瘤边缘长短不一的壳状钙化(图 1-15),少数见点状或斑块状钙化,增强扫描,肿瘤实质部分和包膜可以出现强化。MRI 上肿瘤囊性部分在 T_1WI 上多呈高信号,也可呈等、低信号,实性部分在 T_1WI 上呈高、低信号,在 T_2WI 上多呈高信号,增强扫描,肿瘤实性部分和包膜可出现强化。

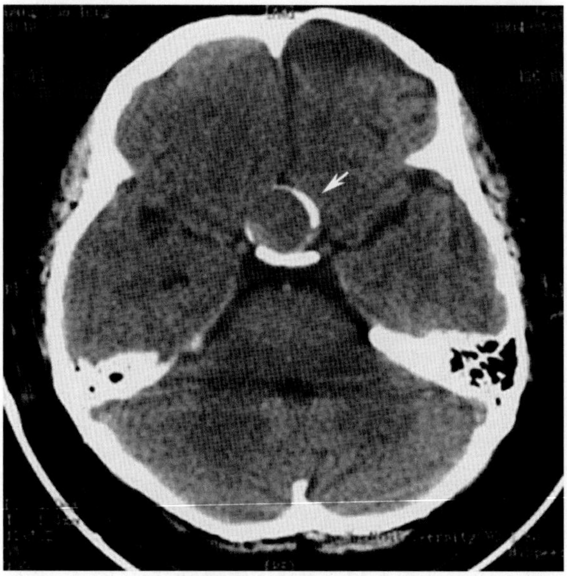

图 1-15 颅咽管瘤

CT 平扫，示鞍上池类圆形等密度肿块，边缘可见壳状钙化（白箭头）

十四、听神经瘤

桥小脑角好发区，类圆肿块发此域。
内听道口常扩大，邻近脑干受推移。
强化明显不均匀，常伴囊变于瘤体。

口诀解读：听神经瘤是桥小脑角最常见的肿瘤，好发于成年人，主要表现为患侧听神经、面神经、三叉神经受损症状，也可表现小脑、脑干受压或颅内高压症状。CT 和 MRI 均可用于检查听神经瘤。肿瘤多位于桥小脑角区，以内耳道口为中心生长，CT 上多呈等、低密度囊实性肿块（图 1-16），而 MRI 多呈不均匀长 T_1、长 T_2 信号，常有囊变，囊变区在 T_1WI 上显示为明显低信号，在 T_2WI 则显示为高信号，增强扫描肿块的实质部分明显强化，囊变部分无强化（图 1-17）。大部分肿瘤伴有内听道扩大（图 1-16C），部分有骨质吸收。肿瘤较大者可压迫脑干及小脑，使其变形移位，压迫第四脑室，使其变形闭塞，形成梗阻性脑积水（图 1-17C）。

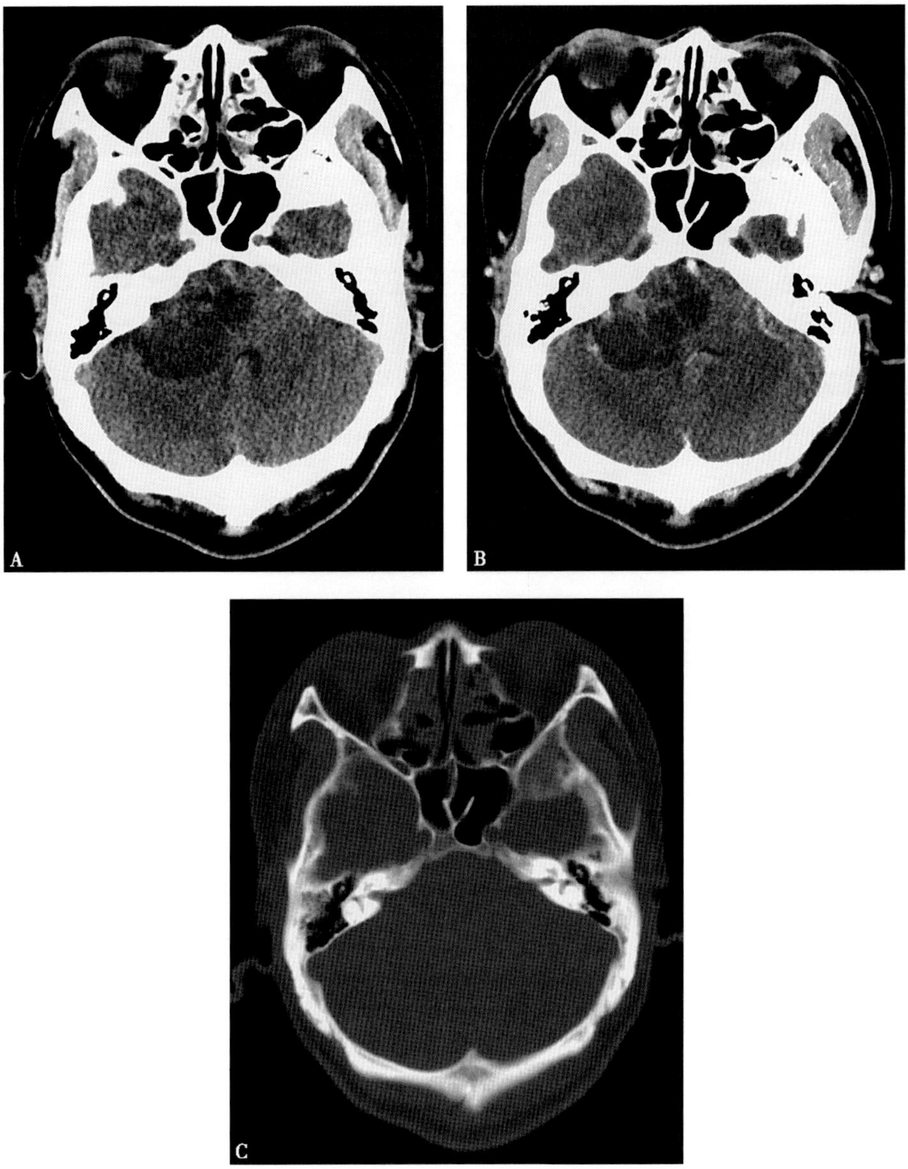

图 1-16　听神经瘤

A. CT 平扫，示右侧桥小脑角区类圆形囊实性肿块，以囊性成分为主，外侧紧贴外听道口，占位效应明显，脑桥及右侧小脑半球受压移位；B. CT 增强，示肿块边缘强化，内听道口可见结节状强化区，囊性成分无强化；C. 骨窗，示右侧内听道扩张

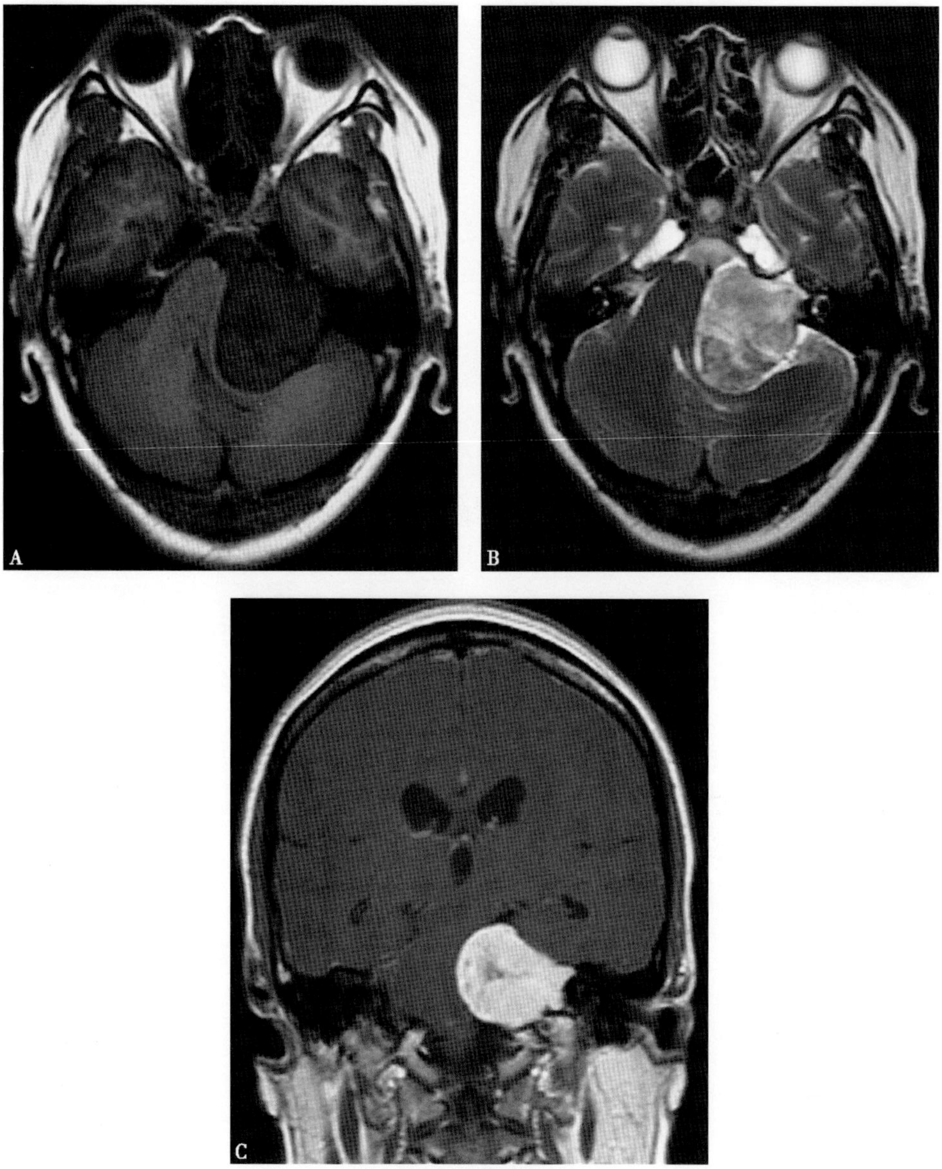

图 1-17 听神经瘤

A. MRI T_1WI 横轴位；B. T_2WI 横轴位；C. 对比增强冠状位，示左侧桥小脑角区类圆形异常信号肿块，T_1WI 呈等、低混杂信号，T_2WI 呈稍高及高信号，信号不均匀，可见少许囊变，增强后实性部分明显强化，囊变无强化，肿块与左侧听神经相连，脑桥及四脑室受压变形，幕上脑室系统呈对称扩张积水表现

十五、脑膜瘤

肿瘤多长脑外面，邻近骨质增生变。
强化显著水肿轻，白质受压而塌陷。
脑膜尾征有特异，砂粒钙化偶可见。

口诀解读：脑膜瘤为颅内常见肿瘤，大多数位于脑实质外，中老年人好发。矢状窦旁、大脑镰、脑凸面、嗅沟、鞍结节等为脑膜瘤常发生部位。肿瘤以宽基靠近颅骨或者硬脑膜，呈圆形或椭圆形肿块，CT 平扫呈等密度或稍高密度（图 1-18A），MRI 信号与脑皮质信号相近，在 T_1WI 呈等信号，在 T_2WI 上呈等或略高信号（图 1-19A）。其中偶见砂粒状钙化，以 CT 显示较佳。囊变、坏死较少见，灶周水肿多不明显，增强扫描，肿瘤呈均匀明显强化（图 1-18B，图 1-19C）。因脑膜瘤属脑外肿瘤，除上述表现外，尚具有下列脑外肿瘤的常见征象：①肿瘤邻近颅骨常出现骨质增生硬化。②白质塌陷征：肿瘤位于颅骨内板下，突向脑皮质，皮质下呈指状突出的脑白质受压变平，与颅骨内板间的距离增大。③肿瘤与硬脑膜广基相连，增强扫描，肿块邻近的增厚硬脑膜呈窄带状强化，随着远离肿瘤而逐渐变细呈鼠尾状（图 1-19C）或线状，称脑膜尾征，具有一定特征性。

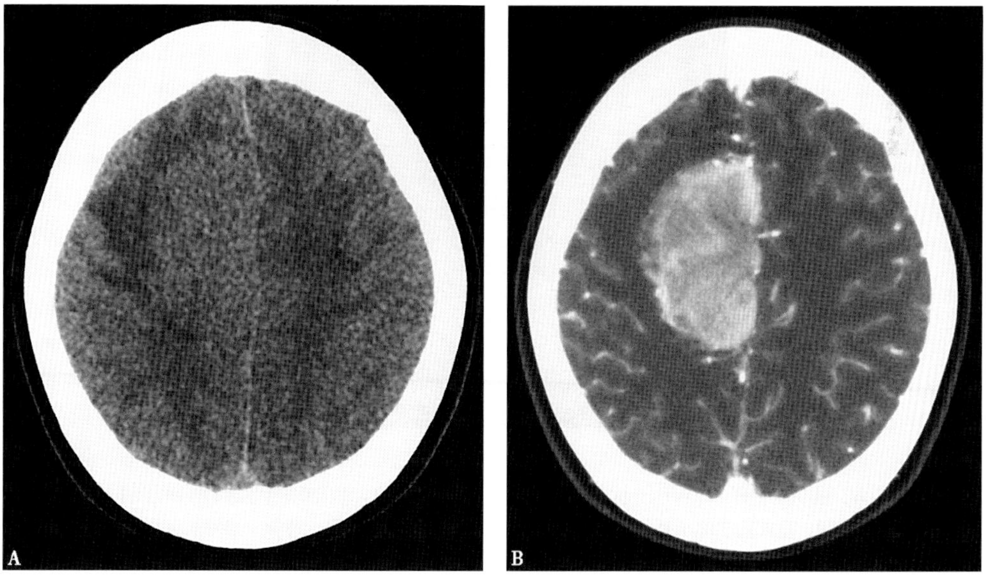

图 1-18 脑膜瘤

A. CT 平扫横轴位；B. CT 增强检查，示顶部大脑镰右侧旁半球形稍高密度肿块，宽基底紧贴大脑镰，密度均匀，边界清楚，周围可见轻度水肿，增强扫描肿块显著均匀强化

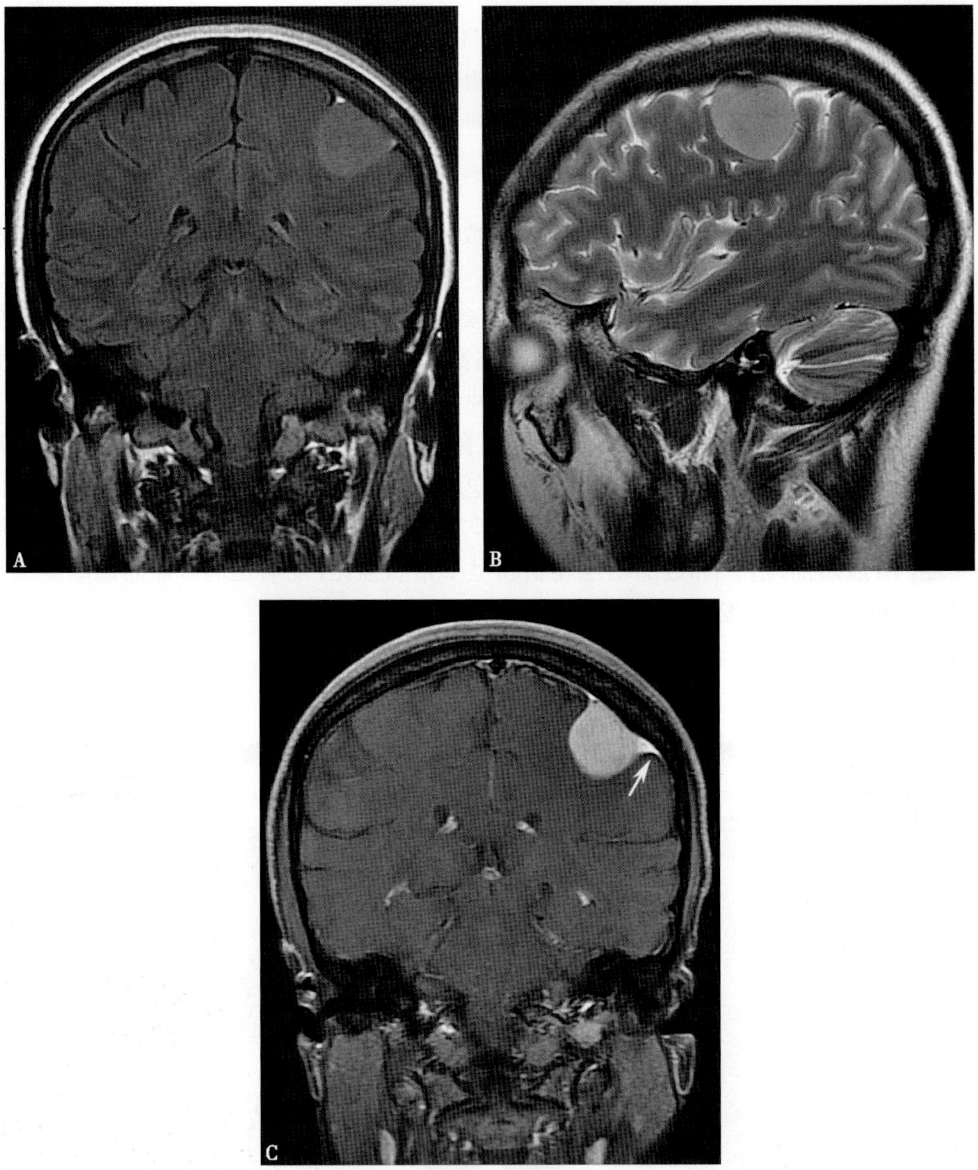

图 1-19 脑膜瘤

A. MRI T_1WI 冠状位；B. T_2WI 矢状位；C. 对比增强冠状位，示左顶叶类圆形异常信号肿块，宽基底靠近硬脑膜，T_1WI、T_2WI 均为等信号，邻近脑白质受压塌陷，增强后肿块明显均匀强化，与瘤体相连的脑膜亦强化，呈鼠尾状，即脑膜尾征（白箭头）

十六、颅内转移瘤

好发皮髓交界处，病灶小而水肿著。
多灶大小可不一，实质脑膜散分布。
环形强化不均匀，原发肺癌占多数。

口诀解读：颅内转移瘤是指脑外的原发恶性肿瘤经血行到达颅内在脑实质或脑膜形成占位病灶。原发肿瘤以肺癌、乳腺癌和恶性黑色素瘤最为常见。本病多见于成年人，儿童少见。多数有原发肿瘤病史和相应临床症状，少数患者以神经系统受累而对首发症状就诊。CT 平扫和增强扫描可发现大多数病灶，但不如 MRI 敏感。MRI 增强扫描能发现脑内较小的转移灶和软脑膜转移灶。CT 平扫肿瘤常位于皮质和髓质交界区，呈低或等密度肿块，多发者常大小不一，可散在分布于脑实质和软脑膜，瘤周通常有明显脑水肿，病灶小而水肿明显是颅内转移瘤的一大特点（图 1-20），同时占位效应明显，常见脑室受压狭窄或闭塞，中线结构移位。增强扫描，病灶呈环形或结节状强化。MRI 肿块 T_1WI 呈低、等信号，T_2WI 及 FLAIR 上除黑色素瘤及出血呈低信号外大多数呈高信号，增强扫描肿块呈明显结节状或环形强化（图 1-21），且强化环呈明显圆形或类圆形，厚薄不均，强化不均匀，内壁不光整而外壁光滑。

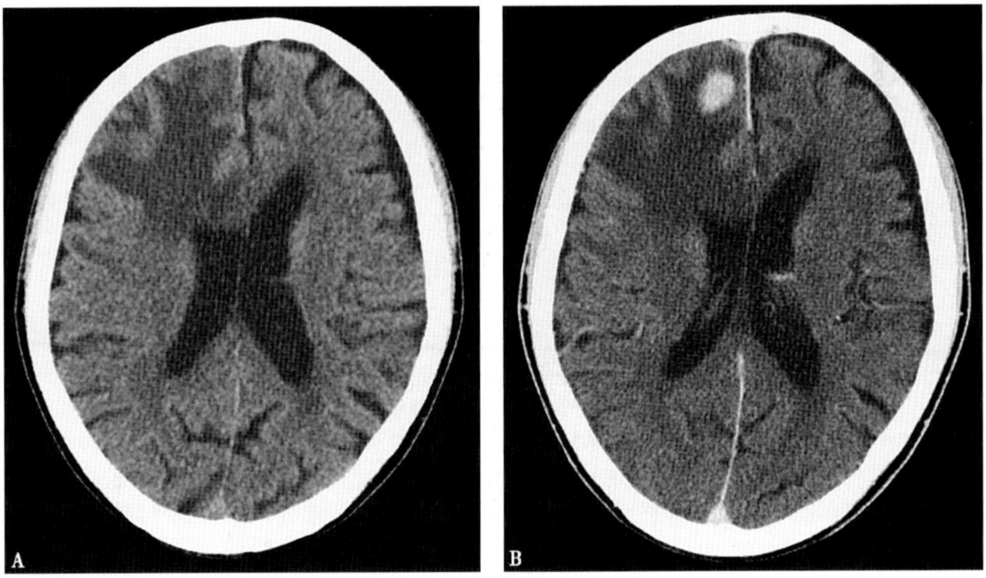

图 1-20 颅内转移瘤

A. CT 平扫横轴位；B. CT 增强，示右额叶大脑镰旁等密度结节，周围见大片指压状水肿，增强后，结节显著强化，周围水肿无强化，中线结构左移，右侧脑室前角受压变形

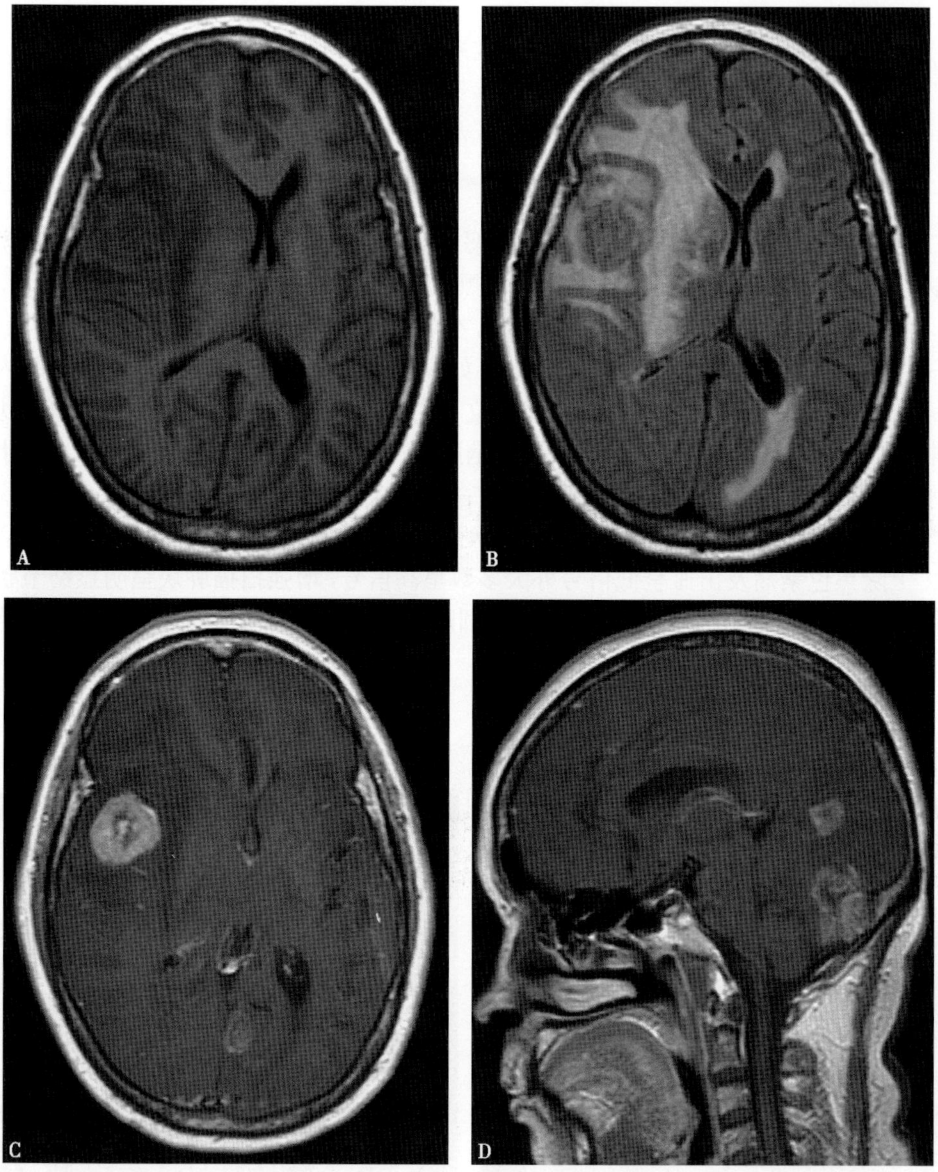

图 1-21 颅内转移瘤

A. MRI T_1WI/FLAIR 横轴位；B. T_2WI/FLAIR 横轴位；C. 增强横轴位；D. 增强矢状位，示右颞叶异常信号结节，T_1WI 呈稍低信号，T_2WI 呈稍高信号，周围可见指压状水肿环绕，右侧侧脑室受压变形，中线结构向左移位，增强扫描结节呈环形强化，同时枕叶、小脑半球亦见类似信号结节

十七、表皮样囊肿

桥小脑角占一半，形态多呈不规状。
弥散受限信号高，见缝就钻是特点。

口诀解读：表皮样囊肿是由神经管闭合期间外胚层细胞移行异常所致，病理上病变囊壁菲薄，由一层表皮组织形成，囊内由上皮碎屑、角蛋白和胆固醇组成。好发于青壮年，约一半发生在桥小脑角区。影像学上病变呈不规则状囊性肿块，通常沿蛛网膜下腔匍匐生长，有见缝就钻特点，CT 上 90% 呈低密度，MRI 信号较复杂，T_1WI 多呈略高于脑脊液信号，T_2WI 呈高信号，DWI 明显受限也呈高信号，增强扫描未见强化（图 1-22）。

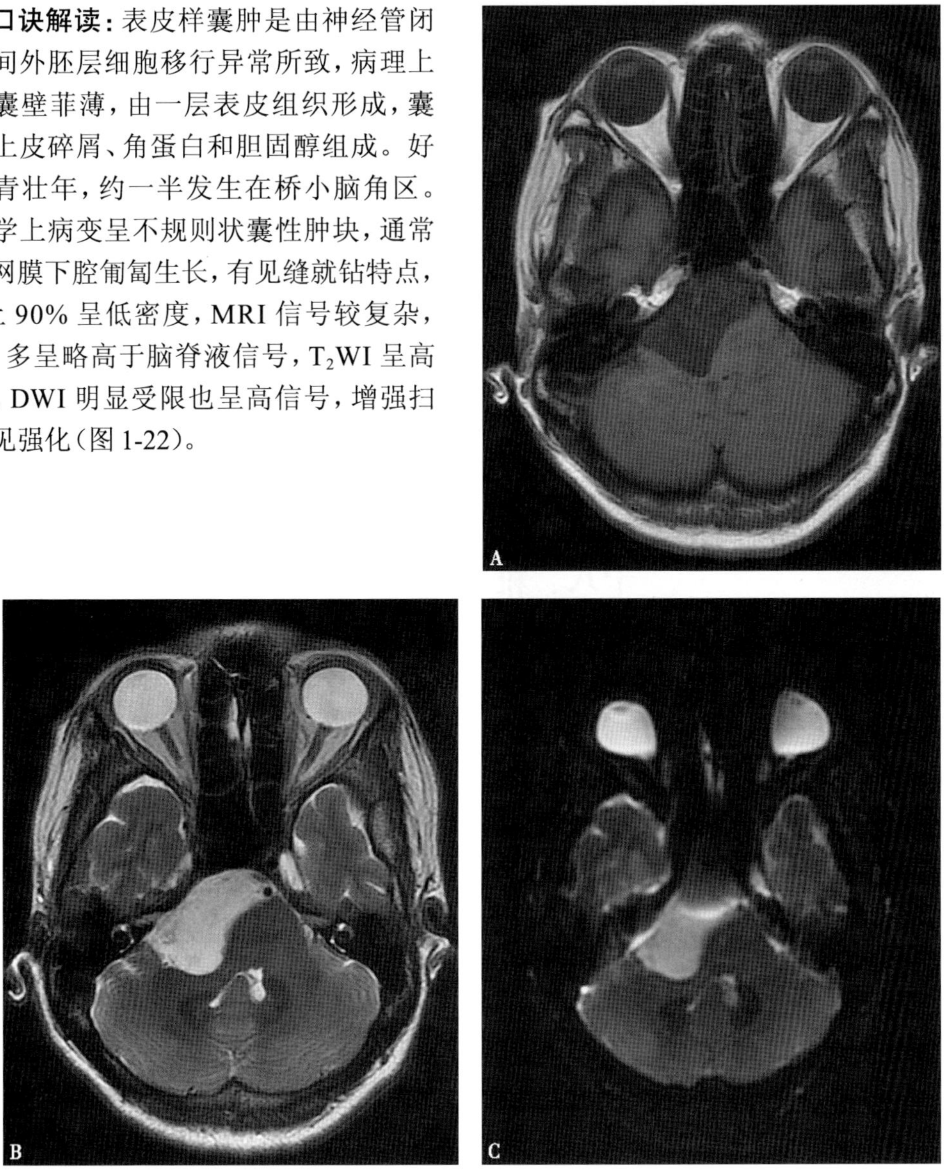

图 1-22 表皮样囊肿

A. MRI 横轴位 T_1WI; B. T_2WI 横轴位; C. DWI

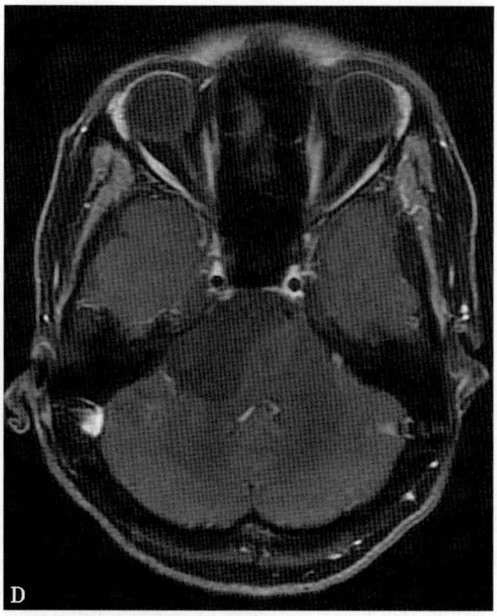

图 1-22 表皮样囊肿(续)

D. 对比增强，示右侧桥小脑角区不规则异常信号肿块，沿邻近蛛网膜下腔向桥前池生长，T_1WI 信号略高于脑脊液，T_2WI 呈高信号，DWI 仍呈高信号，增强扫描无强化

十八、椎管内脊膜瘤

髓外硬膜下肿物，青中女性占多数。
中上胸段常好发，脊髓背侧宽基附。
脊髓受压可移位，均匀强化为中度。
长度不超两节段，周围水肿不显著。

口诀解读：脊膜瘤是椎管内常见肿瘤之一，其发病率在椎管内肿瘤中居第二位，占所有椎管内肿瘤的 25%。大多数脊膜瘤生长于髓外硬膜下，少数可长入硬膜外。70% 以上发生在中上胸段，颈段次之，腰段少见。肿瘤好发于青中年，女性多于男性。主要症状为病变平面以下感觉运动障碍。MRI 是脊膜瘤首选检查方法，平扫表现为髓外硬膜下肿块，仅累及 1～2 个节段，呈圆形、卵圆形或短棒状，T_1WI 呈中等信号，T_2WI 呈等信号或略高信号，钙化在 T_1WI、T_2WI 上均呈低信号。肿块以宽基底附着在脊髓背侧的硬脊膜上，脊髓常向健侧移位(图 1-23)，但很少引起脊髓内水肿。增强扫描肿块呈中等度持久性均匀强化，邻近的硬脊膜呈线性强化，即“脊膜尾征”，颇具特异性。CT 也用于检查该病，虽不如 MRI 显示清楚，但在发现瘤体内钙化及邻近骨质改变方面具有优势。CT 平扫肿块大小形态同 MRI 所见，密度略高于脊髓，有时瘤体内可见钙化，邻近骨质可有增生性改变，增强扫描呈中度强化。

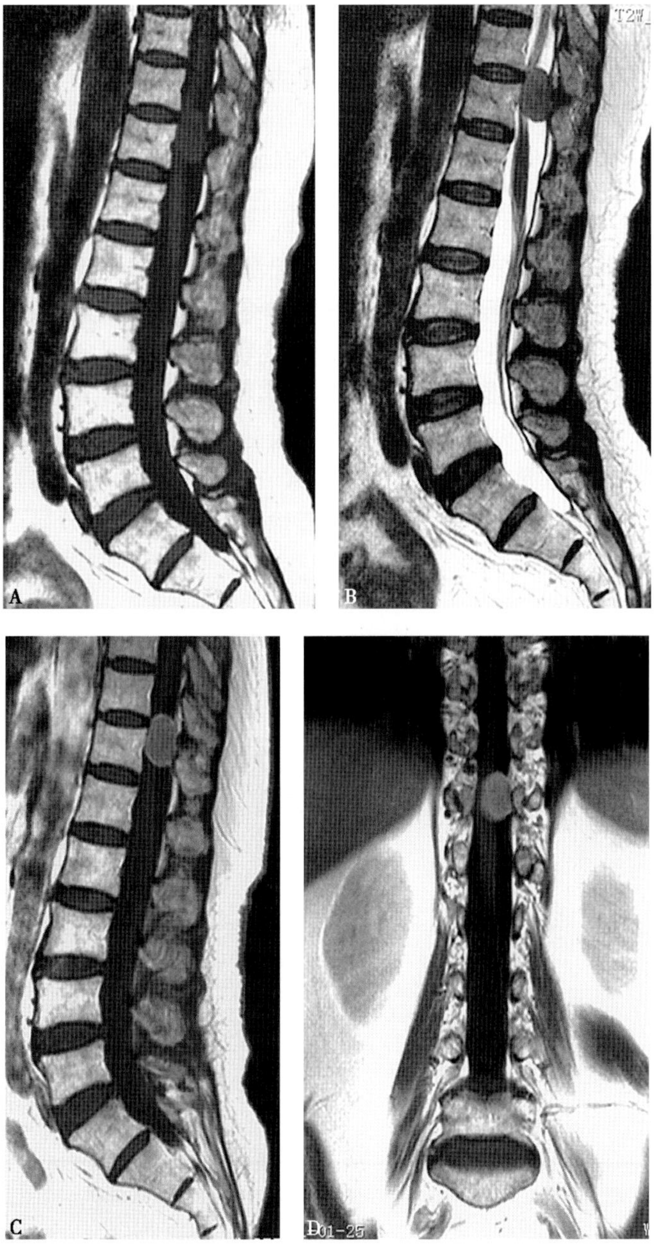

图 1-23　椎管内脊膜瘤

A. MRI T_1WI 矢状位；B. T_2WI 矢状位；C. 对比增强矢状位；D. 对比增强冠状位，示 $T_{11\sim12}$ 水平椎管内髓外硬膜下卵圆形肿块，宽基底附着在脊髓背侧的硬脊膜上，T_1WI、T_2WI 均呈等信号，脊髓受压向右前方移位，增强扫描呈中等度均匀强化

十九、椎管内室管膜瘤

好发圆锥腰骶段，病灶形似腊肠状。
较大椎管可扩大，多伴出血与囊变。
网膜下腔常变窄，中央管扩较多见。

口诀解读：室管膜瘤是最常见的髓内肿瘤，起源于脊髓中央管的室管膜细胞或终丝等部位的室管膜残留物。好发于腰骶段、脊髓圆锥和终丝部位。多见于30～70岁，男性略多于女性，临床常表现为缓慢渐进性脊髓功能损害症状。X平片大多为阴性，较大肿瘤可出现数个节段的椎管膨大而呈现椎体后缘压迫性凹陷和椎弓根间距增宽。CT及MRI平扫显示脊髓不规则增粗，多数沿中央管对称性纵向生长呈腊肠状，病变与脊髓分界不清，呈混杂密度或不均匀信号，可发生囊变、出血（图1-24A～C）。肿瘤两端可继发脊髓中央管扩张，肿瘤两侧蛛网膜下腔常对称性狭窄或闭塞，增强检查，肿瘤实质部分显著强化，囊变部分无强化（图1-24D）。

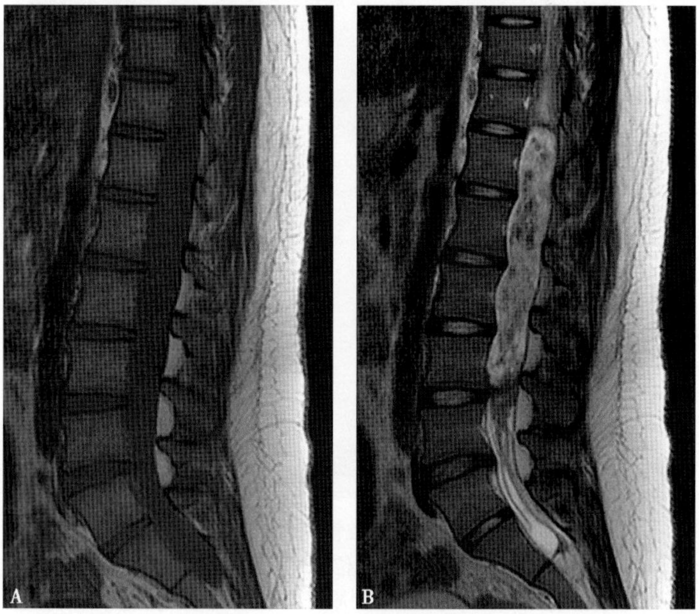

图1-24 椎管内室管膜瘤
A. MRI T_1WI矢状位；B. T_2WI矢状位

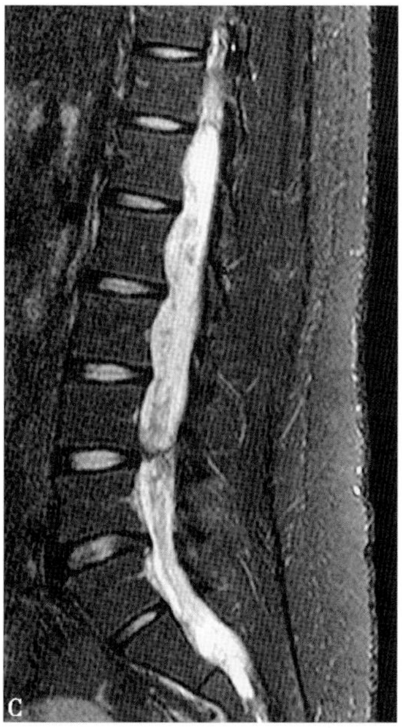

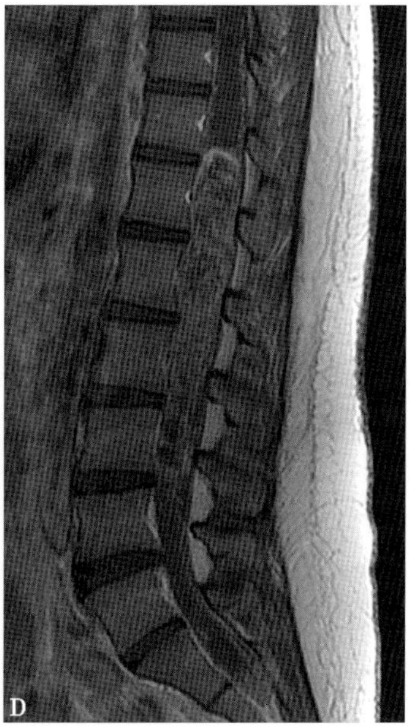

图 1-24 椎管内室管膜瘤（续）

C. T_2WI 抑脂矢状位；D. 增强扫描矢状位，示 T_{11}～L_4 椎管扩大，内见腊肠样异常信号影，T_1WI 呈低信号，T_2WI 呈不均匀高信号，增强扫描呈不均匀明显强化，病灶上方脊髓水肿，下方中央管扩张，椎体后缘可见节段性弧形压迹

二十、硬膜外血肿

出血硬膜外，双凸镜形态。
颅缝少跨越，骨折常并在。

口诀解读：颅内出血积聚于颅骨和硬膜之间称为硬膜外血肿。临床上常有明确外伤史，多发生于头颅直接损伤部位，常见于颞、额顶和颞顶部，也可发生于颅后窝与纵裂等部位，按其病程和血肿形成的时间不同，可分为急性、亚急性和慢性血肿。CT 是硬膜外出血主要检查手段。平扫急性期血肿表现为颅骨内板下双凸镜形态高密度影，密度均匀，边缘光滑锐利，血肿范围一般不超过颅缝，常伴发骨折（图 1-25）。亚急性、慢性期密度不均匀，可为略高密度、等密度或混杂密度。MRI 显示血肿形态与 CT 相仿，急性期为等或低信号，亚急性期和慢性期呈高信号。对慢性和亚急性期血肿的显示，MRI 优于 CT。

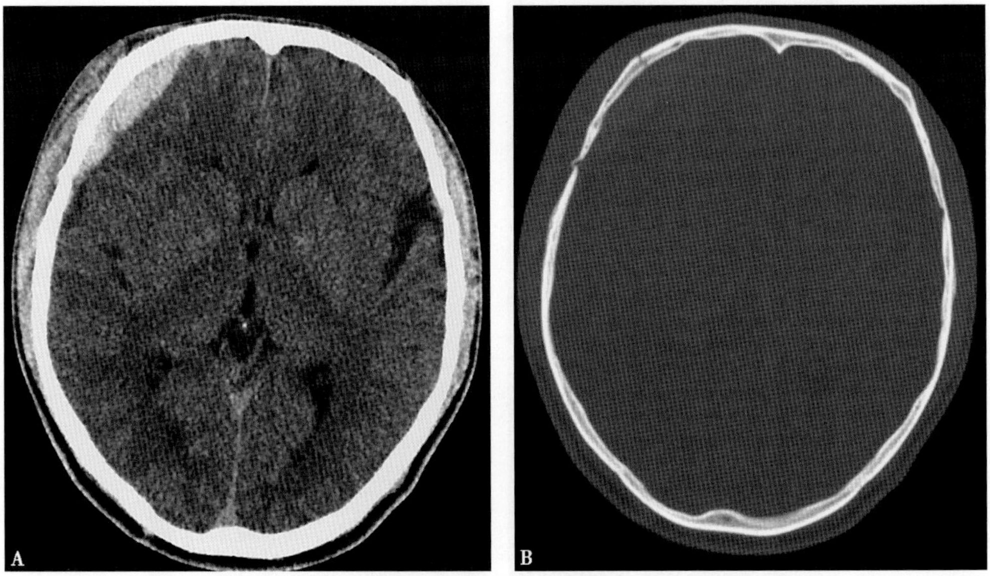

图 1-25 硬膜外血肿

A. CT 平扫软组织窗，示右额叶颅内板下双凸镜形高密度影，边界锐利；B. 骨窗，示右额骨可见多处骨折

二十一、硬膜下血肿

硬膜下出血，形态如新月。
范围常广泛，骨折大多缺。

口诀解读：硬膜下血肿是指颅内出血积聚于硬脑膜与蛛网膜之间，常因皮层动静脉撕裂引起，多伴有脑挫裂伤，较少合并骨折，好发于额、颞及大脑凸面。根据血肿形成时间可分为急性、亚急性和慢性硬膜下血肿。CT 检查是硬膜下血肿首选检查方法。平扫急性期血肿多表现为新月形高密影（图 1-26），介于硬脑膜与蛛网膜之间，可跨越颅缝，甚至累及整侧大脑半球的硬膜下腔，伴占位效应，局部脑实质受压内移，严重者侧脑室变窄，中线结构向侧移位。亚急性和慢性硬膜下血肿，可表现为高、等、低或混合密度。MRI 显示血肿形态与 CT 相仿，急性期为等或低信号，亚急性期和慢性期呈高信号。

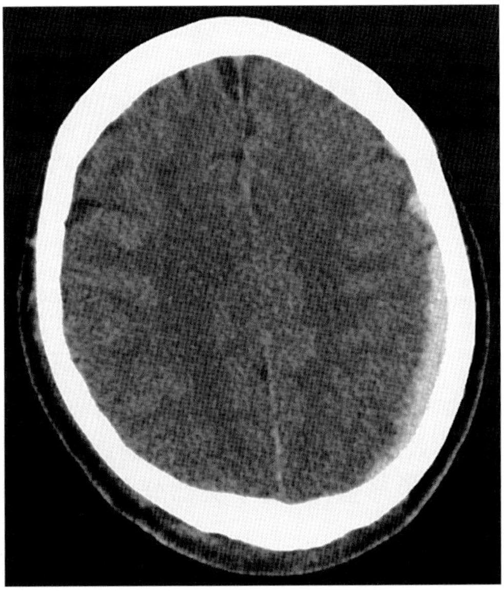

图 1-26　硬膜下血肿

CT 平扫，示左侧颞顶部颅骨内板下方见新月形高密度影，内缘不整齐

二十二、急性脑出血

急性出血高密影，典型肾形边界清。
灶周水肿为轻度，破入脑室呈铸型。
较大血肿可占位，脑室受压常变形。

口诀解读：脑出血是由于颅内血管破裂所致血液在颅内脑实质的积聚，急性脑出血指颅内发生出血 6 小时至 3 天时间内的脑出血。好发部位为基底核、丘脑和脑桥。CT 是主要检查手段，典型表现为颅内肾形高密度影，CT 值 50～80Hu，边界清楚，灶周可见轻度水肿（图 1-27），血肿可破入脑室形成铸型，较大血肿可有占位效应，邻近脑室可受压变形。

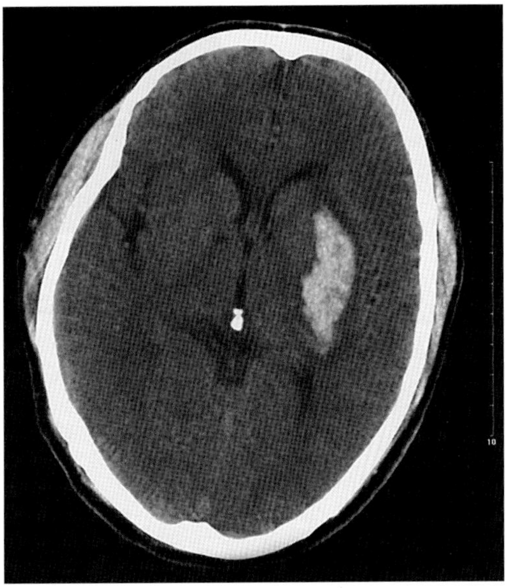

图 1-27　急性脑出血

CT 平扫，示左侧基底核肾形高密度灶，灶周可见轻度水肿，左侧侧脑室受压

二十三、亚急性脑出血

血肿密度逐日降，周边吸收融冰样。
占位水肿渐减轻，密度不变在中央。
部分可伴脑积水，环形强化于增强。

口诀解读：亚急性脑出血是指脑出血后3～14天时间内形成的出血性病变。CT检查显示血肿密度逐渐降低，每日下降约1.5Hu，可出现下列征象：①血肿周边吸收呈融冰样（图1-28），中心密度不变仍呈高密度。②占位效应和灶周水肿由明显而逐步减轻。③部分可出现脑积水。④增强扫描，病灶呈现环形或梭形强化，若中央部分血肿未吸收时，可呈“靶征”。

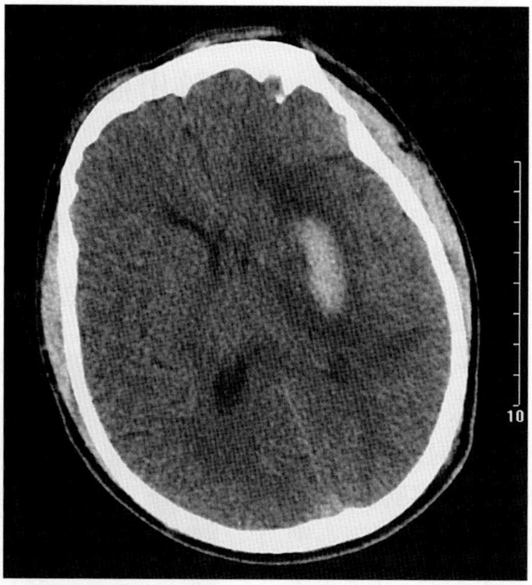

图1-28 亚急性脑出血

与图1-27为同一患者，CT平扫示左侧基底核血肿周围吸收呈融冰样，中心仍为高密度区，灶周仍为低密度水肿带，可见占位效应

第二章
头颈部疾病

一、视网膜母细胞瘤

肿瘤多见婴幼儿，原发眼球本性恶。
球后肿块伴钙化，先累一侧后两侧。

口诀解读：视网膜母细胞瘤为眼球内最常见的原发恶性肿瘤，好发于 3 岁以内的婴幼儿，早期单侧发病，后期可累及双侧，临床主要表现为白瞳征。HRCT 为视网膜母细胞瘤定性诊断首选的检查方法，深部浸润则以 MRI 显示为佳。CT 典型表现为眼球后部类圆形或椭圆形肿块，密度高于玻璃体且不均匀，约 90%～95% 的肿块内可见团块状或片状钙化（图 2-1），此为本病定性诊断的重要依据。

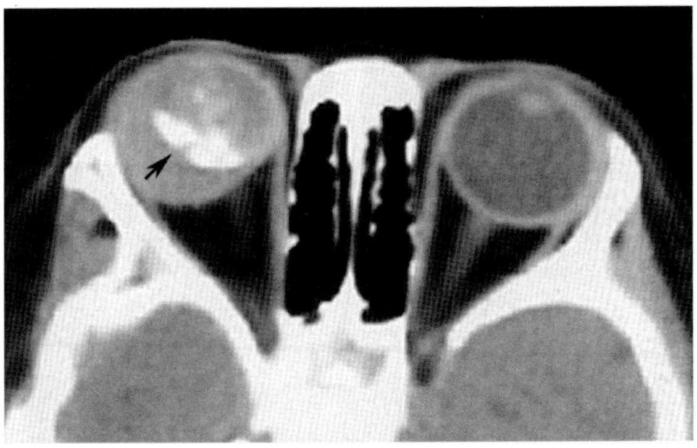

图 2-1 视网膜母细胞瘤
CT 平扫横轴位，示右侧眼球后部肿块，密度高于玻璃体，内可见团片状钙化（黑箭头）

二、视神经胶质瘤

扭曲增粗视神经，形成肿块呈梭形。
强化多呈轻中度，信号均匀边界清。
生长具有向心性，视束下丘常受侵。
肿瘤良或低度恶，临床多见婴幼龄。

口诀解读：视神经胶质瘤为起源于视神经内神经胶质细胞的良性或低度恶性肿瘤。好发于2～6岁婴幼儿，视力障碍和缓慢进行性无痛性突眼为就诊症状。MRI为诊断本病首选的检查方法，表现为患侧视神经扭曲、增粗，并形成梭形软组织肿块，T_1WI呈低信号，T_2WI呈高信号，信号均匀，边界清晰，增强扫描呈轻～中度强化（图2-2），病变常沿视神经向心性延伸，可累及视交叉、视束及下丘脑。

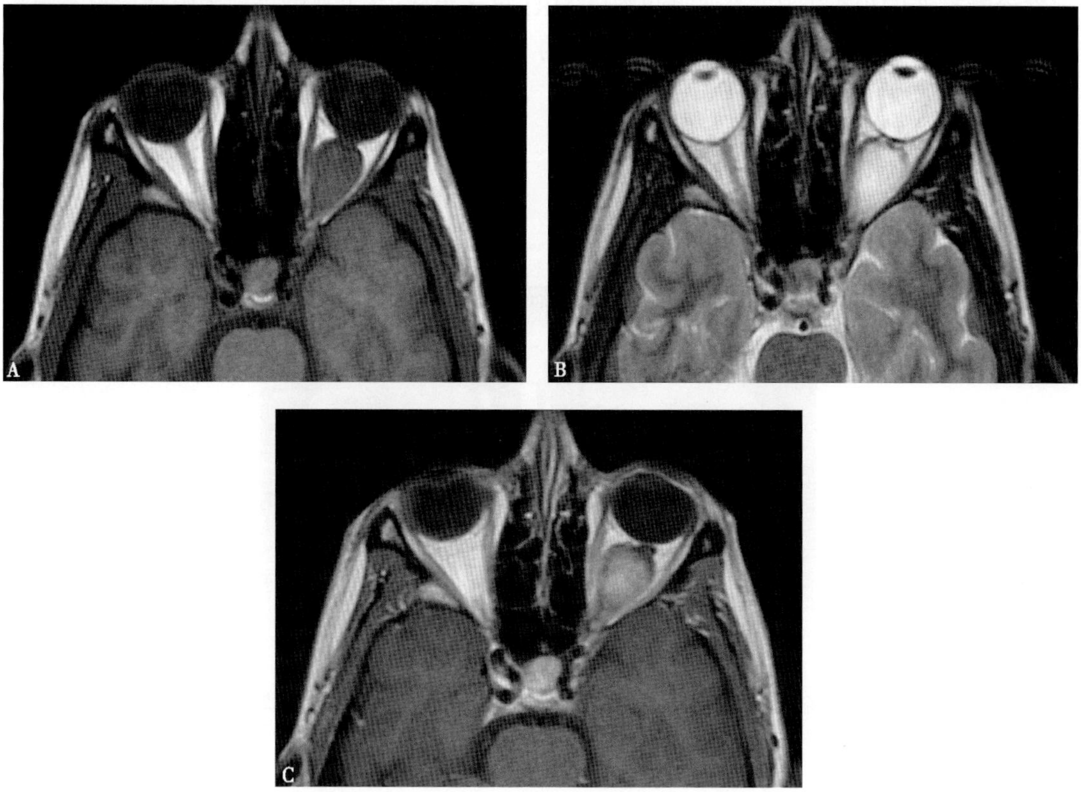

图2-2 视神经胶质瘤

A. MRI T_1WI横轴位；B. T_2WI横轴位；C. 对比增强，示左侧视神经增粗并形成梭形软组织肿块，T_1WI呈低信号，T_2WI呈高信号，信号均匀，边界清晰，增强后病灶呈均匀轻度强化

三、急性化脓性鼻窦炎

症状呈现为急性，窦腔增密较均匀。
黏膜增厚腔不窄，出现液平较典型。

口诀解读：急性化脓性鼻窦炎为鼻科临床最常见的炎症，多继发于急性鼻炎，鼻窦黏膜明显充血、水肿，黏膜脓性分泌物多。临床主要表现为发热、畏寒、头痛、鼻塞与脓涕等症状。华氏位、柯氏位平片及CT平扫和3D重组是本病最常见的检查方法。X线和CT表现为受累窦腔密度均匀增高，鼻窦黏膜增厚，窦内分泌物潴留，可出现液平面（图2-3）。

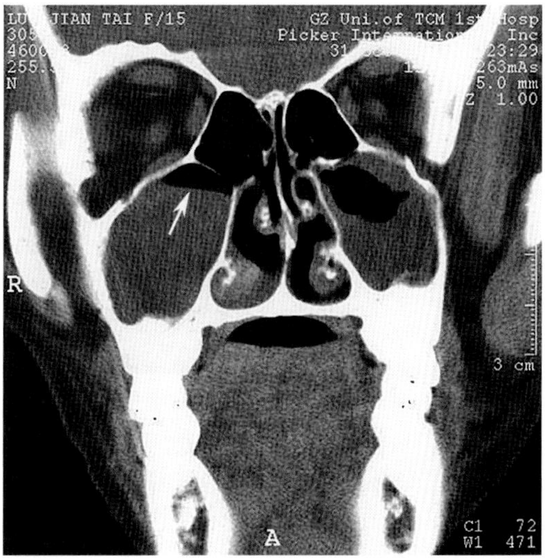

图2-3 急性化脓性上颌窦炎
CT平扫冠状位，示双侧上颌窦密度均匀增高，左侧可见液平面，窦腔无变窄

四、慢性化脓性鼻窦炎

慢性炎症鼻旁窦，密度增高黏膜厚。
鼻甲肥大伴息肉，窦壁增厚无吸收。

口诀解读：慢性化脓性鼻窦炎多由急性炎症反复发作未愈、迁延所致。临床主要表现为长期鼻阻、脓涕等。华氏位、柯氏位平片及CT平扫和3D重组是最常用的检查方法。X线和CT表现为鼻甲肥大，鼻窦腔密度增高，窦壁黏膜增厚（图2-4），增厚的黏膜多与窦壁平行，明显增厚者呈分叶状、息肉样。有时窦腔内可见黏膜下囊肿或息肉，时间较长的慢性炎症还可见窦壁骨质硬化增厚，但无骨质破坏。

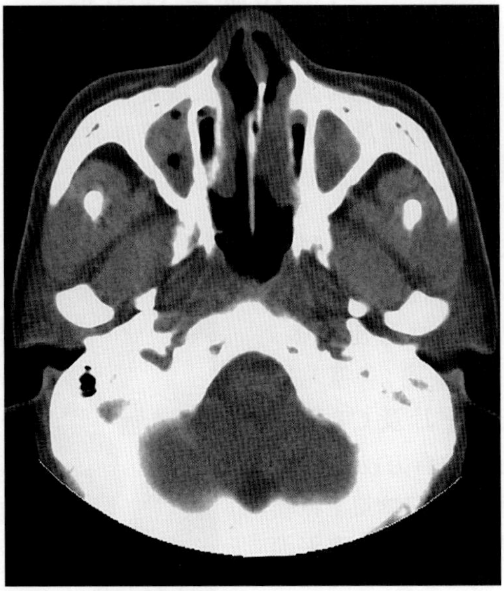

图 2-4 慢性化脓性鼻窦炎
平扫 CT 横轴位，示双侧上颌窦黏膜增厚，窦腔内见软组织密度影充填，鼻道内亦见软组织密度影占据，提示合并鼻息肉

五、内翻性乳头状瘤

肿块鼻腔偏外长，部分蔓延鼻窦腔。
均匀密度与信号，少见坏死轻增强。
邻近骨质可受压，容易复发是特点。

口诀解读：内翻性乳头状瘤为常见的良性肿瘤。常发生于 40～50 岁，男性多于女性。临床表现常因鼻塞、流涕、反复鼻部出血、失嗅等症状就诊。CT 和 MRI 是主要影像学检查方法，横断及冠状面可明确显示肿瘤侵犯范围。CT 平扫显示鼻腔外侧壁软组织密度肿块，沿中鼻甲长轴生长，边界清楚，密度均匀，少见囊变、坏死，增强扫描呈轻度强化，部分肿瘤蔓延至鼻窦（图 2-5），周围骨质可见外压性改变，鼻腔可扩大。MRI 上肿瘤在 T_1WI 呈中等或低信号，与肌肉信号强度相仿，在 T_2WI 上呈高信号，增强后肿块呈轻度强化。本病病理上属良性肿瘤，但手术后容易复发，为本病特点。

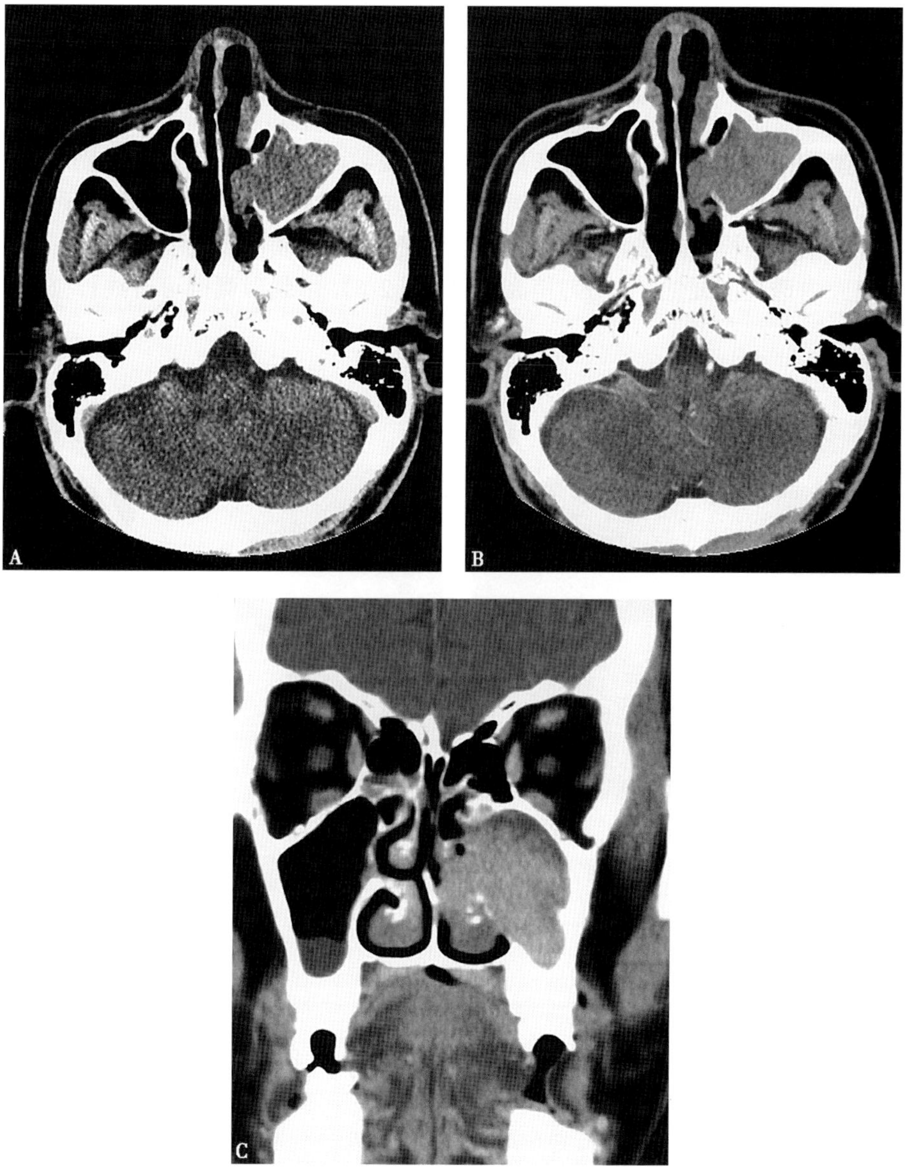

图 2-5　左侧鼻腔内翻性乳头状瘤

A. CT 平扫横轴位；B. 增强横轴位；C. 增强冠状位，示左侧鼻腔外侧壁软组织肿块，侵犯左上颌窦壁并向其腔内蔓延，窦腔扩大，病灶呈均匀轻度强化

六、鼻窦黏液囊肿

好发筛窦额窦腔，密度均匀低透亮。
窦腔膨大壁变薄，边缘强化呈线样。

口诀解读：鼻窦黏液囊肿是因鼻窦开口阻塞，窦腔内黏液聚积而形成的膨胀性病变，囊壁为窦腔黏膜。多发生于筛窦，其次是额窦，上颌窦较少见。CT 平扫结合多平面重组是鼻窦黏液囊肿最常见的检查方法。CT 平扫显示鼻窦腔膨大，窦壁均匀变薄，明显者可呈气球样改变。窦腔内透亮度减低，呈均匀稍高密度（图 2-6），增强后囊壁可有线样强化，囊液无明显强化。

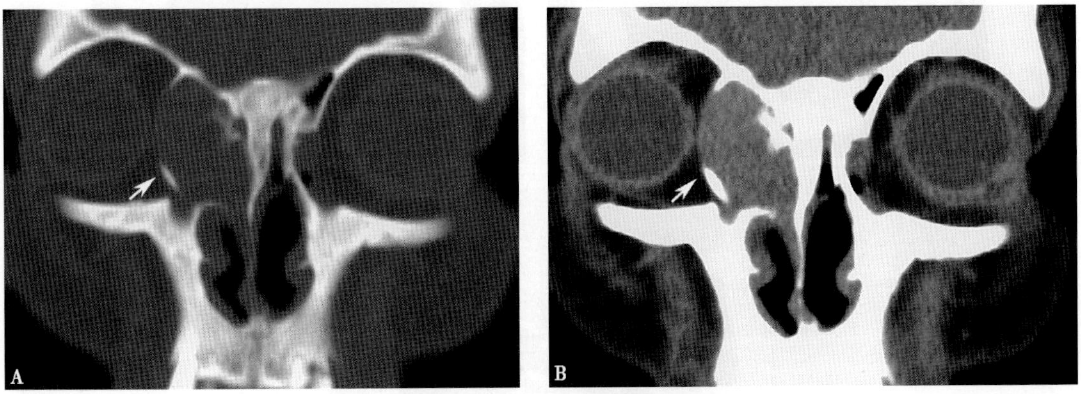

图 2-6　右侧筛窦黏液囊肿

A. CT 平扫冠状位软组织窗；B. 骨窗，示右侧筛窦腔膨大，窦壁变薄外凸，窦腔内呈均匀稍高密度（白箭头）

七、急性化脓性中耳乳突炎

中耳乳突炎症急，乳突小房透亮低。
气房间隔可吸收，可见液平因脓积。

口诀解读：急性化脓性中耳乳突炎是中耳黏膜的急性化脓性炎症，化脓性细菌多由咽鼓管侵入鼓室，病变常涉及鼓室、咽鼓管和乳突。本病好发于儿童，临床主要表现有耳痛，听力减退伴耳鸣及耳溢液。CT 表现为鼓室、鼓窦和乳突气房透光度降低，气房间隔骨质吸收（图 2-7），鼓室、乳突窦内积脓，有时可见液平面。

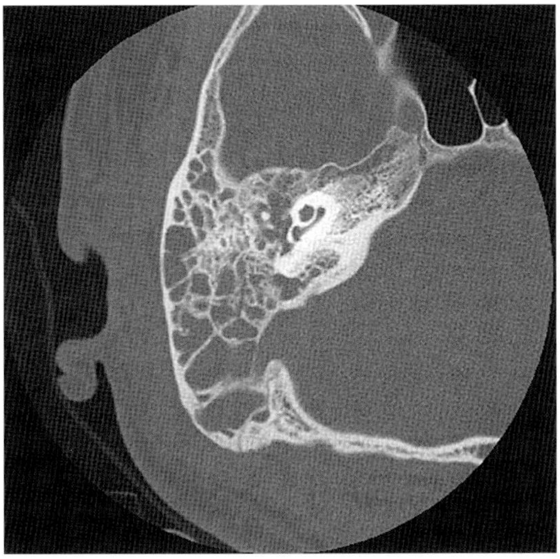

图 2-7 急性化脓性中耳乳突炎

男，12 岁，右耳痛伴流脓 12 天

CT 平扫，示鼓室、鼓窦和乳突气房透光度降低，气房间隔部分骨质吸收，外耳道皮下脂肪层层次不清，可见条索状增密影，听骨链、骨迷路及内耳道未见异常

八、胆脂瘤

好发硬化板障，破坏先累盾板。
增宽帕氏间隙，鼓窦入口扩展。
鼓室窦腔扩大，软组织影充满。
听小骨等侵蚀，骨质增生相伴。

口诀解读：胆脂瘤为外耳道上皮经鼓膜穿孔移行长入鼓室，继而脱落堆积成团而形成的非真性肿瘤。属慢性中耳炎类型之一。多数发生在硬化型或板障型乳突，上鼓室是最常见发病部位，其发病途径为上鼓室、乳突窦入口及乳突窦，然后长入乳突。HRCT 是显示胆脂瘤的最佳方法。典型 CT 表现为上鼓室、乳突窦入口及乳突窦内充填软组织密度影，帕氏（Prussak）间隙增宽，乳突窦入口、鼓室腔扩大，边缘光滑并有骨质增生硬化，听小骨同时破坏（图 2-8）并移位，严重者乙状窦壁、鼓室盖、半规管及面神经管等结构亦破坏。

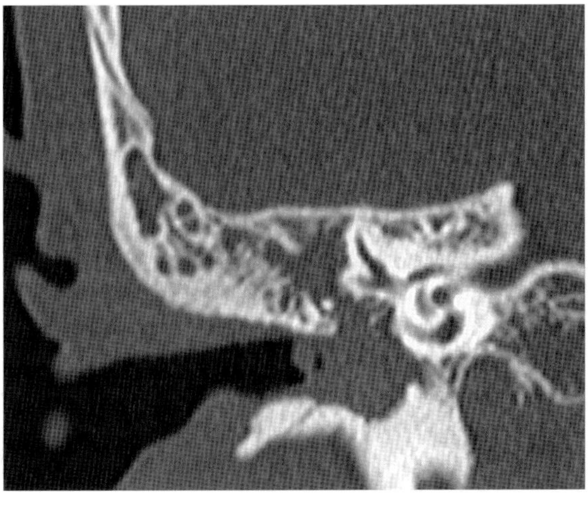

图 2-8 胆脂瘤

CT 平扫，示右侧中耳鼓室盾板破坏，帕氏间隙增宽，下鼓室扩大，充满软组织密度影，听小骨部分骨质侵蚀

九、腮腺混合瘤

腮腺区内长肿物，类圆椭圆边清楚。
密度稍高可囊变，均环强化中等度。
病程长久生长慢，青壮年纪占多数。

口诀解读：腮腺混合瘤也称多形性腺瘤，是腮腺最常见的良性肿瘤，好发于30～50岁青壮年，性别无明显差别，病程较长，生长缓慢，常在无意或体检时发现腮腺内无痛性肿物而就诊。CT扫描是腮腺混合瘤常见的检查方法，CT表现为腮腺内类圆形或椭圆形软组织密度肿物，边缘光滑，与正常低密度的腮腺分界清楚（图2-9A），增强扫描呈均匀或环形强化（图2-9B），部分肿瘤可发生囊变，平扫和增强均显示其内有液体密度。

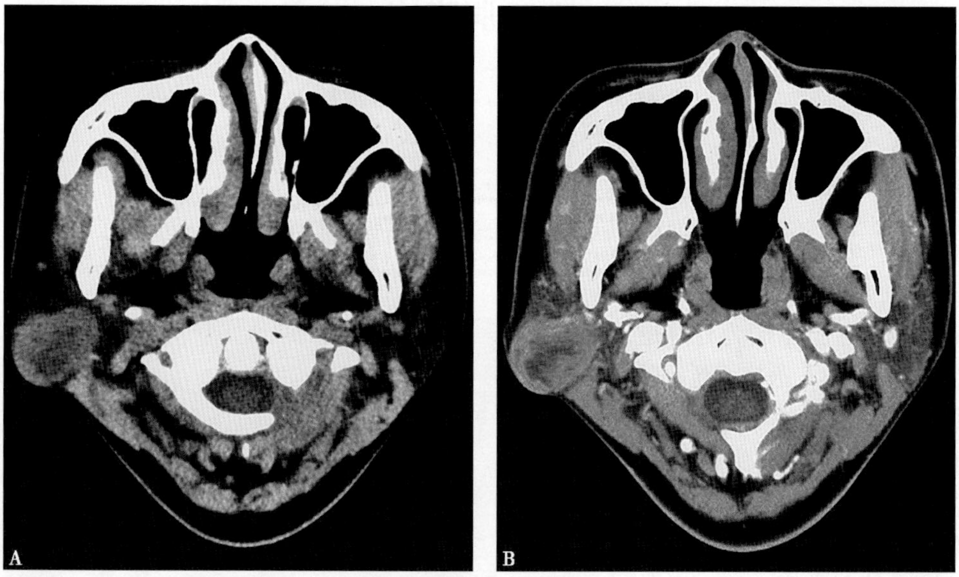

图2-9　右腮腺混合瘤

A. CT平扫横轴位，示右腮腺内椭圆形肿块，边界清楚，密度不均匀，中心可见低密度囊变区；B. 增强检查，示肿块环形强化，中央低密度区无强化

十、鼻咽血管纤维瘤

鼻咽顶部长肿物，其内血管较丰富。
肿瘤良性有侵袭，增强强化多显著。
病变边清不规则，周围间隙易突入。
翼内外肌翼腭窝，鼻腔咽旁皆可突。
男性青年最多见，反复鼻衄常顽固。

口诀解读：鼻咽血管纤维瘤为起源于一侧鼻咽顶部蝶腭孔区具有侵袭性的良性肿瘤，病理上由丰富的血管组织和纤维组织基质构成，因血管壁薄，缺乏收缩能力而易引起出血。临床以男性青年多见，并常因进行性鼻塞和反复顽固性鼻出血就诊。主要影像学检查为CT或MRI扫描。CT平扫可见一侧鼻咽顶部蝶腭孔区密度均匀软组织肿块，形态不规则，境界清楚，鼻咽腔常变形，周围骨质常受压及破坏，因易沿间隙生长，病变常突入同侧鼻腔并侵入咽旁间隙、翼内、外肌间隙、翼腭窝及颞下窝等，增强后病变明显强化，其CT值可超过100HU（图2-10）。MRI上显示范围较CT为佳，肿瘤在T_1WI呈中等或稍高信号，T_2WI呈明显高信号，内部可掺杂低信号，与肿瘤富含血管及其与纤维成分比例有关，瘤内血管因流空效应可呈点条状低信号。增强扫描肿瘤明显强化，流空的血管影显示更为清楚。

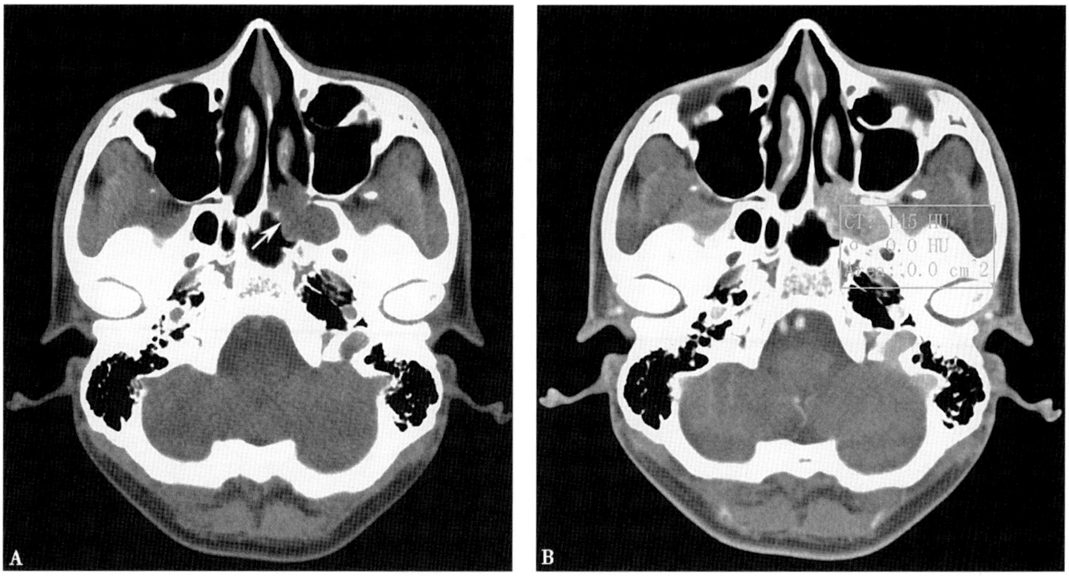

图2-10 鼻咽血管纤维瘤

A. CT平扫横轴位；B. 增强检查。示鼻咽左侧顶壁蝶腭孔区软组织密度肿块（白箭头），突入左侧后鼻孔，破坏部分蝶窦骨质并侵犯左侧翼腭窝，增强后病灶显著强化，CT值超过100Hu

十一、鼻咽癌

好发鼻咽侧顶壁，黏膜增厚于早期。
变浅消失咽隐窝，局部肿块渐隆起。
进展侵犯咽旁隙，颅底骨质遭侵袭。
乳突鼻窦并炎症，颈部淋巴常转移。

口诀解读：鼻咽癌是发生于鼻咽部上皮细胞的恶性肿瘤。好发于鼻咽侧壁和顶壁，多见于40～60岁，男性多于女性。主要症状是鼻塞及涕血、耳鸣及听力减退，也有不少是以颈部肿块或脑神经损害为首发症状而就诊。CT和MRI都是鼻咽癌常用的影像学检查方法。早期表现为鼻咽侧壁或顶壁黏膜增厚，一侧咽隐窝变浅、消失，随着肿块形成，肿块常突入鼻咽腔（图2-11A，图2-12A、B），致鼻咽腔不对称、狭窄或闭塞，平扫肿块为等密度或等信号，增强扫描后呈轻或中度强化（图2-11B、图2-12C）。病变进展肿瘤向深部浸润，侵犯翼内、外肌致咽旁间隙变窄、消失，向后外蔓延至颈动脉鞘，向前扩展可填塞后鼻孔、鼻腔，向上可累及斜坡、蝶窦和筛窦；沿神经或血管间隙蔓延，使颅底颈内动脉、破裂孔和卵圆孔等骨性孔道扩大和破坏。由于咽鼓管开口闭塞和鼻窦口引流不畅，常合并中耳乳突炎及鼻窦炎。同时颈部淋巴结常发生转移（图2-12D），颈部淋巴结转移多见于颈深上淋巴结和咽后淋巴结，呈等密度、类圆形，增强扫描淋巴结可无或有强化。

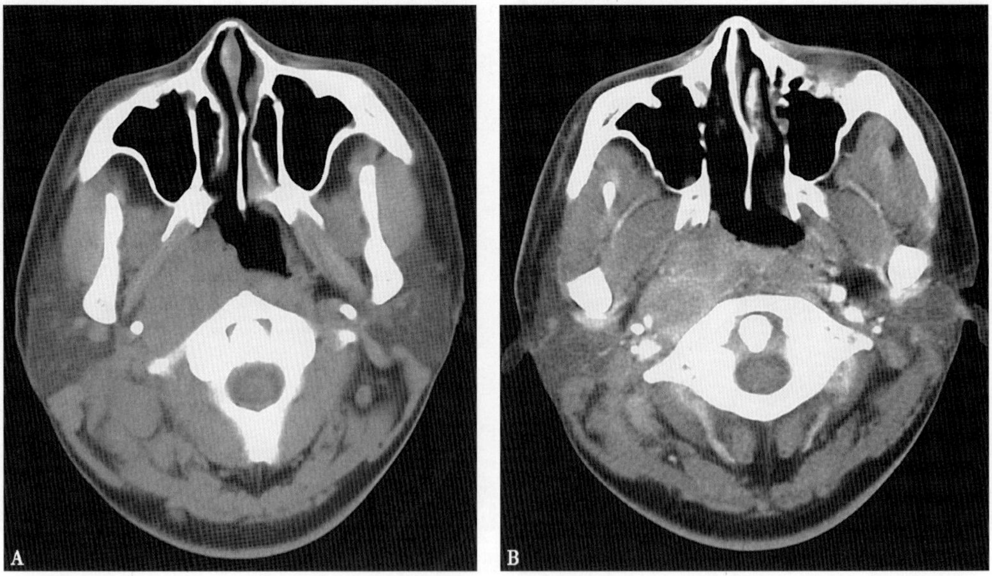

图2-11　鼻咽癌

A. CT平扫横轴位；B. 增强检查，示鼻咽右侧壁软组织密度肿块，突入鼻咽腔，向右侧咽旁间隙延伸并侵犯右侧翼内肌及头长肌，增强后肿块中度强化

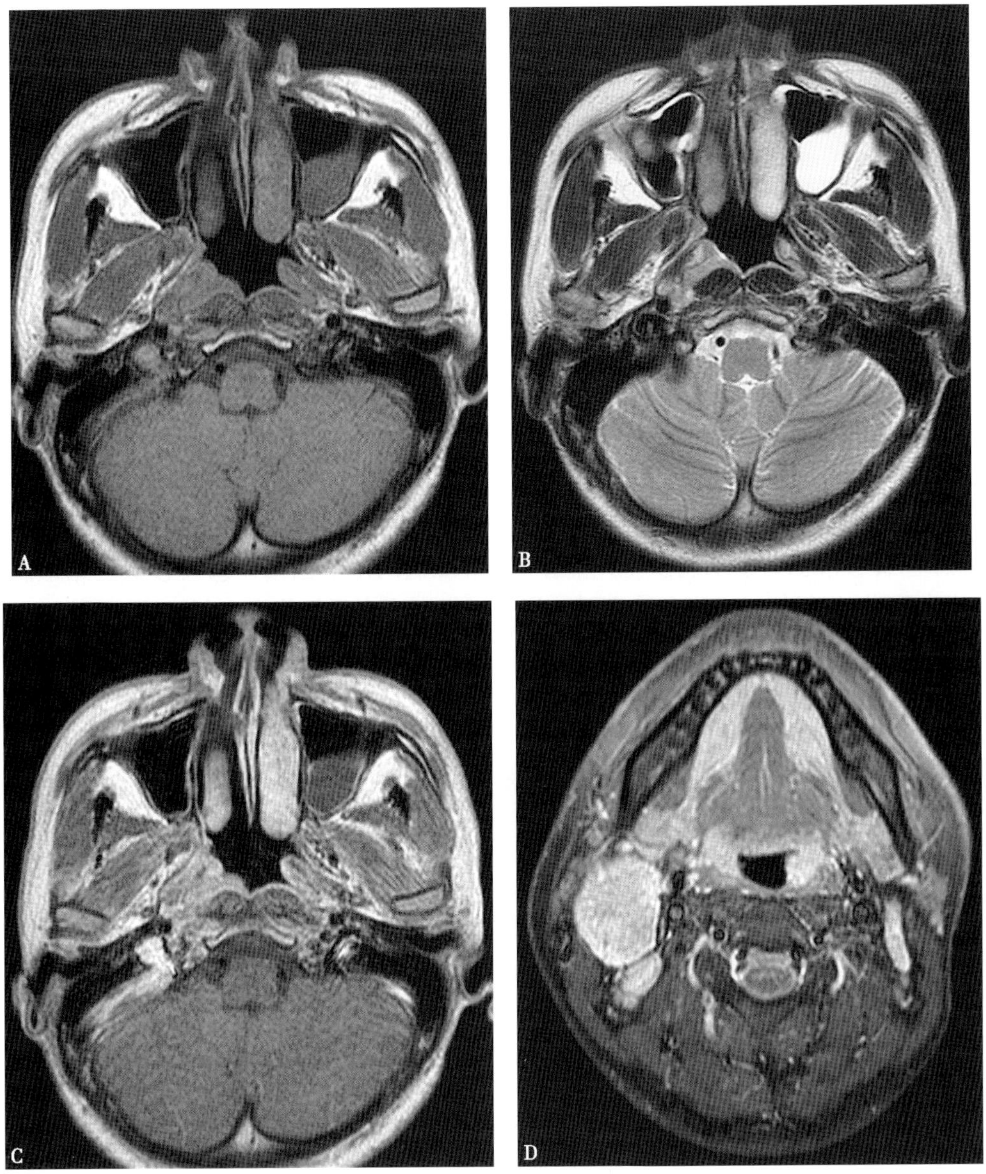

图2-12　鼻咽癌

A. MRI T_1WI横轴位；B. T_2WI横轴位；C. T_1WI对比增强；D. T_1WI对比增强，示鼻咽腔不对称，右侧咽隐窝变浅，局部见软组织肿块，T_1WI呈等信号，T_2WI呈稍高信号，增强扫描后呈中度强化，肿块向深部咽旁间隙浸润，右颈部见多发淋巴结肿大

十二、声门型喉癌

喉癌最多见声门，声带前部厚度增。
早期隆起小结节，明显肿块可形成。
进展侵犯前联合，浸润对侧常发生。
甲状软骨喉旁隙，受累蔓延病程深。
颈部区域淋巴结，是否转移需辨认。

口诀解读：喉癌是发生于喉部的恶性肿瘤，按肿瘤原发部位可分为：声门上型、声门型、声门下型和贯声门型，其中以声门型最多见。声门型喉癌原发于声带，多位于声带前部。CT 是常用的检查方法，早期表现为一侧声带增厚或为局限性隆起小结节，声门裂不对称，声门向健侧移位，比较显著的喉癌，声带显著增厚变形可形成软组织肿块，肿瘤进展易侵犯前联合向对侧声带浸润（图 2-13）。肿瘤晚期可破坏甲状软骨，并在喉旁间隙蔓延。此外，因喉癌常发生颈部淋巴结转移，因此观察颈部淋巴结非常重要，喉癌颈部淋巴结转移有下列特点：①转移淋巴结多单侧发生，常见于颈静脉链周围淋巴结。②转移淋巴结形态不规则且边缘不清，短径超过 1cm。③增强扫描呈不规则环形强化伴中央低密度。

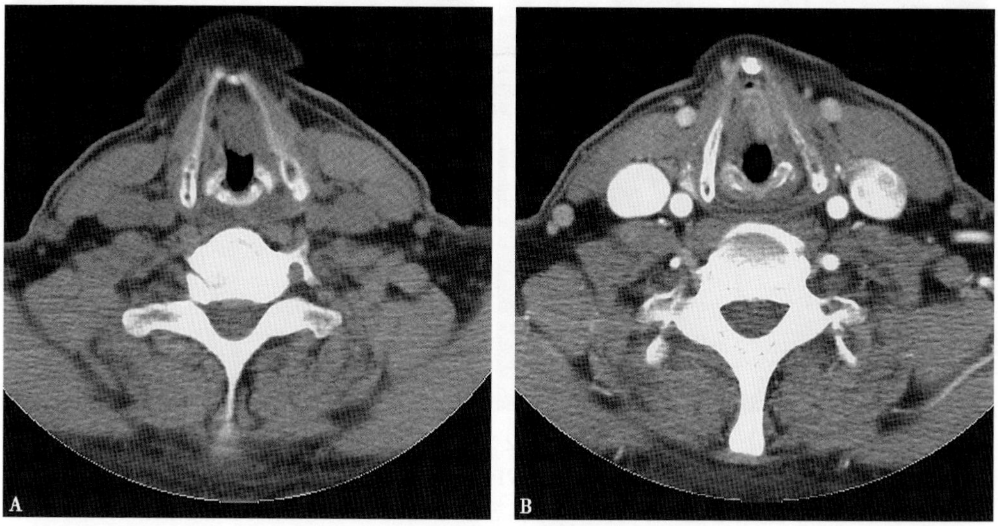

图 2-13 喉癌（声门型）

A. CT 平扫横轴位；B. 增强检查，示左侧声带前部明显增厚，并形成软组织结节，表面不光滑，平扫呈等密度，增强扫描呈均匀强化，与周围组织分界不清，前联合受侵，对侧声带亦受累，双侧喉旁间隙消失，双侧颈部可见多发软组织结节

十三、多结节性甲状腺肿

甲状腺体弥漫肿，低密结节位其中。
多发大小可不等，包膜完整表面隆。
斑点钙化散分布，结节强化各不同。

口诀解读：缺碘引起的弥漫性甲状腺肿大若未经及时治疗，病变发展可使扩张的滤泡集成多个大小不等的结节，逐渐形成结节性甲状腺肿。临床症状主要是肿大的结节增大后，压迫气管、食管和血管，引起呼吸困难、吞咽障碍和头面血液回流障碍的表现。CT 和 MRI 检查都对结节性甲状腺肿大的诊断有重要价值，但相比而言，MR 检查目前应用不如 CT 普及。CT 平扫甲状腺弥漫性肿大，包膜完整，腺体表面隆起可呈浅分叶状。增大甲状腺可见多个大小不等低密度结节（图 2-14A）。结节边缘可见弧样或粗斑点状钙化，增强扫描结节呈不同形式、不同程度的强化（图 2-14B）。

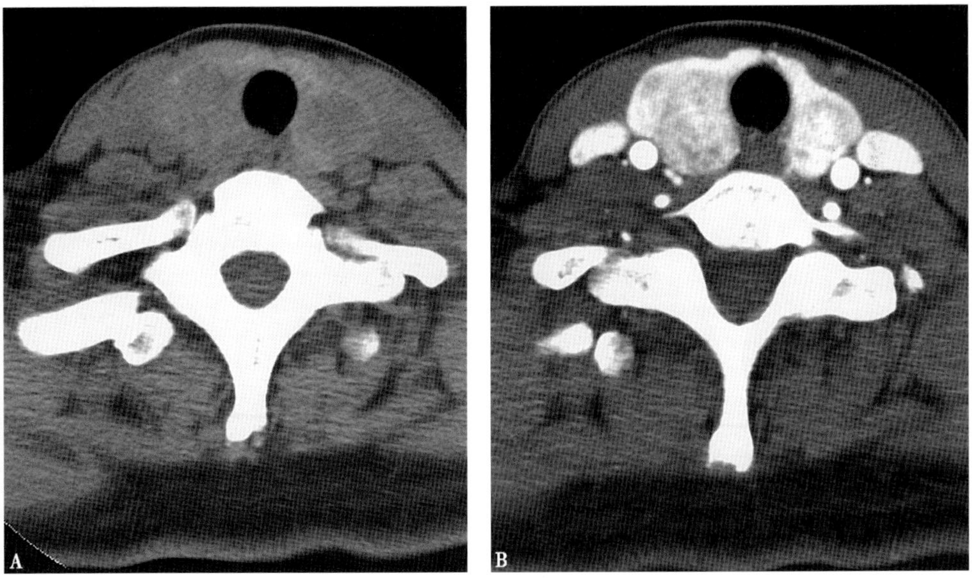

图 2-14 多结节性甲状腺肿

A. CT 平扫横轴位；B. 增强扫描，示双侧甲状腺增大，边缘规则，内可见多个散在的低密度结节，增强后结节呈不均匀强化

十四、甲状腺腺瘤

腺内结节多孤立，边缘锐利密度低。
病变突出轮廓外，包膜完整非均一。
囊变出血可伴有，强化程度低腺体。

口诀解读：甲状腺腺瘤是最常见的甲状腺良性肿瘤，多见于青、中年女性，临床多数患者无自觉症状，往往在无意中发现颈部肿块，边界清楚无压痛，可随吞咽活动。CT 平扫表现为甲状腺内圆形或类圆形低密度结节，密度较均匀，边缘光滑锐利，常突出于甲状腺轮廓之外（图 2-15A），周围包膜完整，部分肿瘤可发生囊变、出血，少数可见边缘钙化，增强扫描病灶均匀强化，但强化程度低于正常甲状腺（图 2-15B）。MRI 平扫与正常甲状腺相比，甲状腺腺瘤在 T_1WI 呈低或中信号，如有出血可呈高信号，在 T_2WI 呈均匀或不均匀高信号，包膜呈完整的低信号晕环，厚薄不一。

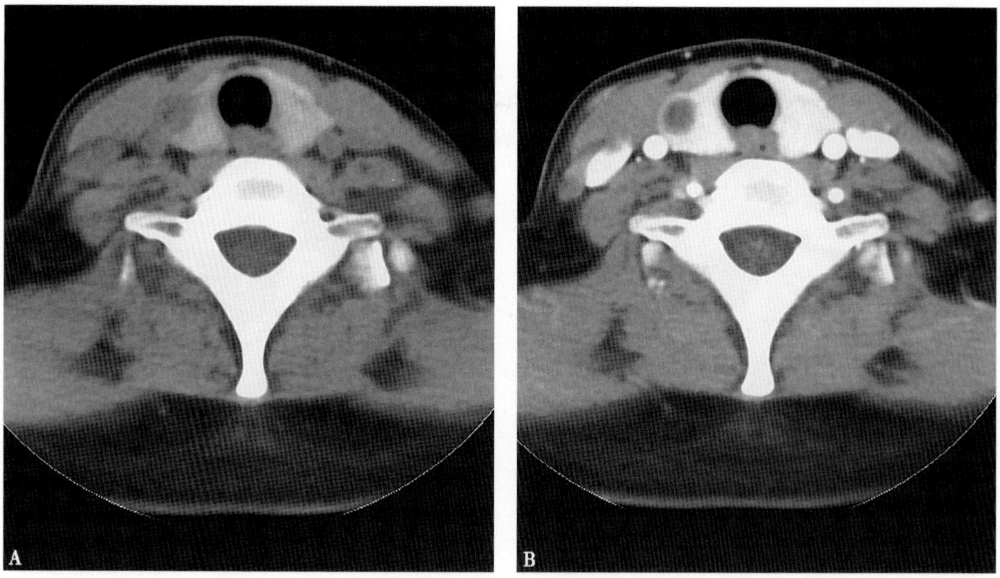

图 2-15 甲状腺腺瘤

A. CT 平扫横轴位；B. 增强检查，示甲状腺右叶类圆形低密度结节，密度均匀，边界清楚，增强后呈均匀强化，但强化程度低于正常甲状腺

十五、甲状腺癌

甲状腺内肿块影，密度混杂边欠清。
形态多数不规则，增强强化非均匀。
部分肿瘤伴钙化，颗粒钙化较典型。
颈部肿大淋巴结，周围结构常受侵。

口诀解读：甲状腺癌是人体内分泌系统最常见的恶性肿瘤。主要组织学类型有乳头状癌、滤泡状癌、未分化癌及髓样癌，其中以乳头状癌最常见。CT是甲状腺癌常用的影像学检查方法。平扫可见甲状腺内形态不规则的软组织密度肿块，密度高低混杂，边界模糊不清，包膜欠完整（图2-16A），部分癌灶可出现颗粒状、斑片状和斑点状钙化，其中颗粒状钙化较为典型，具有一定特异性。增强扫描病灶呈不均匀强化（图2-16B）。肿瘤较大可压迫和推移气管、食管等周围结构，并可向气管后间隙及颈内静脉、颈总动脉侵入，引起血管闭塞。同时甲状腺癌约半数可发生颈部淋巴结转移而表现淋巴结肿大。

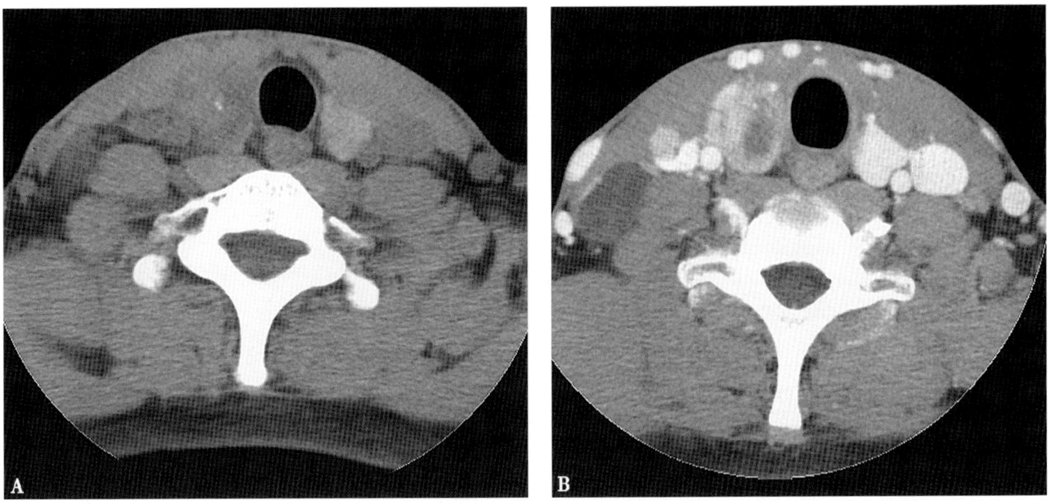

图2-16　甲状腺癌

A. CT平扫横轴位；B. 增强检查，示甲状腺右叶体积增大，密度不均，边界不清，可见颗粒状钙化，增强后不均匀强化，颈部可见增大淋巴结

第三章

呼吸系统疾病

一、支气管扩张

（一）

支扩检查用平片，所见征象较有限。

明显囊状蜂窝影，合并感染见液面。

（二）

计算体层用薄层，特异表现印戒征。

内径增宽支气管，超过动脉可确诊。

口诀解读：支气管扩张是指支气管内径的异常增宽，为较常见的慢性支气管疾患。发病年龄以儿童及青少年居多。多见于左肺下叶、左肺舌叶及右肺下叶，可双肺同时发病。临床主要表现为咳嗽、咳痰和咯血三大症状。根据支气管扩张形态可分为柱状支气管扩张、囊状支气管扩张和曲张型支气管扩张。胸部平片诊断支气管扩张作用有限，早期轻度支气

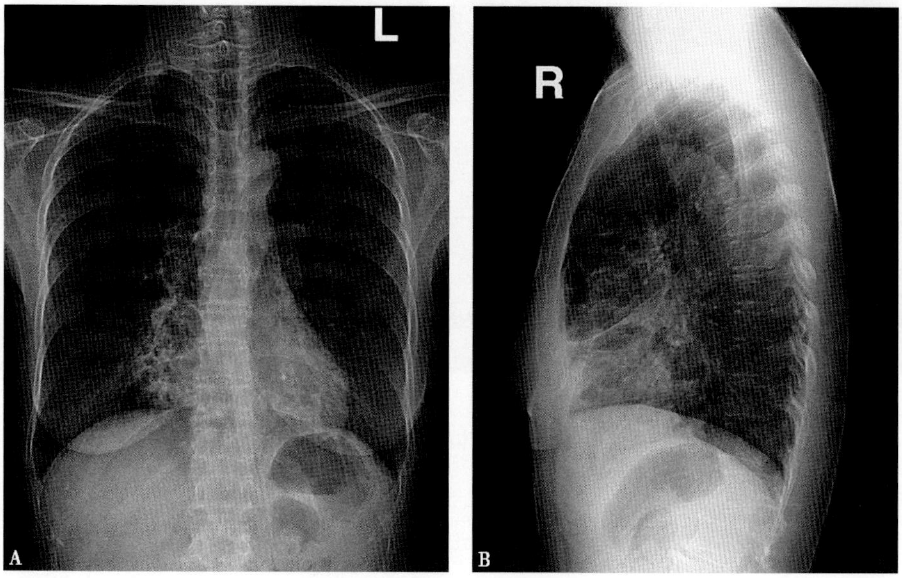

图 3-1　支气管扩张合并感染

A. 胸部正位片；B. 侧位片，示双肺下叶及右肺中叶纹理增多增粗，排列紊乱，并见多发囊状蜂窝状影，部分内见液平面，周围可见斑片状模糊影

管扩张无明显发现，较严重的支气管扩张，由于支气管及肺间质的慢性炎症引起管壁增厚及纤维结缔组织增生而致肺纹理增多增粗，排列紊乱，明显者可表现为多个类圆形薄壁囊状或蜂窝状透亮影，合并感染时，于囊底常见液平面（图 3-1）。计算机体层成像（CT）通过高分辨力薄层扫描对支气管扩张检出率较高，是目前诊断支气管扩张最常用检查方法。CT 诊断可根据肺动脉和同级支气管内径比例关系来判定，正常时肺动脉的直径略大于伴行的同级支气管的直径，当这种大小关系发生倒转时便可提示支气管扩张，其中最具特征表现是“印戒征”，即当扩张的支气管与 CT 层面垂直时则表现为厚壁的支气管圆形透亮影，此时扩张的支气管与伴行的肺动脉共同表现为印戒状（图 3-2），借助此征象可对支气管扩张作出明确的诊断。

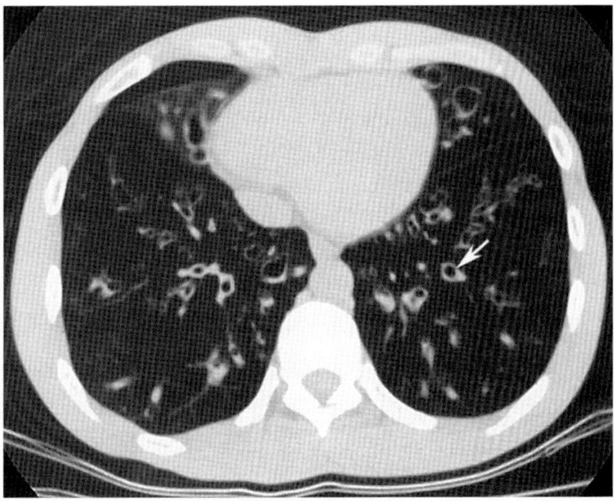

图 3-2 支气管扩张

胸部 HRCT，示双肺支气管呈囊状及柱状扩张，部分呈印戒征（白箭头）

二、支气管肺炎

婴幼儿，占多数，双肺纹理增多粗。
边缘模糊絮片影，沿着纹理散分布。

口诀解读： 支气管肺炎又称小叶性肺炎，病原体可为细菌性，也可为病毒性，以细菌性比较常见。多见于婴幼儿及年老体弱患者。X 线片是常规检查方法，所见病变多在两肺中下野的内、中带，肺纹理增粗、模糊，沿增粗肺纹理可见多发散在分布的斑点状或絮片状模糊影（图 3-3），密度不均，密集的病变可融合成较大的片状，部分病变可合并小叶阻塞性肺气肿和小叶肺不张。本病有典型 X 线表现者，结合相应的临床症状和体征，大多可作出诊断。

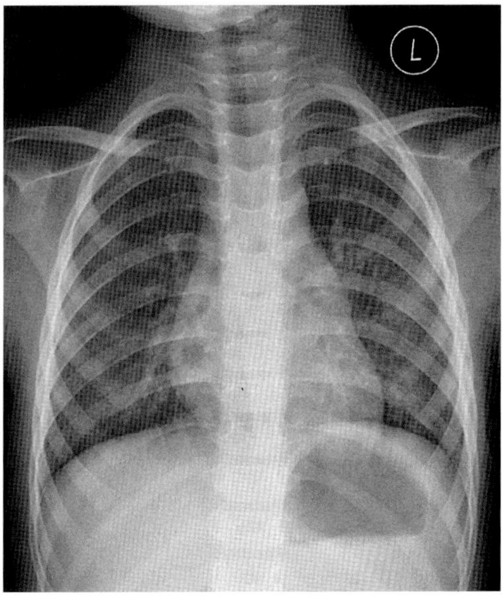

图 3-3 支气管肺炎

女，2 岁，发热伴咳嗽 6 天

胸部正位片，示双肺纹理增粗模糊，沿增粗肺纹理可见絮片状模糊影分布

三、大叶性肺炎

大叶肺炎起病急，多因肺炎球菌起。
早期大多无改变，仅有增粗肺纹理。
实变渗出满肺叶，特征支气管充气。
消散残存斑片影，可见密度渐减低。

口诀解读：大叶性肺炎为细菌引起的急性肺部炎症，主要致病菌为肺炎球菌。本病多见于青壮年，临床上起病急，以突然高热、恶寒、胸痛、咳嗽、咳铁锈色痰为临床特征。X线胸片和CT是大叶性肺炎最常用的影像学检查方法。早期为充血期，X线可无阳性发现，或仅表现为局限性肺纹理增粗。实变期包括红色肝样变及灰色肝样变期，X线表现为大片肺实变，肺叶实变以叶间裂为界，边缘清楚（图3-4），CT可见支气管充气征（图3-5）。消散期实变区密度逐渐减低，病变逐渐吸收，可见残存散在的、大小不等的斑片状阴影，进一步吸收仅见条索状阴影或病灶完全消失。

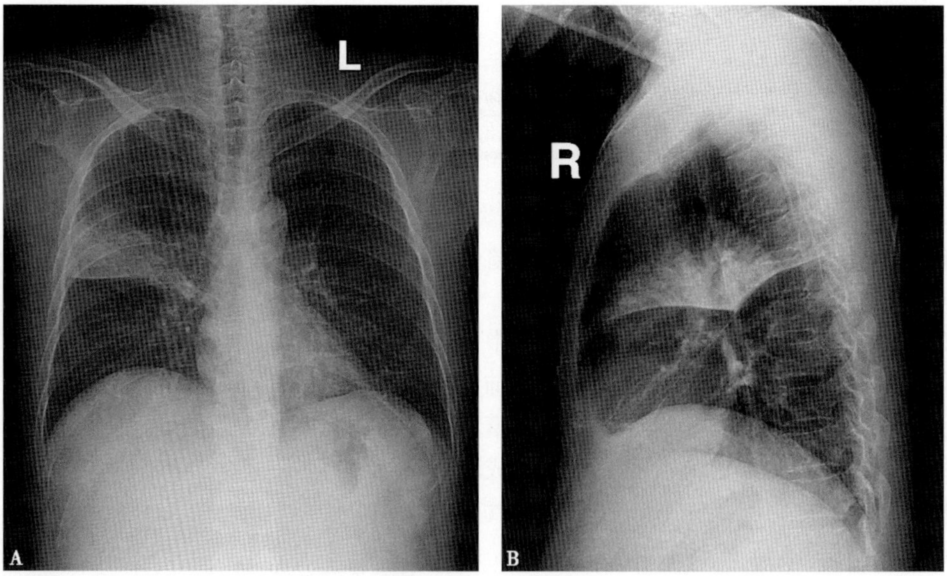

图3-4 右上肺大叶性肺炎（实变期）
A. 胸部正位片；B. 侧位片，示右肺上叶大片实变影，下缘以横裂为界，边界清楚

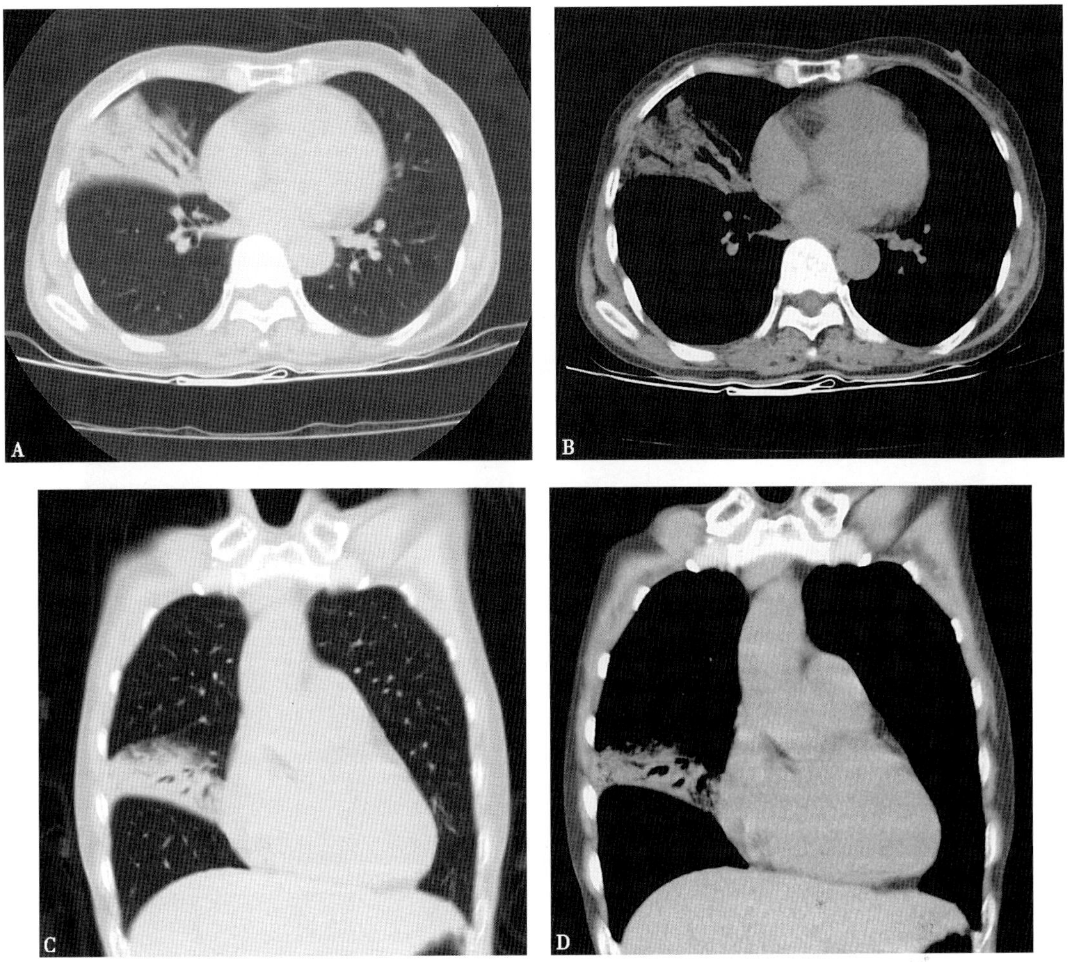

图 3-5　右肺中叶大叶性肺炎

A、B. CT 平扫；C、D. 冠状位重组，示右肺中叶大片实变影，内可见支气管充气征

四、急性肺脓肿

肺部大片实变影，厚壁空洞于中心。
外缘模糊内光滑，底部经常见液平。
起病急剧症状著，可为多发血源性。

口诀解读：肺脓肿是多种化脓性细菌所引起的肺组织化脓坏死。按病程及病变演变的不同可分为急性肺脓肿和慢性肺脓肿。急性肺脓肿临床起病急剧，有高热、寒战、咳嗽和胸痛等症状。实验室检查白细胞计数及中性粒细胞分类明显增高。X 线胸片是急性肺脓肿最

常用的影像学检查方法，胸部 CT 用于鉴别诊断。X 线及 CT 表现为边缘模糊的大片肺实变影，血源性病灶可呈多发性。当病变中心组织发生液化坏死及坏死物咳出后，在实变内可见厚壁空洞，空洞特点是外缘模糊而内壁光滑，空洞内常可见液平（图 3-6）。邻近胸膜常有明显增厚，同时常伴有少量胸腔积液。

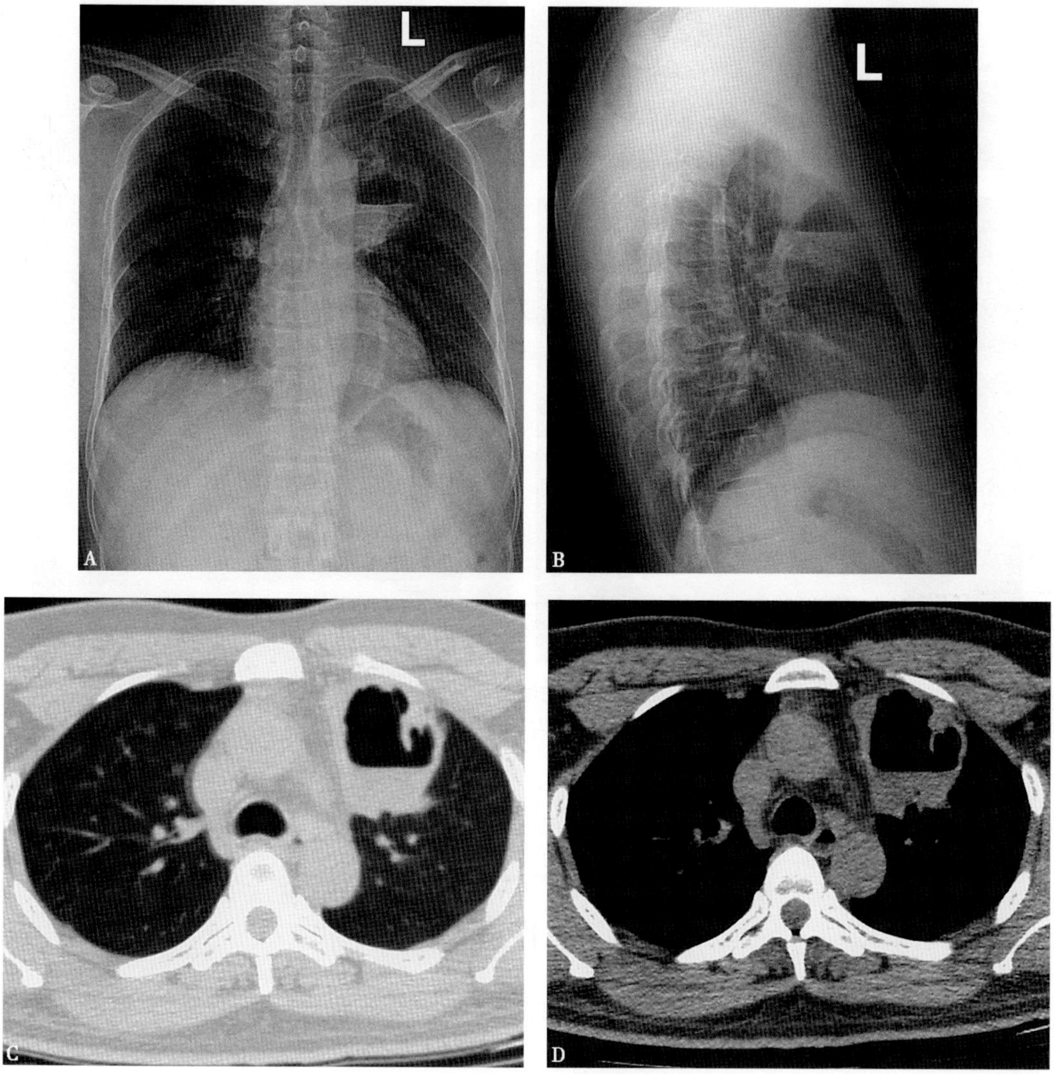

图 3-6　左上肺急性肺脓肿

A. 胸部正位片；B. 侧位片；C. CT 平扫肺窗；D. 纵隔窗，示左上肺前段大片实变影，其中可见厚壁空洞，内见液平

五、慢性肺脓肿

急性脓肿迁延慢，患者反复咳臭痰。
空洞壁厚内外清，周围渗出已消散。

口诀解读：慢性肺脓肿是急性肺脓肿引流不畅，治疗不及时或无疗效，肺脓肿迁延不愈，洞壁大量肉芽组织和纤维组织增生，使洞壁纤维化性增厚。临床上以咳嗽、咳脓痰或脓血痰、胸痛、消瘦为主要表现，白细胞计数可无明显变化。X 线和 CT 表现为内外壁清晰光整的厚壁空洞，周围未见渗出模糊影，而代之以紊乱的纤维索条状或片索状影（图 3-7）。

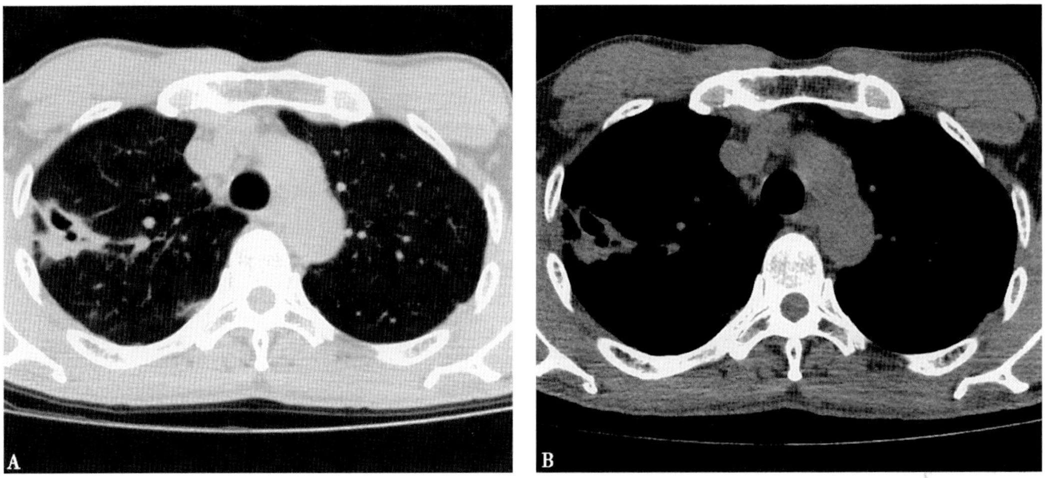

图 3-7 右上肺慢性肺脓肿

A. CT 平扫肺窗；B. 纵隔窗，示右上肺可见一厚壁空洞影，内外壁均清楚，周围可见纤维索条影而未见渗出灶

六、肺曲菌病

致病菌为烟曲菌，免疫低下致本病。
病变局限或侵袭，常与结核同合并。
局限空洞含菌球，空气半月较典型。
侵袭特异晕轮征，若有此征可定性。

口诀解读：肺曲菌病为肺部最常见的真菌病，主要致病菌为烟曲菌，在慢性病患者免疫功能低下时，入侵肺部而发生肺曲菌病，可分为局限型和侵袭型。局限型常继发于支气管囊肿、结核空洞等肺内的空洞或空腔，在繁殖过程中，菌丝、纤维素、细胞碎屑及黏液互相混

合而形成曲菌球。侵袭型则为烟曲菌引起的肺部炎症、化脓及肉芽肿性病变。局限型典型X线或CT表现为空洞或空腔内包含孤立的曲菌球，大小数毫米至数厘米不等，边缘光滑锐利，密度较均匀，由于曲菌球不侵袭空洞壁，体积又小于空洞或空腔的内腔，在曲菌球与空洞壁之间常可见新月形空隙，称空气半月征（图3-8），有此征象者可提示局限型肺曲菌病的诊断。侵袭型曲菌病主要表现为一侧或两侧肺野的单发或多发斑片状影，也可表现为肺叶或肺段的实变影，病灶坏死可形成脓肿，少数可见空洞形成。侵袭型曲菌病感染的早期，部分患者肺部可出现结节或肿块状实变影，周围可见日晕样环状阴影（图3-9），密度低于中央的肿块而高于周围正常肺组织，称晕轮征，为出血所致，此征为侵袭型肺曲菌病定性诊断的可靠依据。

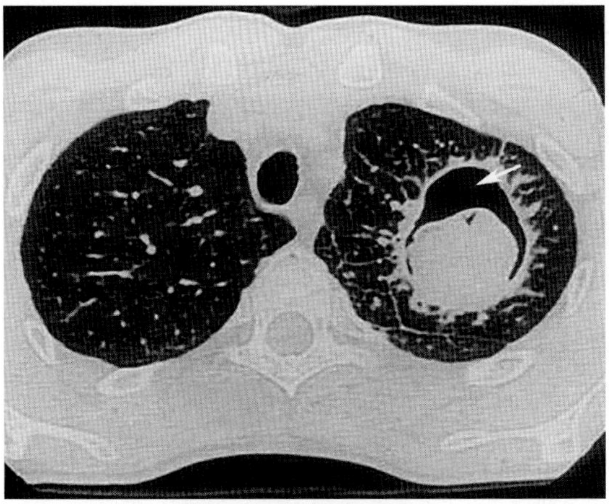

图3-8 局限型肺曲菌病

CT平扫，示左上肺空洞，内含曲菌球，在曲菌球与空洞壁之间可见新月形空隙（白箭头），代表空气半月征

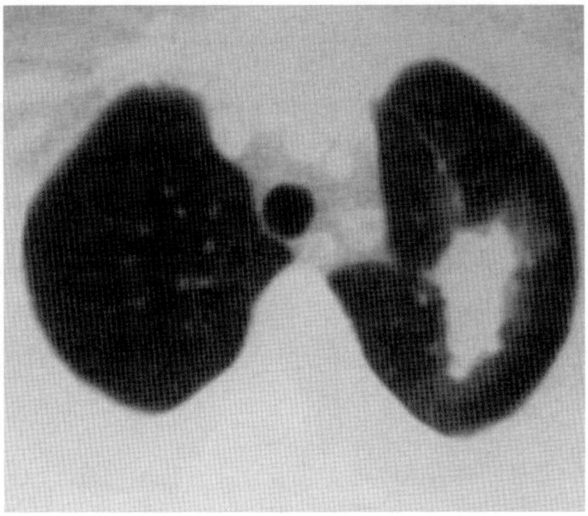

图3-9 侵袭型肺曲菌病

CT平扫，示左上肺片块状实变影，外围可见日晕样淡薄影，密度低于中央的肿块而高于周围正常肺组织，呈晕轮征

七、中央型肺癌

支气管，段以上，结节肿块肺门占。
继发改变三阻征，纵隔结构受侵犯。
肺门纵隔淋巴结，转移肿大常相伴。

口诀解读：中央型肺癌指发生于肺段或肺段以上支气管的肺癌。胸部正侧位片结合CT是最佳检查方法。影像学征主要包括直接征象和间接征象。直接征象为肿瘤本身征象，可见支气管管壁增厚、管腔狭窄或闭塞及肺门结节、肿块（图3-10A、C，图3-11，图3-12）。间接征象主要是肿瘤阻塞支气管所致的三阻征，包括阻塞性肺气肿、阻塞性肺炎（图3-12A）及阻塞性肺不张（图3-10A、B，图3-11）。此外，纵隔结构常被肿瘤浸润侵犯，肺门及纵隔内淋巴结也常因转移而肿大。

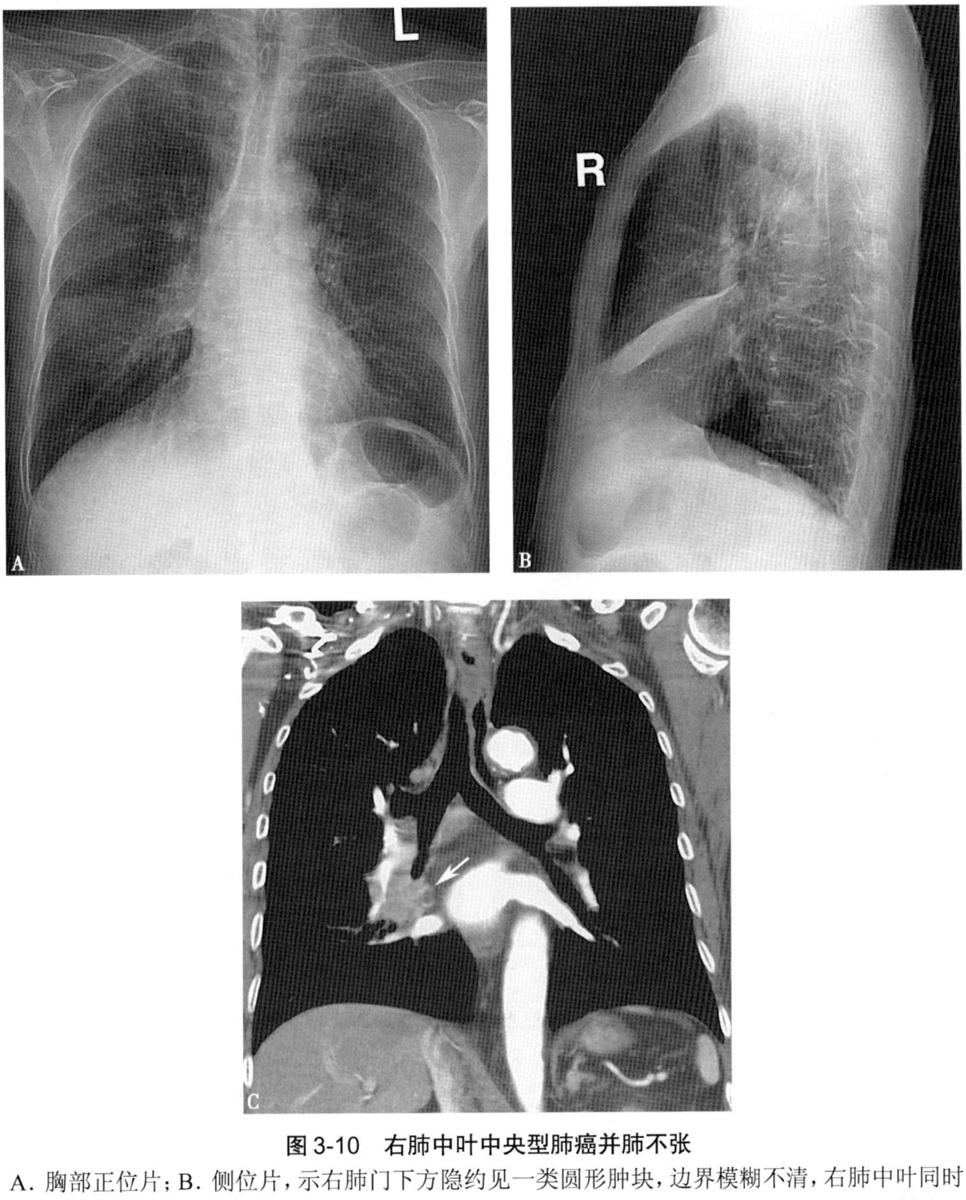

图 3-10 右肺中叶中央型肺癌并肺不张

A. 胸部正位片；B. 侧位片，示右肺门下方隐约见一类圆形肿块，边界模糊不清，右肺中叶同时萎缩不张实变；C. CT 增强冠状位重组，示平片所见肿块位于右肺中间支气管分叉处（白箭头），中度强化，边界不清，中叶支气管闭塞

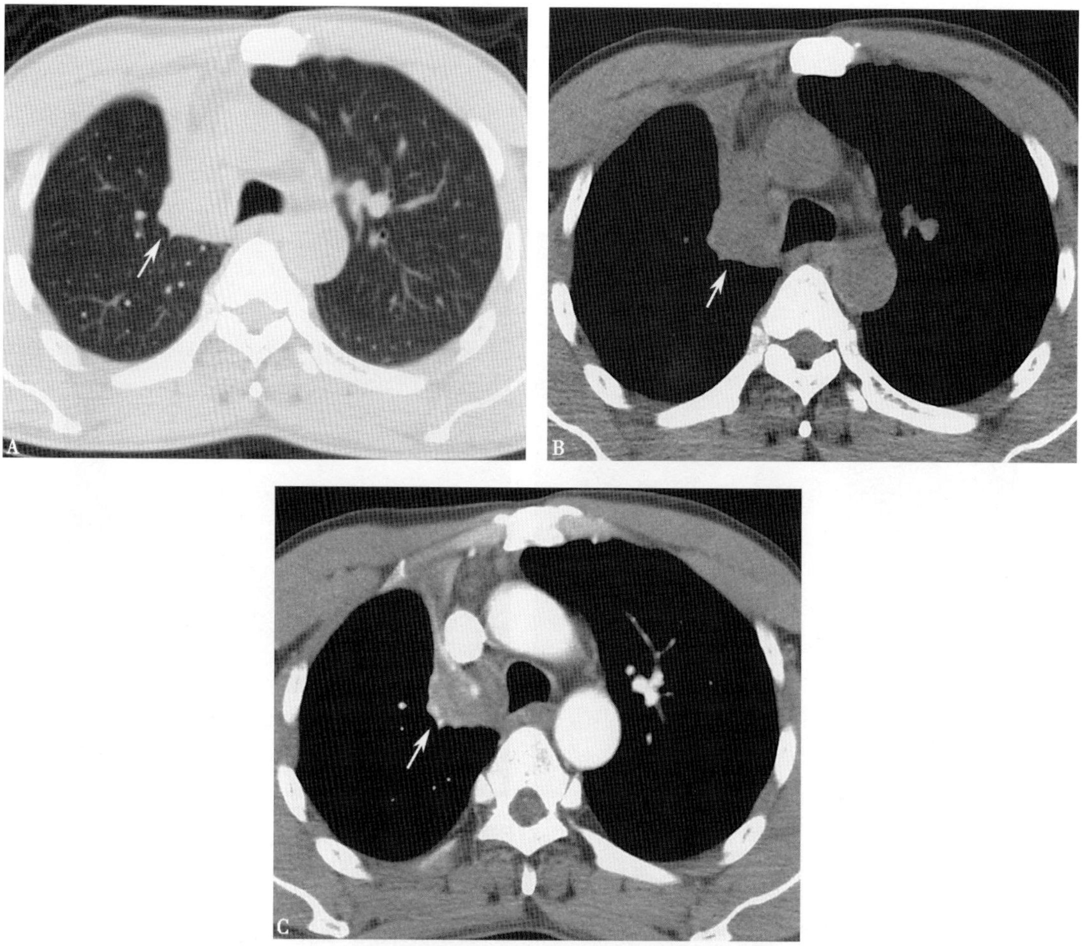

图 3-11 右上肺中央型肺癌并肺不张

A. CT 平扫肺窗；B. 纵隔窗；C. 对比增强，示右肺上叶支气管软组织肿块（白箭头），增强扫描呈中度强化，右上肺支气管闭塞，右上肺萎缩不张

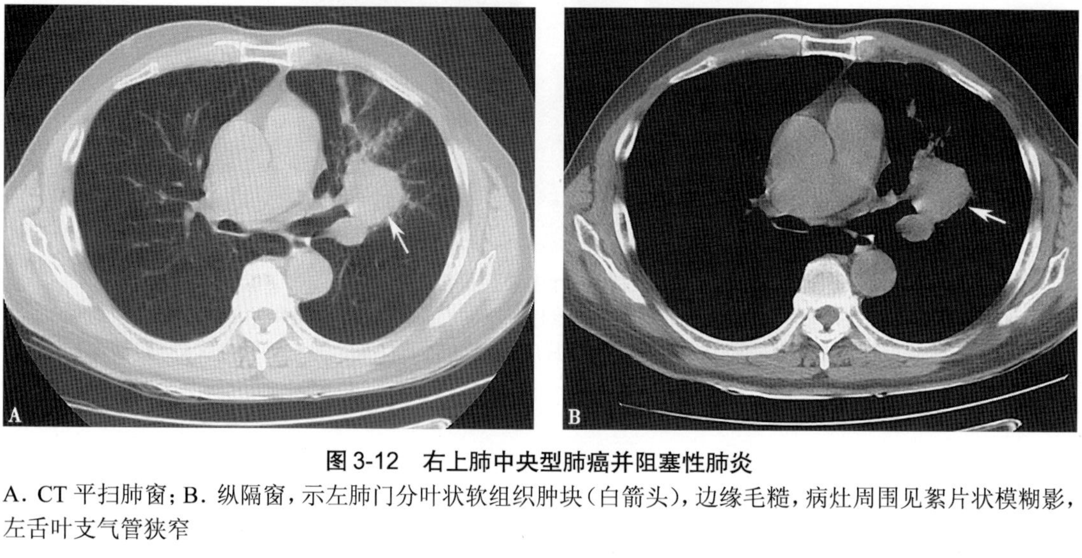

图 3-12 右上肺中央型肺癌并阻塞性肺炎

A. CT 平扫肺窗；B. 纵隔窗，示左肺门分叶状软组织肿块（白箭头），边缘毛糙，病灶周围见絮片状模糊影，左舌叶支气管狭窄

八、周围型肺癌

段以下，在肺野，类圆肿块或结节。
短细毛刺常伴有，边缘多数呈分叶。
空洞壁厚不规整，邻近胸膜被牵拽。

口诀解读：周围型肺癌指发生于肺段以下支气管各种组织学类型的肺癌。影像学多表现为肺内孤立结节或肿块（图 3-13，图 3-14）呈类圆形或不规则形，边缘呈分叶状并常见浓密细短毛刺（图 3-14A），若肿物空洞形成，则多数洞壁较厚且内缘凹凸不平有结节状突起（图 3-15）。邻近胸膜的病灶常见胸膜被牵拽而形成凹陷征（图 3-14）。

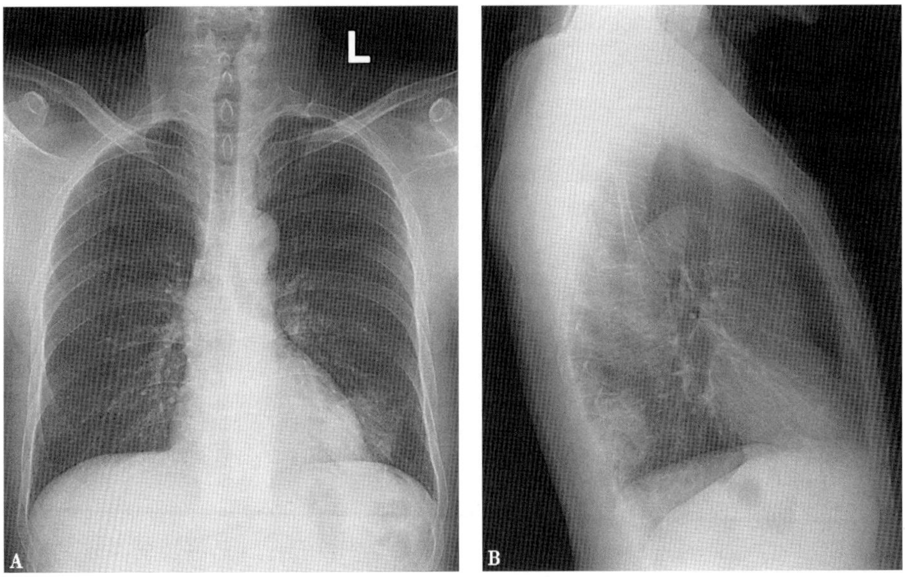

图 3-13　左下肺周围型肺癌

A. 胸部正位片；B. 侧位片，示左下肺后基底段类圆形肿块，边缘呈分叶状

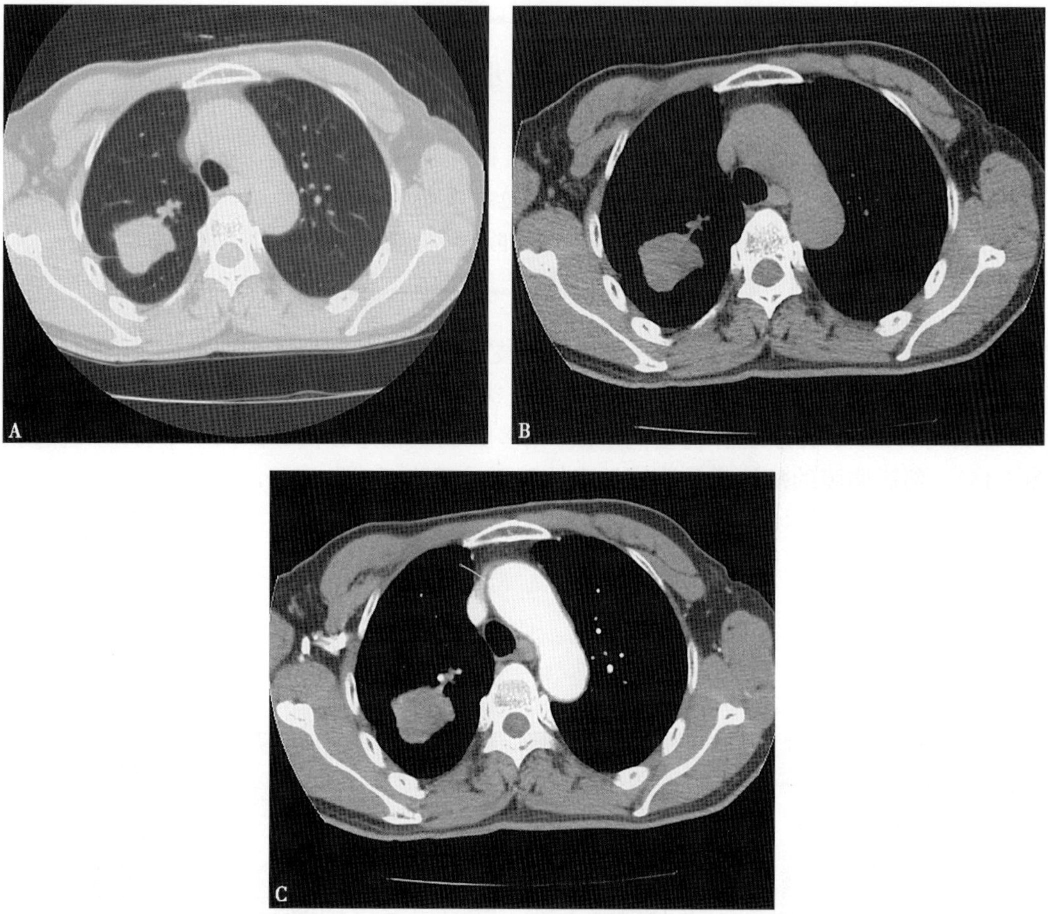

图 3-14 右上肺周围型肺癌

A. CT 平扫肺窗；B. 纵隔窗；C. 增强扫描，示右上肺后段一分叶状软组织肿块，密度均匀，边缘可见短小毛刺，邻近可见胸膜被牵拽形成的凹陷征，增强扫描病灶呈中度强化

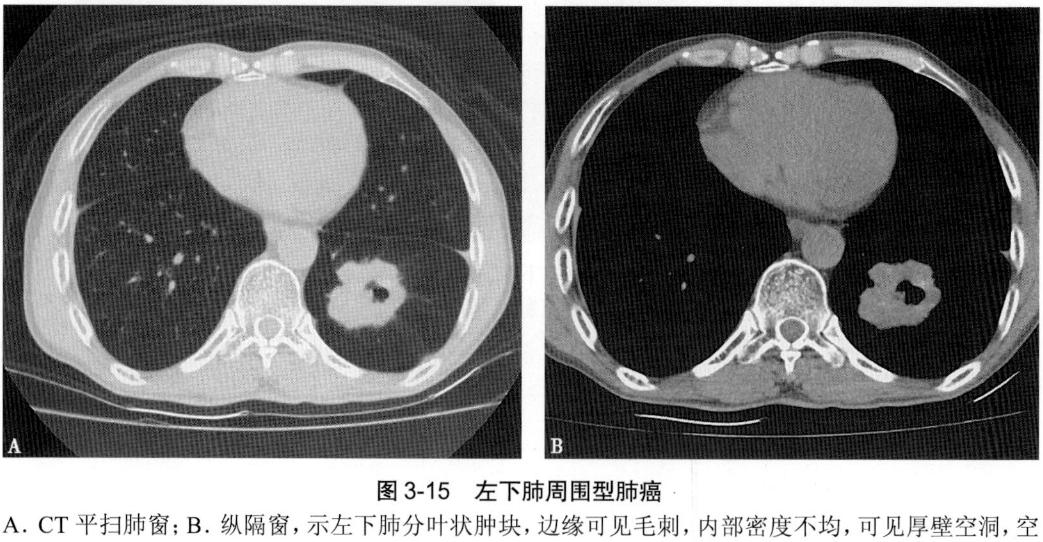

图 3-15 左下肺周围型肺癌

A. CT 平扫肺窗；B. 纵隔窗，示左下肺分叶状肿块，边缘可见毛刺，内部密度不均，可见厚壁空洞，空洞内壁可见结节状突起，邻近胸膜被牵拽而形成凹陷征

九、肺转移瘤

肿瘤肺部来转移，病灶多发或孤立。
网状结节与粟粒，不同肿瘤表现异。
结节类圆边光整，粟粒中下肺密集。
孤立有时难定性，原有肿瘤诊容易。

口诀解读：肺是转移瘤的好发脏器，身体许多部位的恶性肿瘤几乎都可以经血行、淋巴或直接蔓延等途径转移至肺部成为肺转移瘤。肺转移瘤因原发肿瘤转移途径不同而表现各异。通常血行转移表现为肺部多发大小不等类圆形结节，密度均匀，边缘光整（图 3-16，图 3-17），病灶大多数双肺分布，也可局限于一侧肺野，少数病灶可表现为单个结节；血供丰富的原发肿瘤可以发生粟粒转移（图 3-18），病灶以中、下肺野分布较为密集。淋巴道转移表现为肺门和（或）纵隔淋巴结肿大，自肺门向外的索条影，肺内网状影或网状结节影。一般来说，双肺表现多发结节或粟粒灶且有原发肿瘤病史诊断不难，而表现为肺单发结节的转移瘤有时诊断不容易，需与表现为肺内结节的多种疾病进行鉴别。

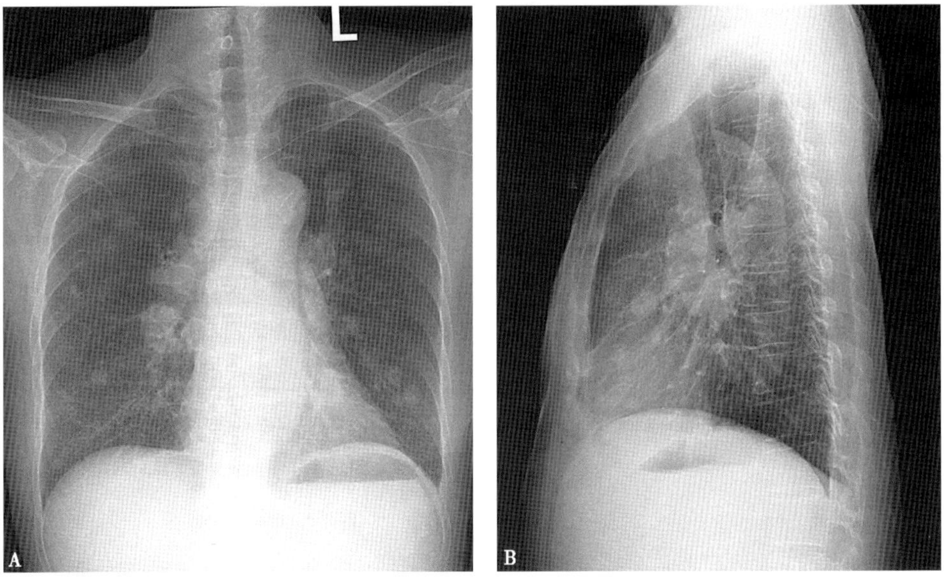

图 3-16 双肺转移瘤

A. 胸部正位片；B. 侧位片，示双肺分布大小不等结节影，密度均匀，边缘光整

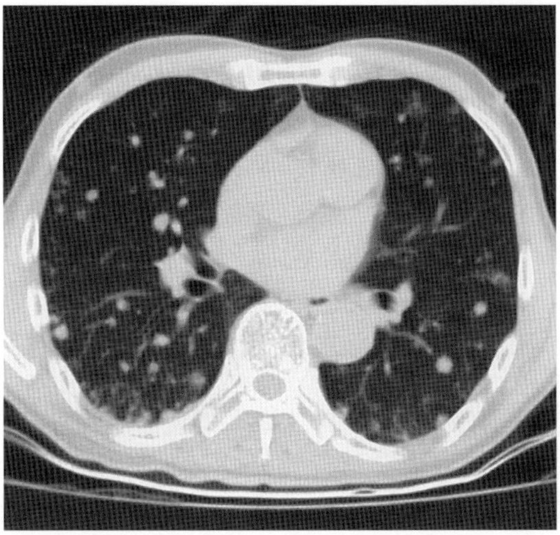

图 3-17　双肺转移瘤

CT 平扫，示双肺密集分布大小不等类圆形结节，密度均匀，边缘光整

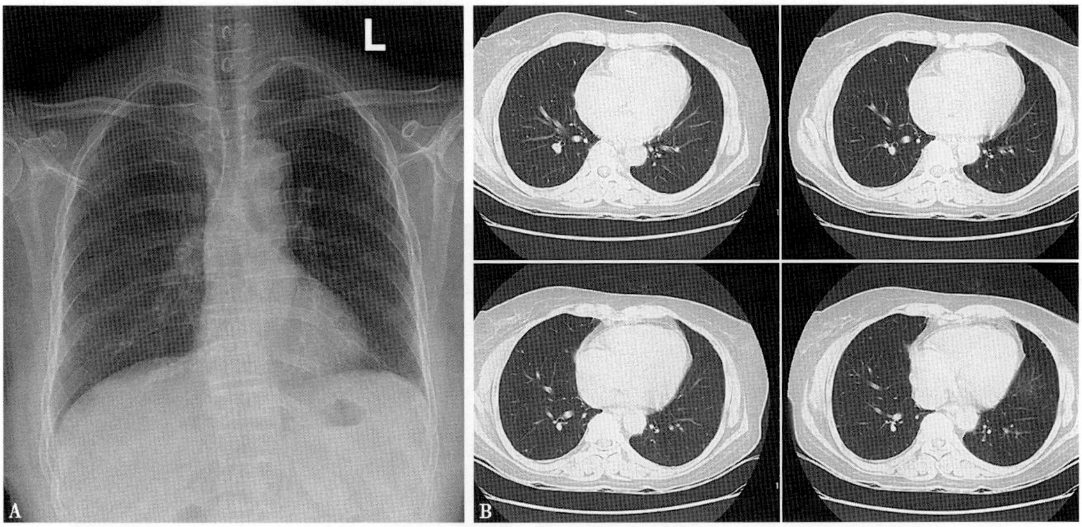

图 3-18　双肺转移瘤

A. 胸部正位片；B. CT 平扫肺窗，示双肺弥漫分布粟粒状阴影，以中、下肺野分布较为密集

十、肺错构瘤

类圆结节边光滑，钙化宛如爆米花。
脂肪密度可含有，增强轻或无强化。

口诀解读：肺错构瘤是肺内最常见的良性肿瘤，由数量、排列形式以及分化程度不同的软骨、腺体、脂肪及纤维等成分构成，多数以软骨和纤维组织为主。多发生于 40～50 岁。X

线和 CT 扫描为常用检查方法，但以薄层 CT 扫描为佳。典型影像学表现为肺内孤立性结节，呈类圆形或椭圆形，边缘光滑锐利，其内有局灶性脂肪和（或）钙化，典型钙化呈“爆米花”样有一定特征性（图 3-19）。增强扫描，绝大多数病灶无明显强化。

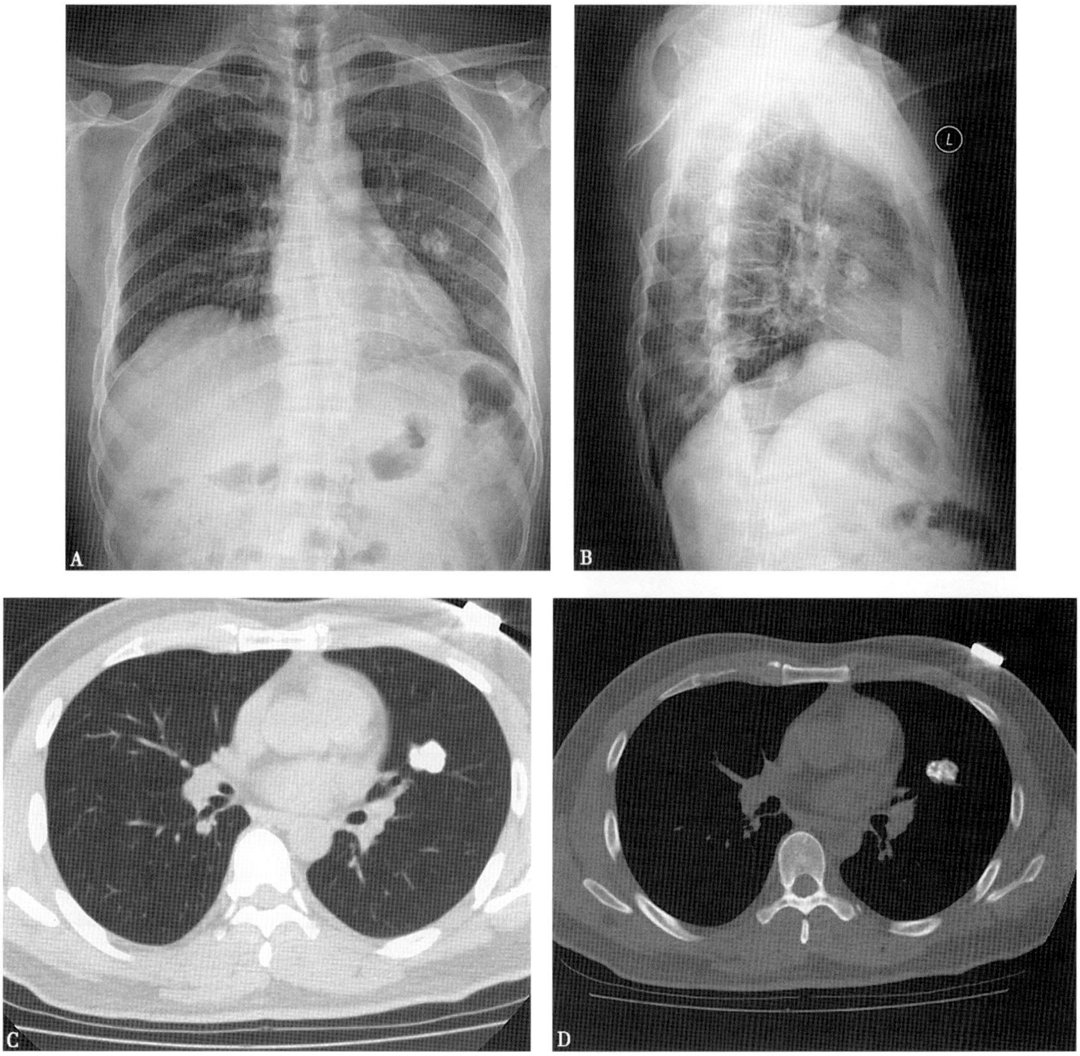

图 3-19 左肺错构瘤

A. 胸部正位片；B. 侧位片；C. CT 平扫肺窗；D. 纵隔窗，示左上肺前段可见一类圆形结节，边缘清楚锐利，病灶大部分钙化，呈爆米花样

十一、肺硬化性血管瘤

结节多近肺边缘，密度均匀光滑边。
瘤体少数伴钙化，强化显著并迟延。

口诀解读：肺硬化性血管瘤是起源于肺上皮的一种良性肿瘤，好发于女性，以30～50岁多见，一般无临床症状，有症状者多表现为咳嗽、痰中带血和胸闷，多在体检时发现。CT是主要检查方法，其表现有以下特点：①病灶多为孤立性，呈圆形、类圆形结节，直径多<3cm。②病灶大多位于肺边缘靠近胸膜下，密度均匀，边缘光滑，境界清晰。③少数病灶内可见粗大点片状钙化。④增强扫描呈显著均匀强化，且有延迟强化（图3-20）。

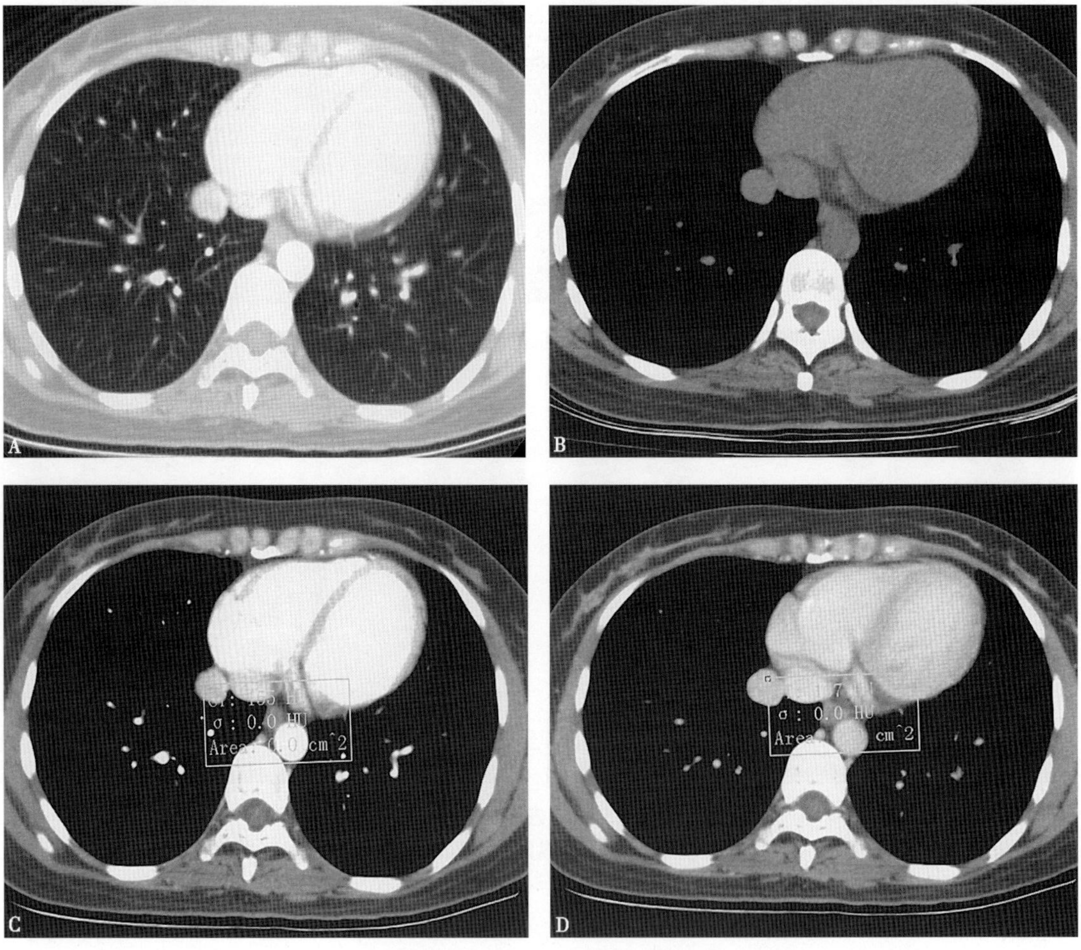

图3-20 右下肺硬化性血管瘤

A. CT平扫肺窗；B. 纵隔窗；C. 增强动脉期；D. 增强静脉期，示右下肺内基底段类圆形结节，边缘光整，平扫密度尚均匀，增强后动脉期显著强化，CT值达155Hu，静脉期持续强化达167Hu

十二、胸腺瘤

前纵隔内偏中部，一侧突出见肿物。
肿瘤密度软组织，囊变钙化为少数。
良性包膜多完整，周围境界显清楚。
侵袭浸润呈分叶，脂肪间隙变模糊。
心包胸膜常累及，可见积液结节突。

口诀解读：胸腺瘤被认为是起源于未退化的胸腺组织，是前纵隔最常见的肿瘤，多见于成年人。CT或MRI检查可见肿瘤呈类圆形，多位于前纵隔中部，常向一侧突出，密度或信号均匀，少数可出现囊变及钙化，通常良性包膜完整，周围境界清楚（图3-21），增强检查肿瘤呈近似均匀性强化。侵袭性胸腺瘤因呈浸润性生长，边缘不规则呈分叶状，周围脂肪间隙模糊，若侵及胸膜可见胸膜结节形成及胸腔积液，心包受累亦可出现类似表现（图3-22）。

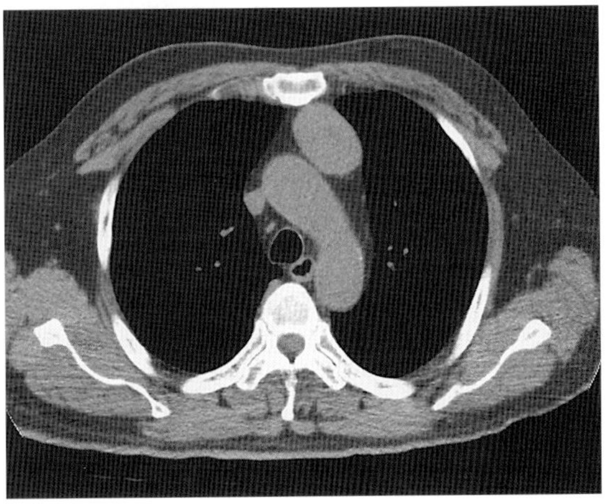

图3-21　胸腺瘤

CT平扫纵隔窗，示前纵隔中部见一椭圆形肿块，密度均匀，周围境界清楚

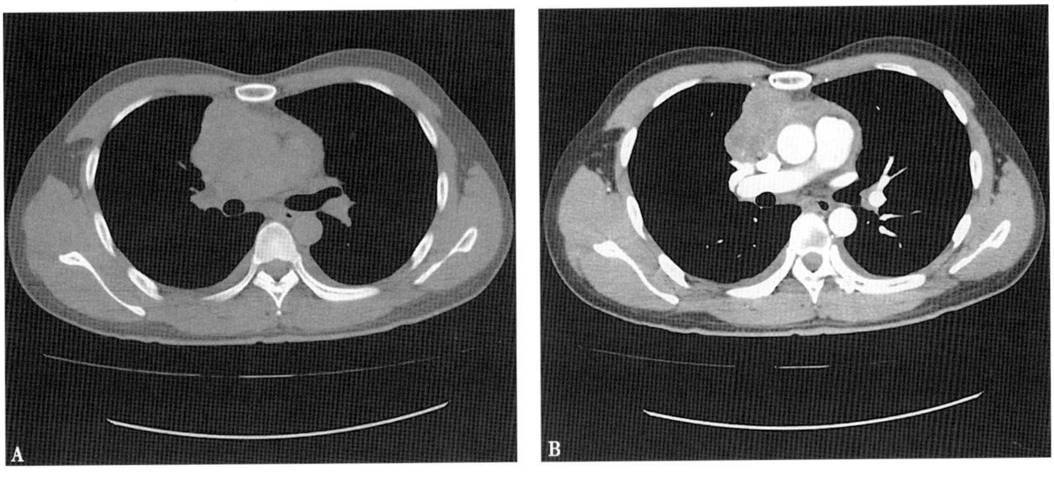

图3-22　侵袭性胸腺瘤

A. CT平扫横轴位；B. CT增强动脉期

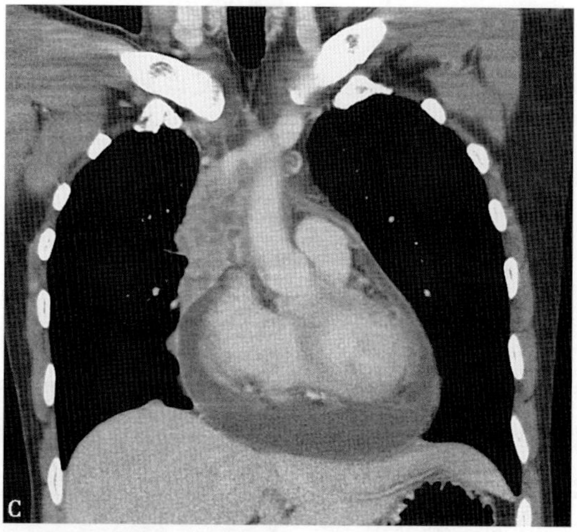

图 3-22 侵袭性胸腺瘤（续）

C. 增强静脉期冠状位重组，示前纵隔偏右侧见一分叶状软组织肿块影，密度欠均匀，与周围肺动脉及主动脉分界不清，增强后病灶呈不均匀强化，纵隔及右膈面胸膜可见结节状突起，心包及双侧胸腔可见少量积液

十三、纵隔畸胎类肿瘤

前中纵隔囊实灶，骨骼钙化常见到。
脂肪成分多含有，计算体层定性高。

口诀解读：畸胎类肿瘤为纵隔内常见的肿瘤，多位于前纵隔中部，病理上包括囊性畸胎瘤（皮样囊肿）和实性畸胎瘤。临床多无明显症状，常在体检时被发现。部分肿瘤压迫或侵犯周围组织可出现压迫症状。CT 检查是诊断畸胎类肿瘤的最佳影像学方法。MRI 因显示钙化、骨化不佳，较少用于检查畸胎类肿瘤。CT 上常于前、中纵隔发现类圆形肿块，边缘清楚光滑，可有分叶。囊性畸胎瘤多为均匀厚壁囊性密度肿块，中央可见脂肪密度（图 3-23A），囊壁常见蛋壳状钙化，增强扫描时，囊壁常环形强化与不强化的囊内容物形成鲜明对比（图 3-23B）。实性畸胎瘤呈混杂密度，内可见软组织密度、脂肪密度、水样密度、钙化和骨化，其中骨骼和牙齿是畸胎类肿瘤特征表现。增强扫描，实性畸胎瘤呈不均匀强化。

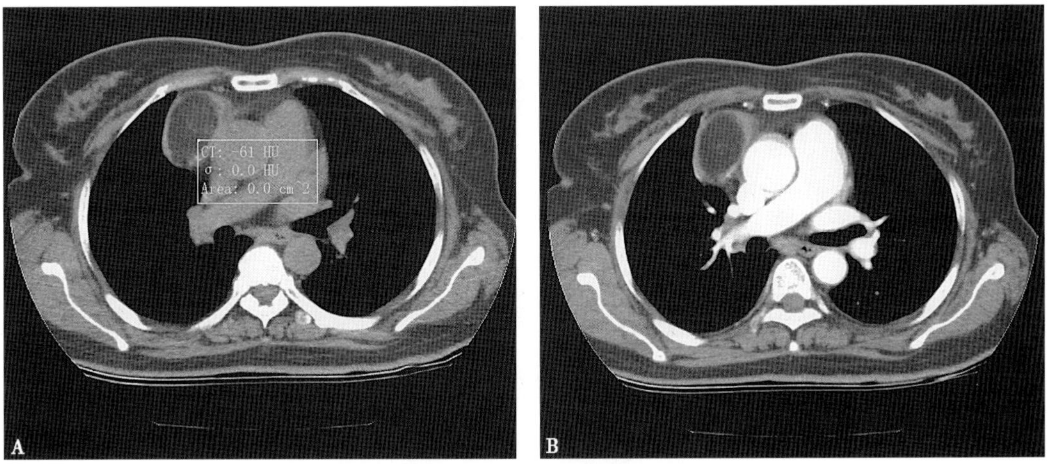

图 3-23 囊性畸胎瘤

A. CT 平扫；B. 增强扫描，示右前中纵隔内均匀厚壁囊性密度肿块，边缘光滑清楚，中央呈脂肪密度，CT 值 −60HU 左右，囊壁可见钙化，增强检查囊壁明显强化，囊内容物无强化

十四、纵隔淋巴瘤

肿块好发中纵隔，分叶突向肺两侧。
肺门纵隔淋巴结，多组增大相融合。
边缘光滑密度匀，包绕血管征象特。
增强扫描强化轻，治疗敏感是放射。

口诀解读：纵隔淋巴瘤为起源于纵隔淋巴结或结外淋巴组织的恶性肿瘤。病理上分霍奇金病和非霍奇金淋巴瘤两大类，临床上以霍奇金病多见。好发于青年或青少年，其次是老年人。CT 有如下表现特点：①肿瘤多位于中纵隔的上中部。②纵隔内多组淋巴结肿大，常累及肺门及纵隔两侧淋巴结。③增大的淋巴结可融合成分叶状肿块，较大者常向两侧肺野突出，纵隔内结构可受压移位（图 3-24A、B）。④肿块密度均匀，边界清晰锐利，增强扫描，肿块呈轻度强化（图 3-24C），⑤肿瘤易包绕血管，但血管边缘光滑，管腔柔软多无明显狭窄，此征象对诊断淋巴瘤有一定特异性。⑥肿瘤可侵及胸膜、心包产生积液，还可沿肺间质向肺内浸润。⑦淋巴瘤对放射治疗很敏感，经小剂量照射即可明显缩小，利用此特点，通过治疗后动态随访观察，对明确诊断有重要意义。

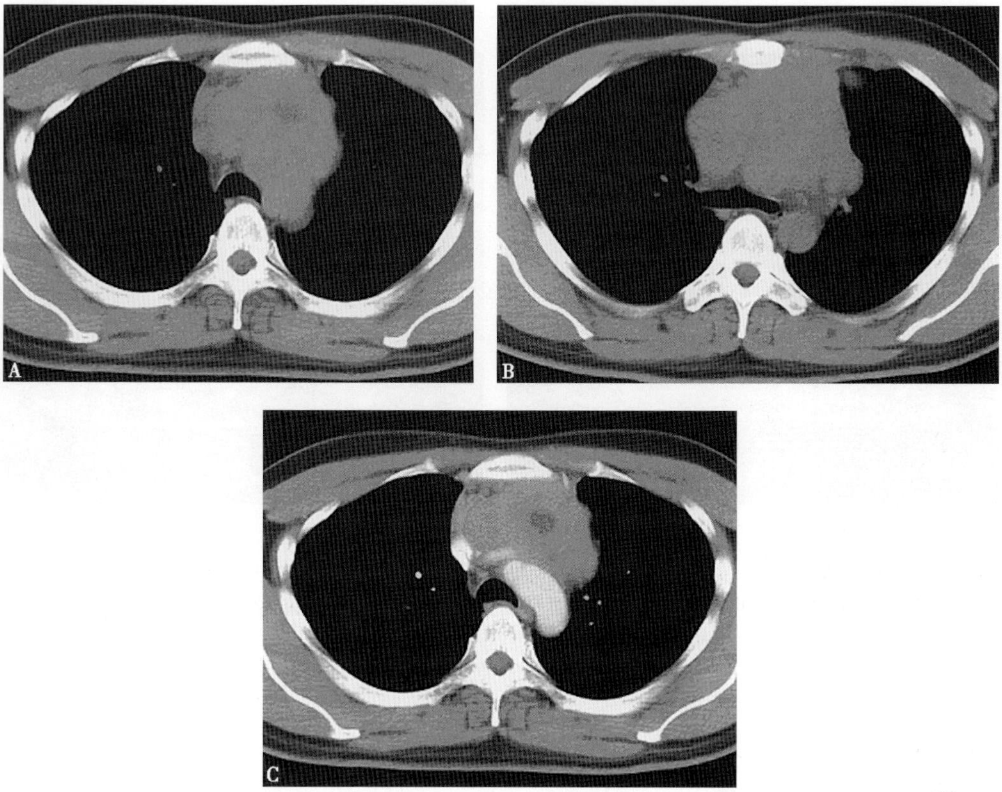

图 3-24 纵隔淋巴瘤

A、B. CT 平扫; C. 增强扫描，示中纵隔内分叶状肿块，向两侧肺野突出，密度均匀，边界清晰锐利，增强后呈轻度强化

十五、纵隔神经源性肿瘤

后纵隔，肿块影，常与脊椎相毗邻。
伸入椎管椎孔大，典型形态如哑铃。
囊变钙化较常见，邻近骨质可压侵。
强化明显且持续，境界恶模良性清。

口诀解读：神经源性肿瘤是常见的后纵隔肿瘤，临床上一般多无明显症状和体征，常偶然发现，肿瘤较大时可出现压迫症状。X 线及 CT 肿瘤多位于后纵隔脊柱旁，呈类圆形或椭圆形，良性者边缘光滑锐利，密度多较均匀（图 3-25），常伴有囊变或钙化，部分肿瘤可压迫破坏邻近骨质，恶性者呈浸润性生长，边界模糊不清，密度不均，病变侵及椎管内外时，CT 轴位可呈哑铃状形态，同时相应椎间孔扩大（图 3-25D），增强扫描肿瘤显著强化。

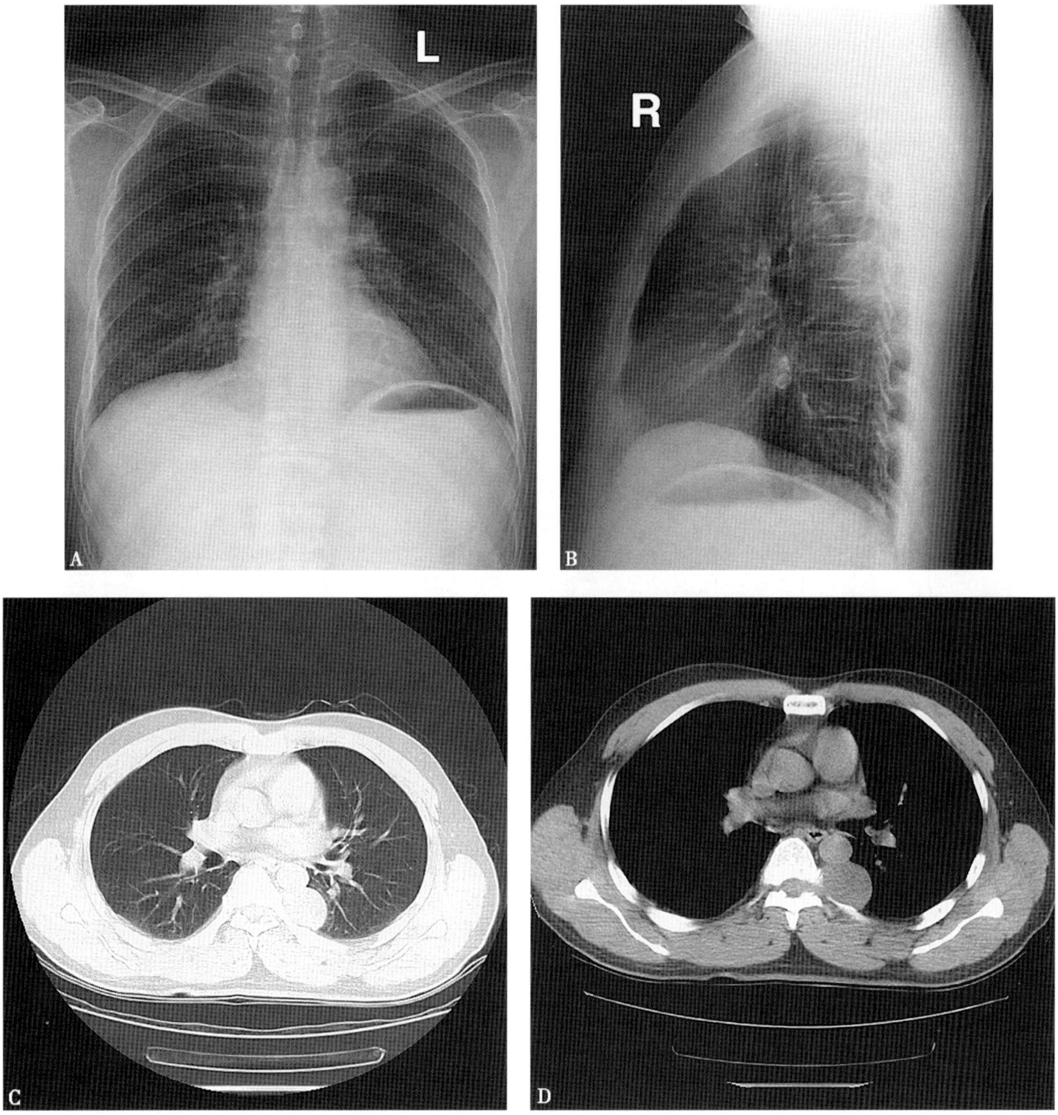

图 3-25 左后纵隔神经鞘瘤

A. 胸部正位片；B. 侧位片，示左侧后纵隔见一类圆形肿块，边缘光滑，侧位与脊柱重叠；C. CT 平扫肺窗；D. 纵隔窗，示右侧胸椎旁类圆形软组织密度影，密度均匀，边缘光滑，病灶向椎间孔内延伸，左侧椎间孔扩大，其后方与其毗邻肋骨受压

十六、心包囊肿

囊性肿块类圆形，起源心包轮廓清。
右心膈角多为见，水样密度较均匀。
增强囊内无强化，光滑囊壁强化轻。

口诀解读：心包囊肿可见于邻近心包的任何位置，但以右心膈角最多见，X 线胸片通常正位病灶呈类圆形，侧位呈水滴状。CT 显示心包囊肿与心包不能分割，囊内为水样密度，壁光滑，无钙化，增强扫描囊壁轻度强化而囊内无强化（图 3-26）。MRI 所见形态与 CT 相似，T_1WI 上病灶呈低信号，T_2WI 呈高信号，增强后囊壁轻度强化而囊内无强化。

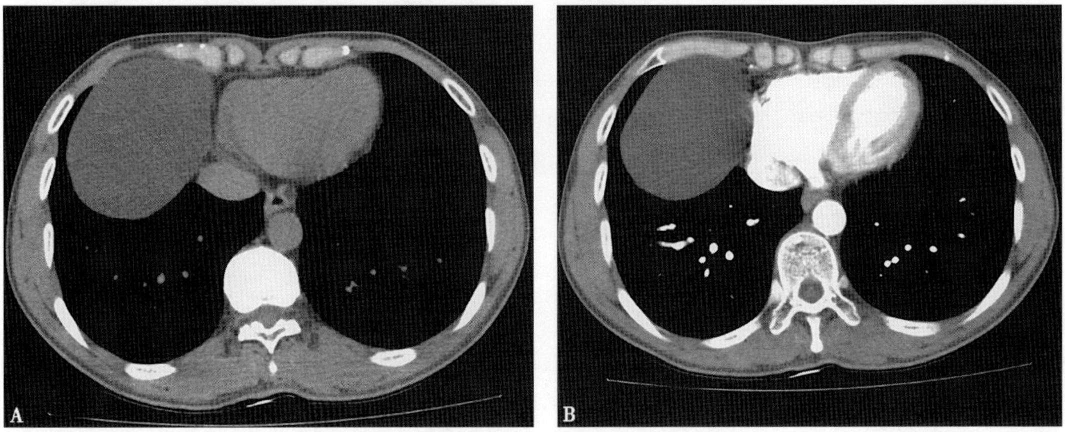

图 3-26 心包囊肿

A. CT 平扫；B. 增强扫描，示右侧心膈角类圆形囊性肿块，边缘光滑清楚，内呈均匀水样密度，增强扫描无强化

十七、急性粟粒型肺结核

血行播散为急性，好发多为儿童龄。
双肺满布粟粒灶，影像特点三均匀。

口诀解读：急性粟粒型肺结核是由于大量结核分枝杆菌一次或短时间内数次侵入血液循环所引起。多见于儿童，X 线胸片和 CT 是常用检查方法，表现为两肺弥漫分布粟粒状阴影，粟粒大小为 1～2mm，边缘清楚（图 3-27）。粟粒影像特点主要为三均匀，即病灶分布均匀、大小均匀和密度均匀。

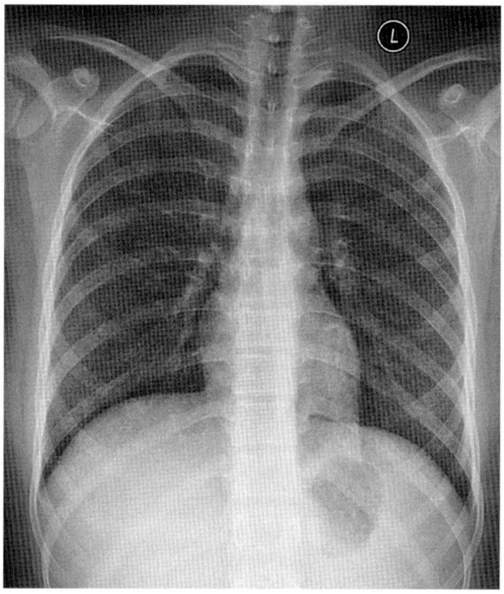

图 3-27 急性粟粒型肺结核
胸部正位片，示双肺弥漫分布粟粒大小结节影，病灶分布均匀，大小一致，密度均匀

十八、亚急性、慢性血行播散型肺结核

双肺弥漫粟粒，中上肺野密集。
病灶分布不均，密度大小不一。
部分病灶融合，新旧病变交替。

口诀解读： 亚急性、慢性血行播散型肺结核两上、中肺野分布不均的多发粟粒状或结节状阴影，病灶密度不均，密度较低或较高的病灶可同时存在，肺尖部和上肺野病灶多硬结钙化，其下方的病灶多为边缘清楚的结节状增殖性病灶与边缘模糊的斑片状浸润性病灶（图 3-28，图 3-29）。病灶可吸收、硬结或钙化，也可融合扩大、溶解播散，形成空洞。

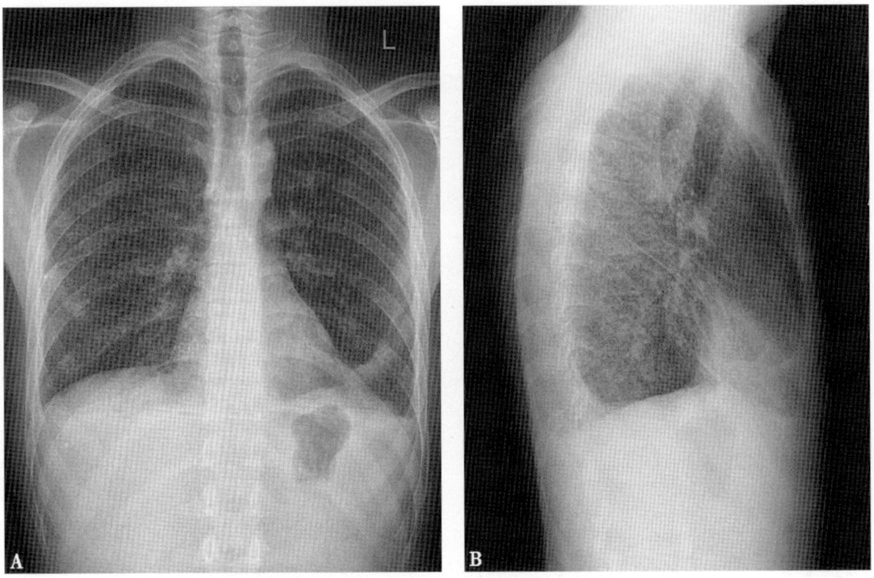

图 3-28　亚急性血行播散型肺结核

A. 胸部正位片；B. 侧位片，示双肺弥漫分布粟粒大小结节影，病灶分布不均匀，大小亦不一致，左肋膈角胸膜粘连

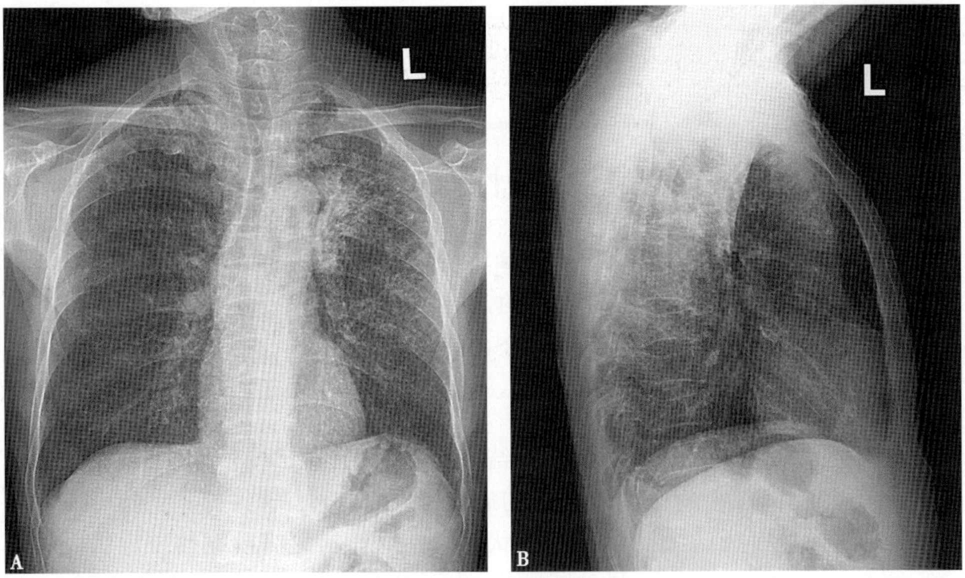

图 3-29　慢性血行播散型肺结核

A. 胸部正位片；B. 侧位片，示双肺弥漫分布粟粒大小结节影，左上肺病灶分布较为密集，部分融合成片状

十九、继发性肺结核

背段尖后段，两处最多见。
病灶多样化，大多混合现。

口诀解读： 继发性肺结核是肺结核中最常见的类型，大多数见于成人。多为已静止的原发病灶重新活动或外源性再感染所致。典型部位在上叶尖后段及下叶背段。X线和CT表现多种多样，可为浸润病灶、干酪病灶、增殖病灶、空洞、结核球、钙化灶和纤维灶等，上述不同性质的病灶新旧不一、混合并存（图3-30，图3-31）。

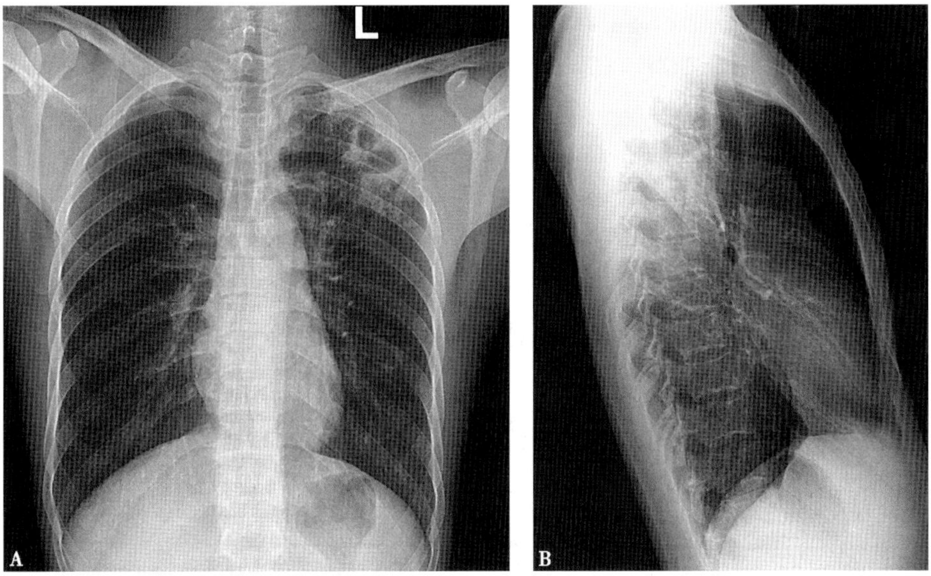

图3-30　左上肺继发性肺结核

A. 胸部正位片；B. 侧位片，示左上肺尖后段斑片状、索条状增密影，边缘不清，其中夹杂空洞阴影

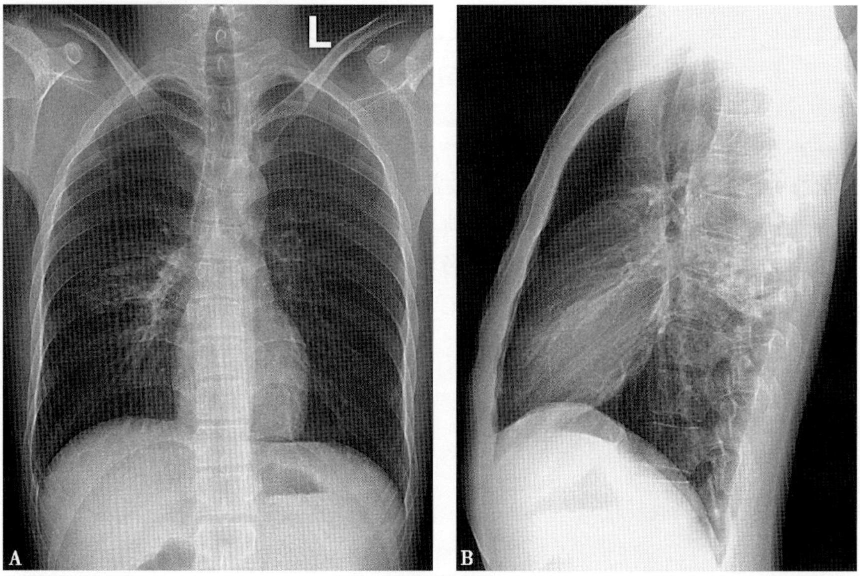

图 3-31 右肺下叶背段继发性结核

A. 胸部正位片；B. 侧位片，右肺下叶背段斑片状及索条状增密影，部分边缘模糊不清

二十、结核球

尖后背段好发区，边清结节发此域。
周围常见卫星灶，强化轻无要考虑。

口诀解读：结核球是继发性肺结核特殊类型，与继发性肺结核发病部位相同，结核球好发于上叶尖后段及下叶背段，多呈边缘光滑清楚结节，直径 2cm 左右，其中可有钙化或小空洞，周围常有纤维和(或)钙化卫星灶(图 3-32，图 3-33)，若具备上述表现，同时病灶无或轻度强化，便要考虑本病。

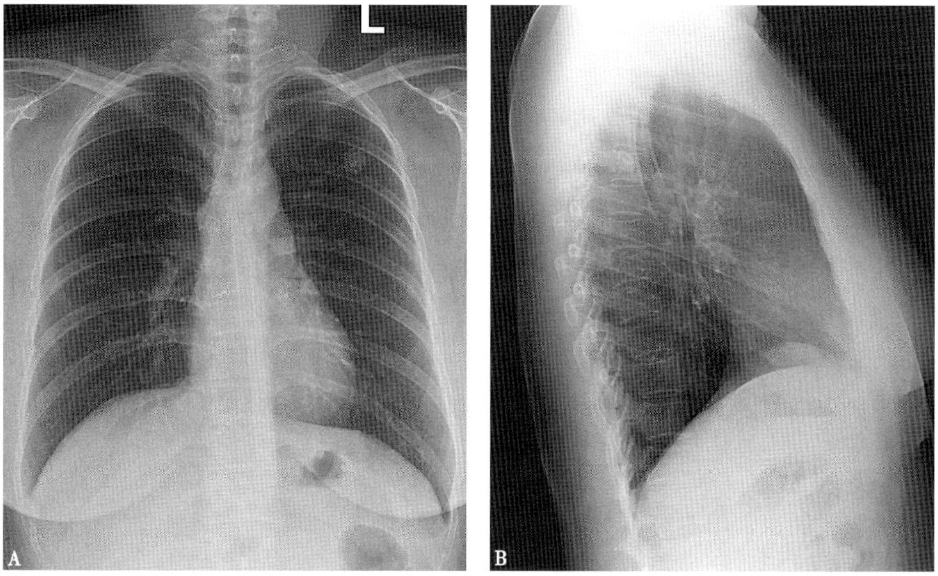

图 3-32　左上肺结核球

A. 胸部正位片；B. 侧位片，左上肺尖后段见一类圆形结节，边缘光滑，其中可见钙化，周围可见斑点状卫星灶

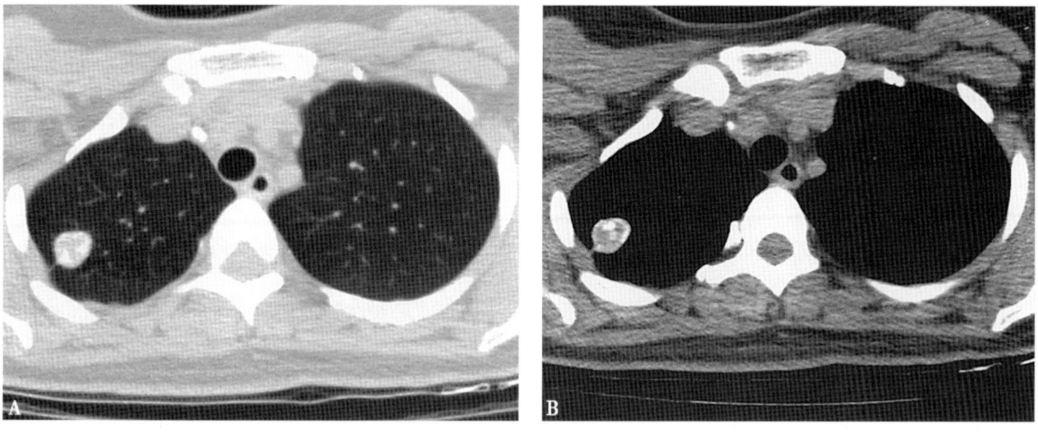

图 3-33　右上肺结核球

A. CT 平扫肺窗；B. 纵隔窗，右上肺尖后段见一类圆形结节，边缘光滑，其中可见多发钙化，周围可见索条状纤维灶，远端与胸膜相连

二十一、肺栓塞

平扫仅显间接像，明确诊断赖增强。
缺损阻塞肺动脉，主肺动脉伴增宽。
肺并梗死颇常见，也见积液在胸腔。

口诀解读：肺血栓栓塞简称肺栓塞，是肺动脉分支被血栓或外源性栓子堵塞后引起的相应肺组织供血障碍。大多数肺栓塞患者的栓子最常来源于体循环深静脉的血栓性静脉炎和右心的附壁血栓。多发生在叶、段肺动脉及其以下分支，累及主肺动脉和左、右肺动脉较为少见。多为双侧发病及多支血管发病。多数小栓子进入肺循环可引起肺动脉小分支多发性栓塞，血栓可部分或完全阻塞血管腔。较大的血管以不完全性阻塞多见。螺旋CT是诊断肺栓塞的主要检查方法，平扫由于仅显示间接征象而不能明确诊断，明确诊断需赖于能显示直接征象的增强检查。肺栓塞的CT表现包括直接征象和间接征象。直接征象为血管腔内充盈缺损和血管完全阻塞（图3-34，图3-35B），前者表现为分叶状或条带状低密度充盈缺损，周围环绕含高密度对比剂的血液，后

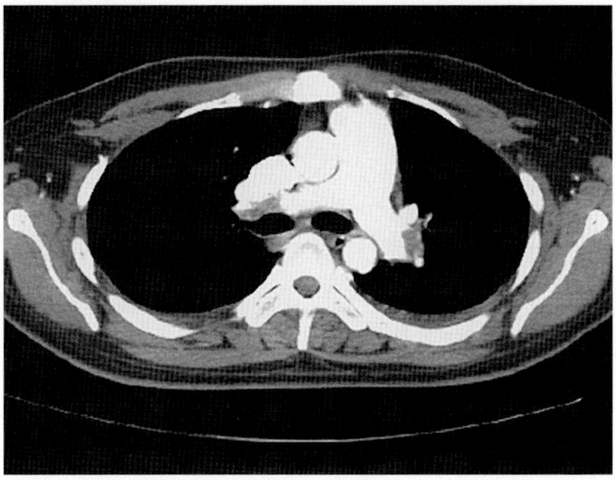

图3-34 肺栓塞

胸部CT增强扫描，示右肺动脉阻塞，左肺下动脉可见分叶状充盈缺损

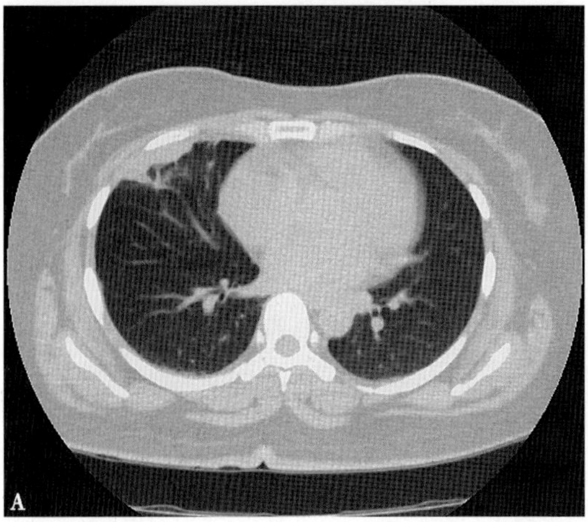

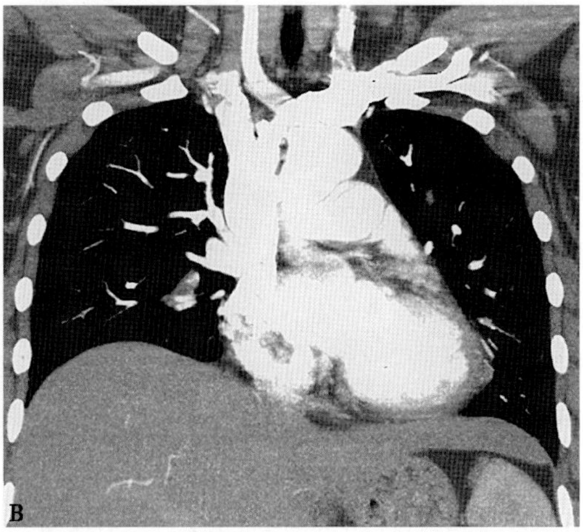

图3-35 肺栓塞

A. CT平扫肺窗，示右肺中叶外带胸膜下楔形增密阴影，宽基底与胸膜相连；B. 增强扫描肺动脉CTA重组，示右肺中叶内侧支完全阻塞，栓塞肺动脉增宽

者为血栓完全阻塞血管腔，使血管腔截断，阻塞端可呈杯口状、隆起状等多种形态。间接征象包括栓塞肺动脉相应部位增宽、动肺血减少，肺体积缩小等。肺动脉栓塞后，因血管阻塞，侧支循环未建立者可出现肺梗死，CT 表现为底贴近胸膜，尖指向肺门的楔形实变影（图 3-35A），同时胸膜常伴反应而出现胸腔积液。

二十二、间质性肺水肿

上肺静脉分支粗，纹理肺门均模糊。
间隔线影常出现，原因左心衰为主。

口诀解读： 间质性肺水肿是肺静脉高压进一步发展，肺毛细血管内血浆较大量地外渗到肺间质组织中，见于引起肺静脉高压的任何情况，主要为左心衰竭。X 线胸片可满足诊断的需要，可有下列表现：①两上肺静脉分支增粗，下肺静脉分支变细。②肺门及肺野血管纹理边缘模糊。③间隔线出现，B 线主要出现于肋膈角区，长约 2～3cm，宽约 1～2mm，互相平行，垂直于胸膜面（图 3-36）；A 线长约 5～6cm，宽约 1mm，从肺野外围引向肺门；C 线为中下肺野出现网状阴影。④少量胸腔积液，常双侧出现。

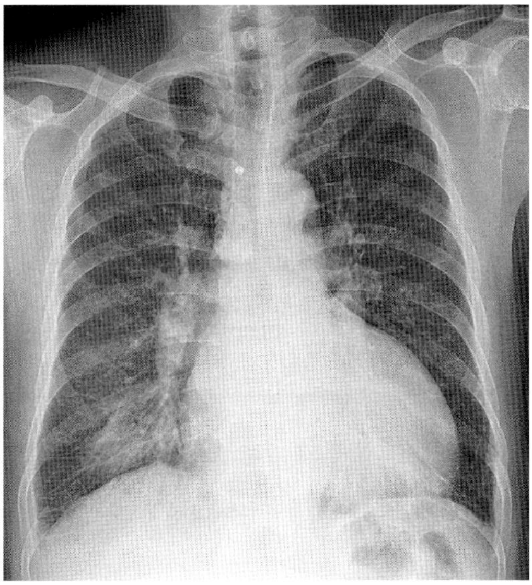

图 3-36 间质性肺水肿

胸部正位片，示两上肺静脉分支增粗，双肺野及肺门血管纹理模糊，心影增大，双侧肋膈角区均有间隔 B 线出现

二十三、肺泡性肺水肿

两肺分布斑片影，对称肺门为中心。
典型表现蝶翼状，心衰尿毒常为因。
病变动态变化快，严重胸水常合并。

口诀解读：肺泡性肺水肿是肺毛细血管血浆外渗到肺泡内，引起肺组织实变，肺体积可增大。病因很多，除心脏病外，常见原因有尿毒症、过敏、输液过敏等。X线胸片可满足诊断的需要，其表现如下：①两肺广泛斑片状阴影，常融合成大片，典型者以肺门为中心，对称分布呈蝶翼状（图3-37）。②胸腔积水，严重的肺泡性肺水肿常伴有少量胸腔积液，多为双侧少量的胸腔积液，右侧较多。③病变阴影变化迅速。

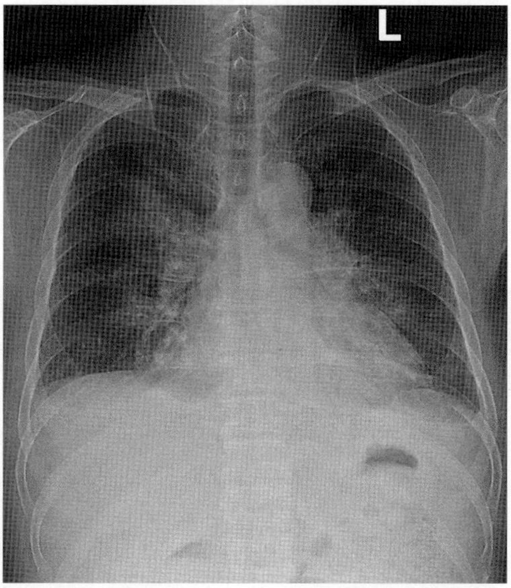

图3-37 肺泡性肺水肿

胸部正位片，示双侧肺门旁斑片状阴影，以肺门为中心，对称分布呈蝶翼状

第四章 循环系统疾病

一、室间隔缺损

肺门血管扩张粗，透视搏动强若舞。
左右心室均增大，通常左室大为主。
主动脉结显缩小，肺动脉段却凸出。

口诀解读：单纯室间隔缺损为常见的先天性心脏病之一。根据发生部位分为膜部缺损、肌部缺损及其他类型。X线片可用于室间隔缺损的初步或筛选诊断。典型X线表现为肺血增多，肺门血管扩张、增粗；透视下肺门搏动增强呈舞蹈征。左右心室均增大，以左心室增大为主。主动脉结显示正常或缩小，而肺动脉段凸出，心影呈二尖瓣型（图4-1）。

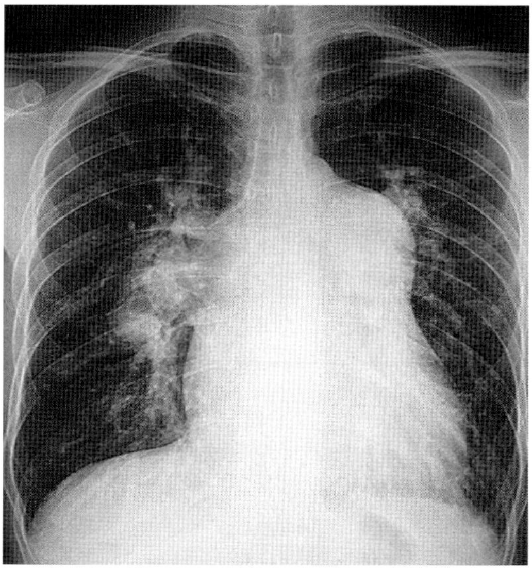

图4-1 室间隔缺损

胸部正位片，示双肺血明显增多，心影增大，以左心室增大为主，肺门血管扩张增粗，肺动脉段明显凸出，主动脉结缩小

二、肺源性心脏病

肺部先有慢性病，慢支最常为其因。
病久肺部纤维化，双肺气肿也合并。
扩张右肺下动脉，增大主要右室心。
肺动脉段常隆凸，心尖上翘宽心径。

口诀解读：肺源性心脏病简称肺心病，是指由于侵犯肺功能和（或）结构疾病所引起的右心肥厚，除外首要侵犯左心所致的肺疾病和先天性心脏病。病因包括多种慢性胸肺疾患和血管疾病，其中最常见是慢性支气管炎。临床上，患者通常年岁较大，有长期慢性咳嗽、咳痰、气短、心悸等肺气肿和慢性支气管炎的症状和体征。X线胸片检查仍是首选检查方法。根据病理生理改变，主要表现为肺部慢性病变、肺动脉高压、肺气肿和右心室增大。肺部改变为肺纤维化与支气管病变。肺动脉高压表现为肺动脉段凸出，肺动脉主、分支明显增大，周围肺野动脉骤然变细，形成残根状。肺气肿表现为胸廓横径增大和膈肌低平，除纤维化外，透亮度明显增大。右心室增大以肥厚为主，表现为心影横径增大，心尖圆隆上翘（图4-2）。

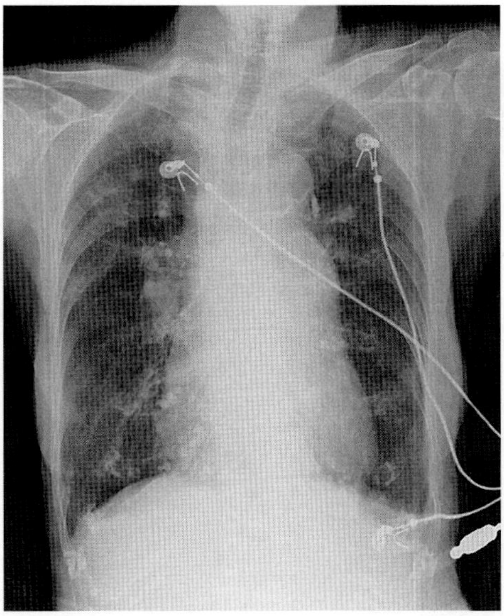

图4-2 肺源性心脏病

男，81岁，反复咳嗽、咳痰、气促10余年
胸部正位片，示双肺透亮度增高，纹理增粗紊乱，心影增大，心尖上翘，肺动脉段隆凸，右肺下动脉扩张，外围肺血管纤细，形成残根状

三、风湿性心脏病、二尖瓣狭窄

心影增大似梨形，增大左房右室心。
吞钡食管见压迹，正位可见双房影。
肺动脉段常隆起，心后间隙仍显清。

口诀解读：单纯二尖瓣狭窄约占风湿性心脏病的40%，临床症状以劳累后心悸为主，重者可有咯血、端坐呼吸、肝大、下肢水肿等右心衰竭症状，听诊心尖区可闻及舒张期隆隆样杂音。X线不同摄片体位表现如下：①后前位：心脏向左后旋转，心影呈梨形。左房增大可导致右心缘见双心房影。主动脉结因心搏量减少而缩小（图4-3A）。②右前斜位：心前间隙缩小，肺动脉段隆起，左房增大，心后上缘后突，压迫充钡食管，食管中下段可见局限性压迹和移位。③左前斜位：心前间隙缩小，肺动脉段隆起，左主支气管受压上抬。④侧位：胸骨后心脏接触面增加，提示右心室增大，食管受左心房压迫而后移，心后间隙仍清晰存在（图4-3B）。

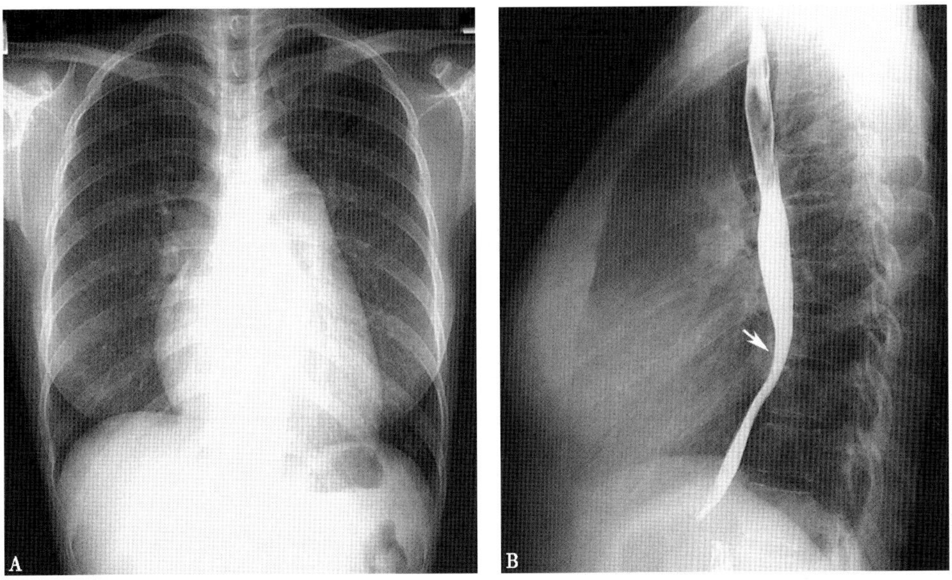

图4-3 风湿性心脏病、二尖瓣狭窄

A. 正位胸片，示心影增大如梨形，肺动脉段隆起，双上肺呈肺淤血表现；B. 侧位胸片，示胸骨后心脏接触面增加，提示右心室增大；食管中下段可见局限性压迹并后移（白箭头），提示左心房增大；心后间隙清晰存在

四、心包积液

心包积液多种因，少量平片多阴性。
大量心缘两侧扩，心影增大如烧瓶。
心缘各弓或消失，听诊遥远是心音。

口诀解读：心包积液指心包腔内的液体超过50ml，是心包病变的一部分。引起心包积液的原因很多，有结核性、化脓性、病毒性、风湿性等。X线片其诊断价值虽不如超声心动图，但也是常规的检查方法。X线上，少量心包积液可无异常发现，中等量以上心包积液时，后前位胸片可见心腰及心缘各弓的正常分界消失，心影向两侧普遍扩大，呈烧瓶状（图4-4）。心缘搏动普遍减弱以致消失，主动脉搏动可正常，临床听诊心音遥远。

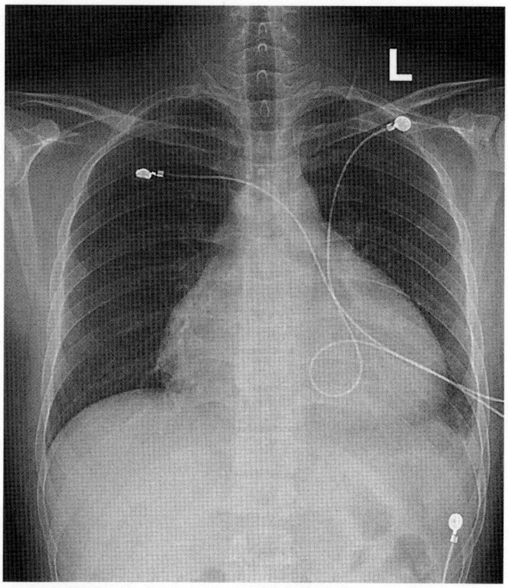

图4-4 心包积液
胸部正位片，示心影向两侧扩大，呈烧瓶状，心缘各弓正常分界消失

五、缩窄性心包炎

心影轻大或正常，心缘僵直胸膜粘。
心搏减弱或消失，心包钙化特异像。

口诀解读：缩窄性心包炎是较常见的心血管疾患之一，心包积液吸收不彻底，可引起心包肥厚、粘连，并可逐渐发展成缩窄性心包炎，致心脏活动受限，进而产生功能异常。X线平片仍是诊断缩窄性心包炎常见的检查方法，X线有如下表现：①心影大小正常或轻度增大，两侧或一侧心缘僵直，各弓分界不清，心外形呈三角形或近似三角形（图4-5A）。②透视下观察，心脏搏动减弱、甚至消失。③心包钙化，为缩窄性心包炎特异性表现，呈壳状、带状（图4-5B）或斑片状等高密度影，多分布于房室沟、右心房室的周围及右心室胸骨面及膈面，其次是左心室除心尖以外的部分。④胸膜可增厚及粘连。

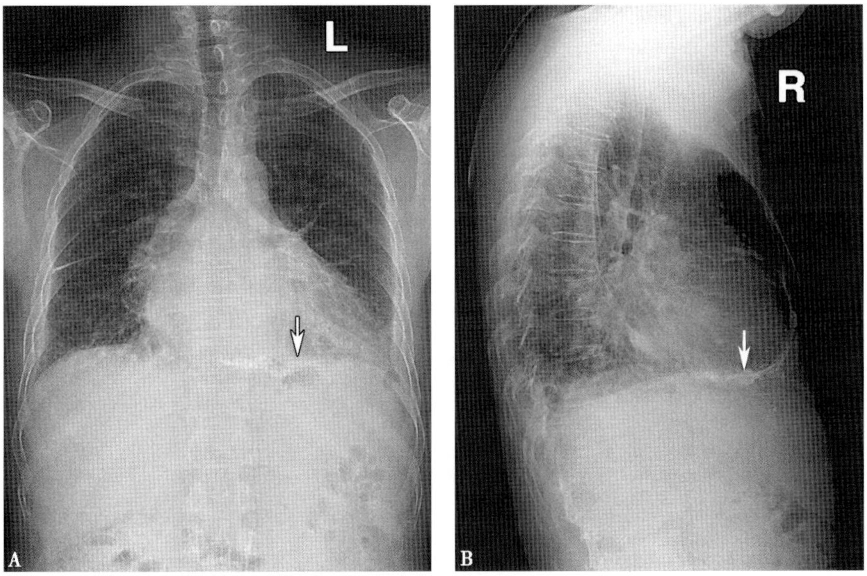

图 4-5　缩窄性心包炎

A. 胸部正位片；B. 侧位片，示心影增大，呈近似三角形，心缘僵直，心包带状钙化（白箭头），左肋膈角胸膜粘连

六、主动脉夹层

平片平扫较局限，偶见钙化位置变。
现代影像价值大，可见撕裂内膜片。
内膜分成真假腔，假腔较大易分辨。
诊断同时要分型，找到破口是关键。

口诀解读：主动脉夹层为主动脉中膜的弹性纤维和平滑肌因各种原因，如高血压、马方综合征受到损害或有发育缺陷时，其连同内膜可被撕裂剥离，血流可自破口进入中膜内，形成主动脉的壁内假腔，即主动脉夹层。平片检查有一定限度，明显者见到主动脉内膜钙化移位有一定提示作用。现代影像技术 CT 和 MRI 检查对主动脉夹层的诊断有很高价值。CT 平扫表现为主动脉管腔正常、扩张或大小不成比例，主动脉壁钙化向腔内移位，增强扫描表现为腔内显示不同程度的真假两腔，通常真腔较窄、充盈对比剂较快，而假腔较大，充盈对比剂较慢；两腔之间可见剥离内移的内膜片，呈一宽约 2～3mm 线形低密度影（图 4-6），其形态多平直或弯曲突向假腔侧，少数呈 S 形。MRI 无需增强即可显示主动脉夹层，表现为在自旋回波序列的 T_1WI 上，真腔内因血流快，呈低信号，假腔内因血流慢，呈中至高信号，位于二者之间的内膜片，则表现为线状中等信号。本病的分型对治疗有指导作用，因此诊断的同时还需对本病进行分型。根据 Debakey 分型主动脉夹层可分三型：Ⅰ型，夹层波及升

主动脉、主动脉弓、降主动脉并延至腹主动脉中远段，破口位于升主动脉；Ⅱ型，夹层局限于升主动脉、主动脉弓，破口在升动脉型；Ⅲ型，夹层位于主动脉弓和降主动脉，可向远侧扩展，Ⅲ甲型，夹层局限于胸段降主动脉，Ⅲ乙型，夹层延至腹主动型远端。上述分型的关键是找到内膜破口，其表现为线状内膜上的局限性断裂，电影MR上显示更为清楚，可见断裂处有自窄小真腔向宽大假腔的低信号血流喷射。

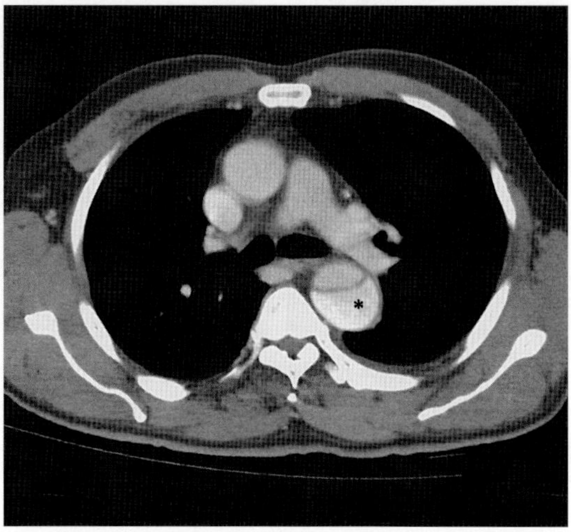

图4-6 主动脉夹层

增强CT，示胸主动脉扩张，其内见线状低密度分隔胸主动脉为真腔和假腔（黑*）

第五章

消化系统疾病

一、食管癌

中段下段食管，肿瘤好发易犯。
早期黏膜中断，局部管壁硬僵。
龛影缺损细小，钡剂通过顺畅。
进展管腔变窄，管壁伸缩受限。
龛影缺损较大，鉴别静脉曲张。

口诀解读：食管癌是消化道最常见的恶性肿瘤之一，好发于食管中段和下段，上段少见。多见于40岁以上男性，临床主要表现为进行性吞咽困难。钡餐造影是食管癌首选的检查方法。早期病变黏膜紊乱中断，伴发细小龛影或充盈缺损，局部管壁稍僵硬，但钡剂通过顺畅，病变进展食管内可见较大的龛影和（或）充盈缺损，管壁伸缩受限，管腔不同程度狭

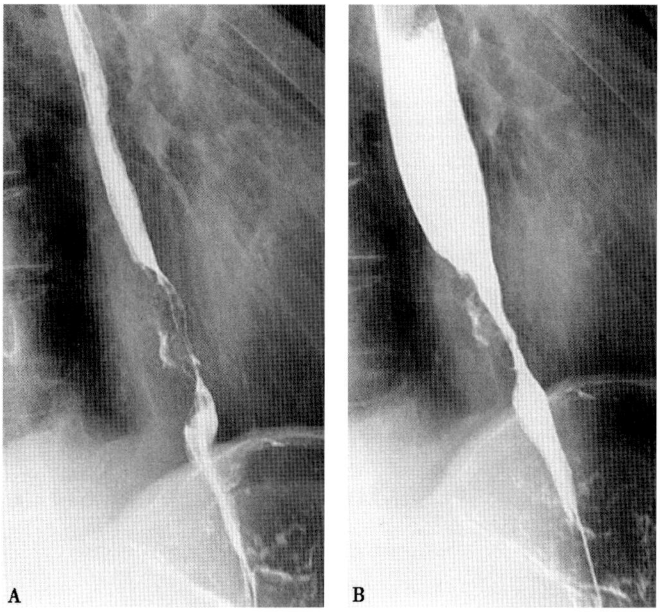

图5-1　食管癌

A、B. 食管钡餐造影，示食管下段不规则充盈缺损内可见一与食管纵轴一致的长条状不规则龛影，钡剂通过受阻，近端食管扩张

窄，钡剂通过受阻，近端食管扩张（图 5-1，图 5-2）。诊断时注意与食管静脉曲张鉴别，后者有肝硬化及门脉高压的病史，充盈缺损呈蚯蚓状与串珠状，管壁比较柔软，伸缩度较好，食管黏膜增粗，但无破坏中断表现。

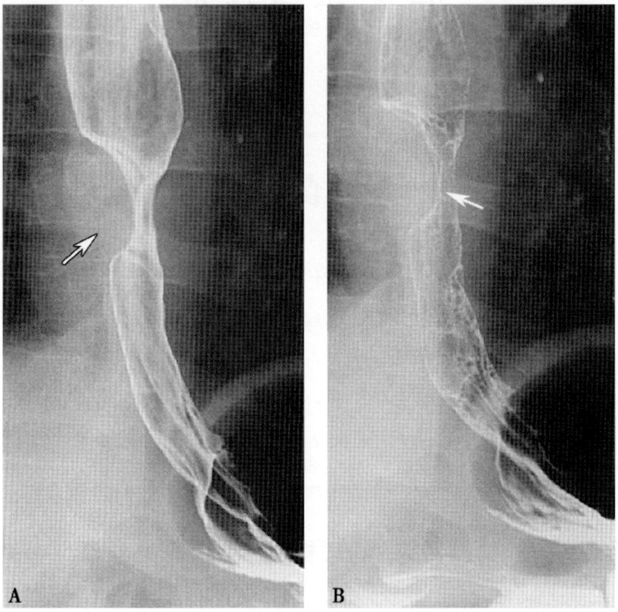

图 5-2 食管癌

A、B. 食管钡餐造影，示食管中下段局限性不规则充盈缺损（白箭头），黏膜破坏，管腔狭窄，近端食管扩张

二、食管静脉曲张

门脉高压致曲张，吞钡造影有征象。
早期局限在下段，黏膜改变虚线状。
病变发展下而上，中晚缺损趋明显。
无论病变早或晚，管壁柔软尚通畅。

口诀解读：食管静脉曲张是门脉高压症的重要并发症，在门脉高压情况下，门静脉血流通行受阻，其属支因淤血而不同程度扩张，并开放和形成大量侧支循环，最常见的侧支循环是由胃冠状静脉通向胃底和食管的静脉以及食管周围静脉丛，最后经奇静脉流入上腔静脉。病理表现为食管黏膜下层的静脉丛异常迂曲，呈瘤样扩张，曲张静脉首先出现在食管下段，并向上蔓延累及中上段。钡餐造影（图 5-3）是本病首选检查方法。早期病变局限在食管下段，表现为黏膜皱襞增粗或稍显迂曲，边缘不整齐呈虚线状，中期病变波及食管中段，黏膜

皱襞增粗、迂曲呈串珠状或蚯蚓状充盈缺损，晚期病变波及食管上段，充盈缺损更为明显，但无论早期或晚期，食管壁均柔软，伸缩自如，无局部狭窄或梗阻，钡剂通过均通畅，始终未见明显梗阻表现。

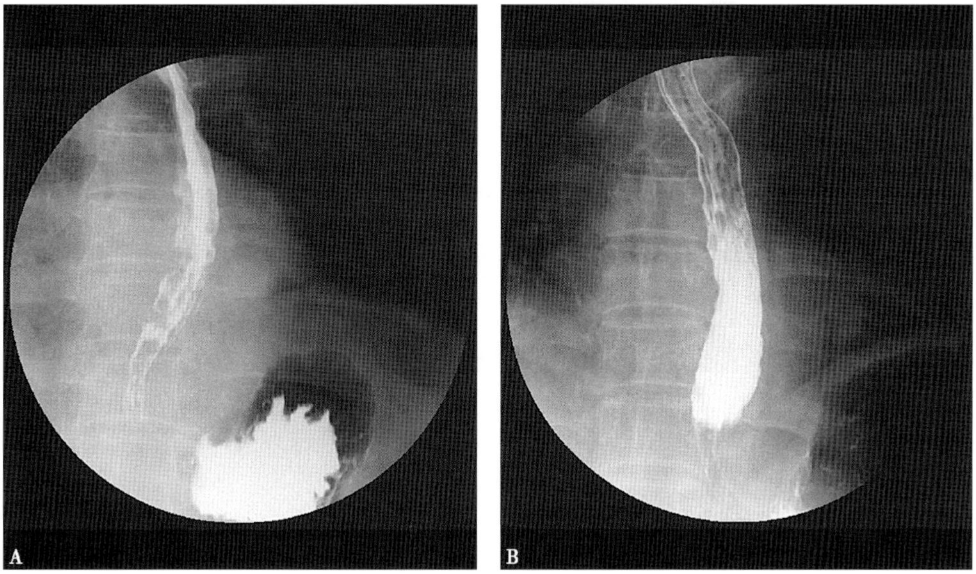

图 5-3 食管静脉曲张

A、B. 食管钡餐造影：示食管下段及胃底黏膜皱襞增粗迂曲，边缘不整，可见串珠状充盈缺损

三、贲门失弛缓症

食管下段鸟嘴状，近端管腔渐扩张。
管壁柔软边光滑，钡剂通过欠通畅。

口诀解读：贲门失弛缓症为食管下段及贲门部的神经肌肉功能障碍，以吞咽动作时弛缓不良、食管缺乏有力蠕动为特征的病变。临床表现为长期间歇性吞咽困难伴胸骨下疼痛。诊断主要靠食管钡餐造影，有如下表现：①食管下端自上而下逐渐狭窄呈鸟嘴状（图 5-4）或漏斗状，狭窄段长短不一，边缘光滑，质地柔软，黏膜皱襞正常。②钡剂通过贲门受阻，呈间歇性流入胃内，呼气时比吸气时容易进入胃内。③狭窄段以上食管不同程度扩张，扩张程度与贲门狭窄相关。④食管蠕动减弱或消失，代替原发蠕动的是低频幅收缩，遍及食管全段，此外，尚有第三收缩波频繁出现。

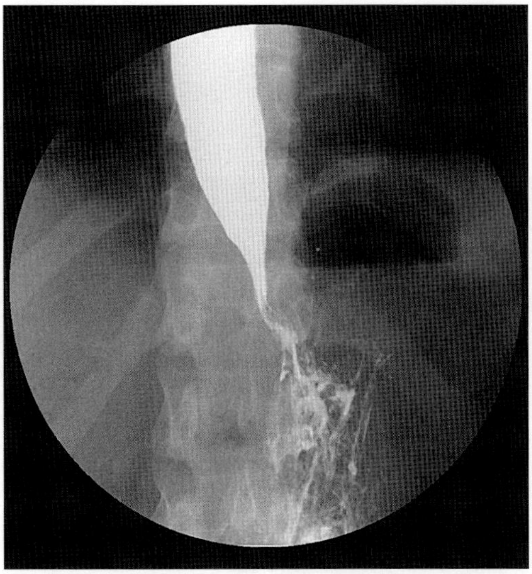

图 5-4 贲门失弛缓症

食管钡餐造影，示食管下段自上而下逐渐狭窄呈鸟嘴状，边缘光滑，近侧食管明显扩张

四、胃溃疡

溃疡好发胃小弯，轮廓之外见壁龛。
黏膜皱襞呈纠集，口部水肿常可观。
痉挛切迹偶可见，蠕动减弱或增强。
瘢痕收缩胃形变，幽门狭窄并发常。

口诀解读：胃溃疡是消化道常见的疾病，好发于胃小弯。胃肠道钡餐造影是常用的影像学诊断方法，通过检查可显示胃溃疡的直接和间接征象。直接征象是壁龛，为钡剂充填胃壁缺损的直接投影，是诊断胃溃疡的依据。壁龛的侧位观表现为突入胃壁的乳头状或半圆形龛影，位于胃轮廓线之外，边缘光滑整齐，密度均匀，龛影口部常有一圈水肿所造成的透明带（图 5-5）。慢性溃疡周围的瘢痕收缩，可造成黏膜皱襞如车轮状向龛影口部均匀性纠集（图 5-6）。间接征象是胃溃疡所造成的功能性和瘢痕性改变，引起功能性改变包括：①痉挛性改变，表现为胃壁上的凹陷，小弯龛影，在大弯的相对处出现深的痉挛切迹。②分泌增加，胃液分泌增多致空腹大量潴留液，钡剂涂布差。③胃蠕动增强或减弱，张力增高或减低，排空加速或减慢。瘢痕性改变主要是胃的变形和狭窄。小弯溃疡可使小弯缩短，致幽门与贲门靠近，形成“蜗牛胃”，幽门处溃疡可造成幽门狭窄与梗阻。

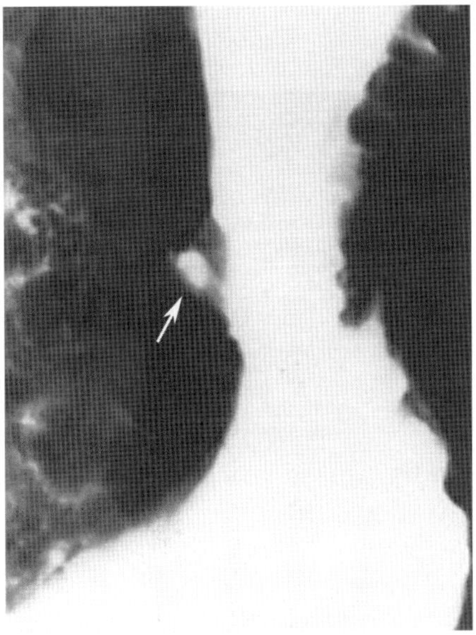

图 5-5　胃溃疡

上消化道钡餐造影，胃小弯可见乳头状位于胃轮廓外龛影（白箭头），其间可见光滑透明带

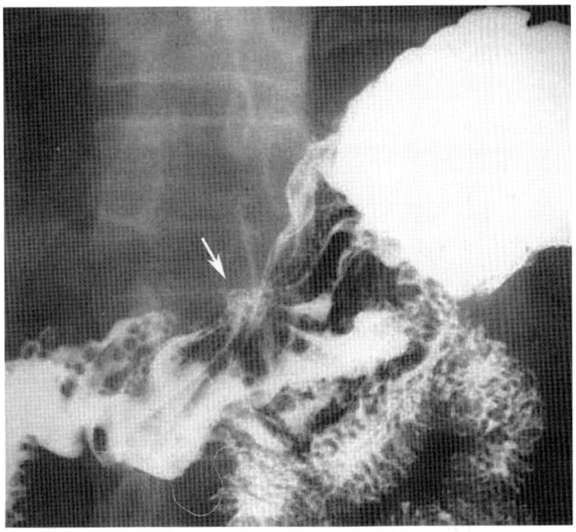

图 5-6　胃溃疡

上消化道钡餐造影，胃小弯可见位于胃轮廓外龛影（白箭头），周围黏膜皱襞呈车轮状向龛影口部均匀性纠集

五、十二指肠溃疡

十二指肠球中心，溃疡活动见龛影。
周围黏膜呈纠集，慢性球部常变形。

口诀解读：十二指肠溃疡是胃肠道常见病，较胃溃疡更为多见，最好发于十二指肠球部，其次是十二指肠降部。发病多在青壮年，男性多见，临床常有饥饿性疼痛为主的症状。胃肠道钡餐造影为常用的检查方法，其表现包括：①龛影：为球部溃疡的直接征象，充盈加压下可显示类圆形或米粒状钡斑影，直径多在 4～12mm，周围有一圈光滑的透亮带（图 5-7），或见放射状黏膜纠集。②球部变形：为诊断球部溃疡的重要征象，由瘢痕收缩、黏膜水肿、痉挛引起，表现为山字形、三叶状（图 5-8）、花瓣状或葫芦形，许多球部溃疡不易显出龛影，若有恒久的球部变形，也可诊断。

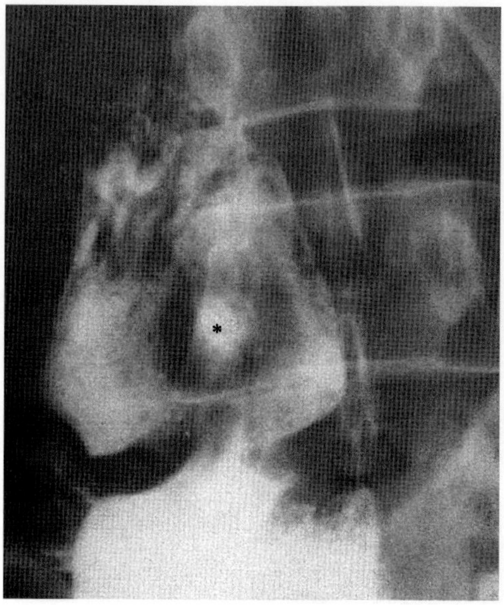

图 5-7 十二指肠溃疡

上消化道钡餐造影，十二指肠球中心可见类圆形钡斑影（黑 *），周围可见一圈光滑的透亮带

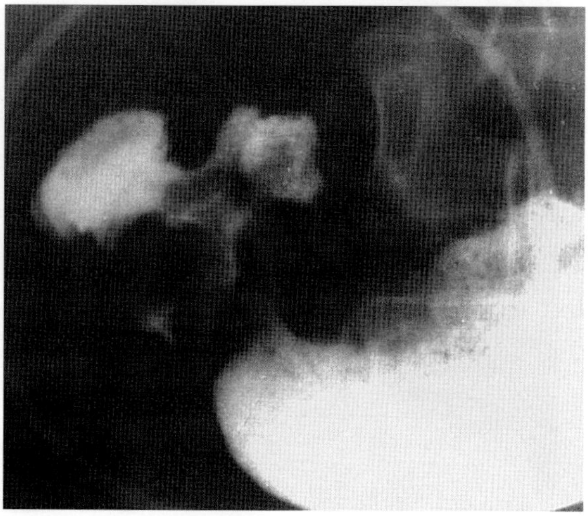

图 5-8 十二指肠溃疡

上消化道钡餐造影，示十二指肠球变形呈三叶状，黏膜紊乱不规则

六、十二指肠憩室

十二指肠肠腔外，憩室表现如囊袋。
降段内侧较多见，钡餐造影显存在。
病变通常无症状，大多发现属意外。

口诀解读：十二指肠憩室为肠壁局部向外膨出的囊袋状病变，多发生在十二指肠降段的内侧，尤其是壶腹周围，其次是十二指肠空肠曲交界处，可单发或多发，发病多为中年以上年龄。临床上大多无明显症状，多为胃肠造影检查意外发现。胃肠钡餐造影是主要检查方法，低张双重对比造影有助于显示小憩室。典型憩室表现为圆形或卵圆形囊袋状影突出肠腔之外，边缘光滑整齐，大小不一，也可见狭颈与肠腔相连（图 5-9），加压时，可见正常黏膜位于憩室内并与肠壁黏膜相连。

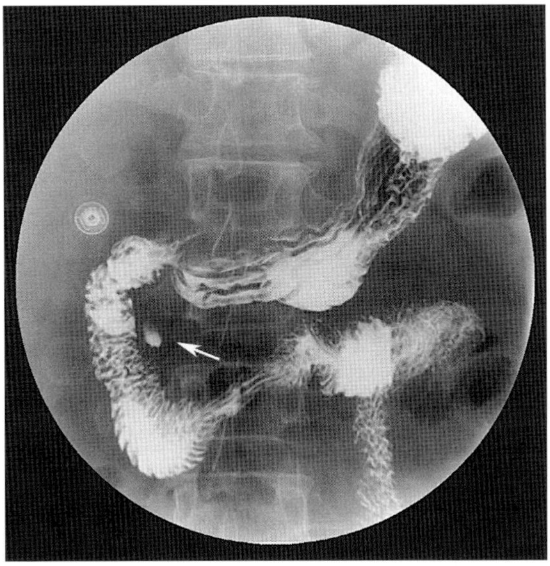

图 5-9 十二指肠憩室

上消化道钡餐造影：示十二指肠降段向外膨出的囊袋状影（白箭头），边缘光滑整齐，可见狭颈与肠腔相连

七、溃疡型胃癌

龛影大于两厘米，位于腔内绕环堤。
新月形态不规则，蠕动消失僵硬壁。

口诀解读：溃疡型胃癌是中晚期胃癌的一个类型，好发于胃窦、小弯或贲门区。胃肠造影典型表现为胃轮廓内新月状龛影，边缘不规整，多数直径大于 2cm，龛影外围绕以宽窄不等的透明带即环堤，其中可见结节状或指压迹状充盈缺损（图 5-10），同时癌瘤区胃壁僵硬，蠕动消失。

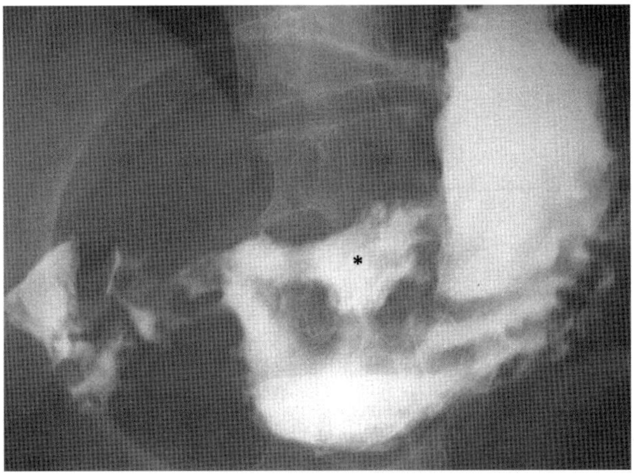

图 5-10 溃疡型胃癌

上消化道钡餐造影：胃小弯可见胃腔内龛影（黑 *），呈不规则新月状，龛影外围绕以宽窄不等的透明带即环堤，其中可见结节状充盈缺损

八、克罗恩病

局限肠炎克罗恩，回肠结肠好同生。
早期溃疡口疮样，进展表现卵石征。
晚期肠腔线样窄，病变节段不对称。
瘘道脓肿常合并，临床多见青年人。

口诀解读：克罗恩病为发生于青壮年胃肠道非特异性节段性肉芽肿性炎性病变，可累及从口腔到肛门的胃肠道任何部分，但以回肠末端和结肠最为多见，上述两部位常同时发病，并呈节段性非对称性分布特点。本病主要靠X线钡餐造影，尤其是小肠双对比造影检查。据其病理的早晚与受累部位的不同，可有不同的表现，早期特异改变是黏膜口疮样溃疡，表现为散在分布的直径2mm左右的类圆形钡点，周围为水肿所致的透亮晕影。病变进展则发展为横行或纵行交错溃疡，呈不规则网状，因溃疡间黏膜肉芽组织增生，使黏膜隆起而形成息肉样或卵石样充盈缺损（图5-11），晚期肠壁因炎性增生和纤维化而增厚，使肠腔呈不规则狭窄，同时因溃疡易发生穿孔常伴肠曲间瘘道和脓肿等并发症。

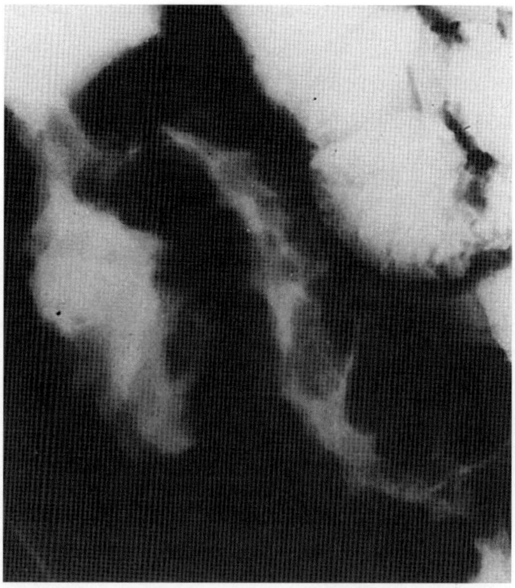

图5-11 克罗恩病
消化道钡餐造影：示回肠远端及盲肠鹅卵石样充盈缺损

九、溃疡性结肠炎

非特异性慢性炎，此病多见青壮年。
结肠下段为好发，也可全段受牵连。
早期黏膜粗紊乱，钡剂分散呈斑片。
进展多发小溃疡，呈现锯齿肠外缘。
较大表现如领扣，提示溃疡肠壁穿。
炎性息肉后形成，充盈缺损常可见。
晚期肠管向心窄，肠壁僵硬铅管状。

口诀解读：溃疡性结肠炎是一种非特异性大肠黏膜的慢性炎症性病变。病因尚不明了，多数学者认为与免疫异常、感染、遗传等因素有关。常发生于20～40岁青壮年，男女性别无显著差异。病变多在结肠下段，也可累及整个结肠甚至末端回肠。双对比结肠造影为主要检查方法。X线表现依溃疡性结肠炎初发与发展至晚期而不尽相同。在初发早期阶段，病变肠管黏膜皱襞粗细不均、紊乱，甚至消失，因肠管蠕动增强，钡剂排空加快，钡剂散在分布呈斑片状。病变进展形成多发小溃疡时，在结肠充盈相上可显示肠壁外缘的锯齿状改变（图5-12A）。有时溃疡较大穿至肠壁向外突出可形成“领扣状”龛影。当炎性息肉形成时，黏膜相示黏膜皱襞粗乱，腔内可见大小不一的颗粒状或息肉样充盈缺损（图5-12B）。晚期肠管向心性狭窄，肠管短缩，管壁僵直呈铅管状。

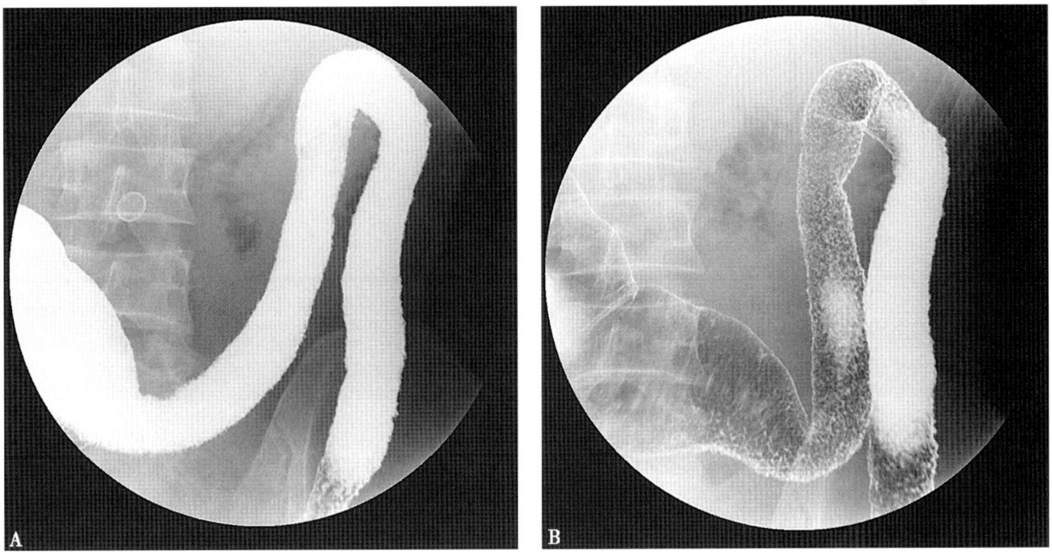

图5-12 溃疡性结肠炎

A. 钡灌肠检查充盈相，示横结肠及降结肠管腔狭窄，结肠袋消失，管壁边缘毛糙呈锯齿状，并可见尖刺状龛影；B. 黏膜相：示黏膜皱襞粗乱，腔内可见大小不一的颗粒状充盈缺损

十、胃肠道间质瘤

肿瘤多见胃小肠，中年以上发病常。
良性类圆突腔内，恶性分叶内外长。
较大坏死性偏恶，体小均匀多为良。
恶性强化较明显，良性大多轻增强。

口诀解读：胃肠道间质瘤是一种独立的起源于胃肠道壁的间叶源性肿瘤。可发生于自食管至肛门的任何区域，最常见于胃部，其次为小肠，少见于结肠和食管。发病多在中年以上年龄。常见临床症状为腹部隐痛不适、腹部肿块、胃肠道出血，可伴有食欲减退、体重减轻、发热及肠梗阻。CT 扫描是诊断胃肠道间质瘤主要的检查方法。肿瘤多以宽基底与胃肠道壁相连（图 5-13），良性者通常突向腔内，体积较小，直径常小于 5cm，呈类圆形，密度均匀，边缘清楚，增强扫描多呈轻～中度均匀强化。恶性者多向腔内外生长，直径多大于 6cm，形态不规则呈分叶状，病灶内可见坏死囊变，与周围结构境界多不清晰，增强扫描呈明显不均匀强化。

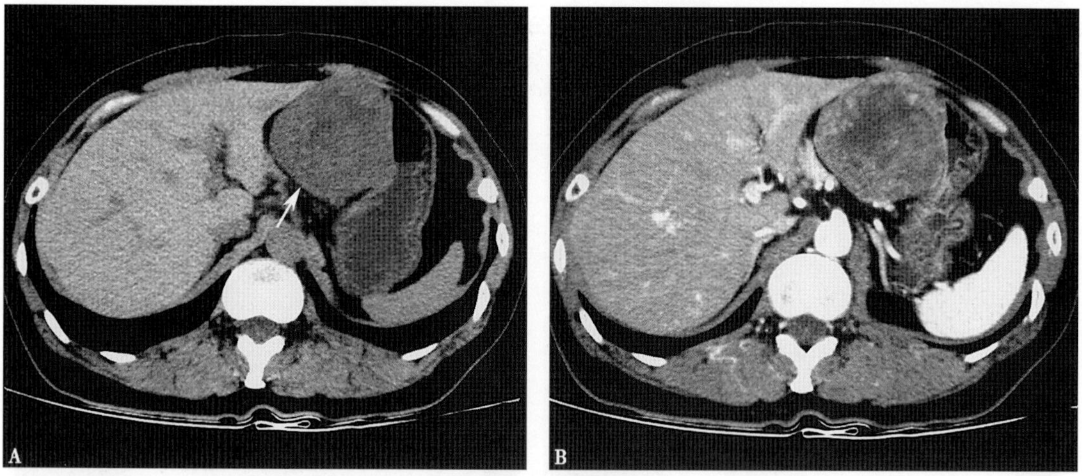

图 5-13 胃间质瘤

A. CT 平扫，示胃小弯侧可见胃腔外软组织肿块（白箭头），中心可见坏死低密度影；B. 对比增强：示肿块明显强化，中心坏死不强化

十一、结肠直肠癌

（一）

乙状结肠与直肠，发生癌肿较为常。
不同类型结肠癌，造影表现不一样。
增生型者呈缺损，较大钡剂不通畅。
环形狭窄为浸润，溃疡呈现大壁龛。
局部黏膜遭破坏，受累肠壁均硬僵。

（二）

结直肠癌黏膜起，环形增厚为肠壁。
形成肿块不规则，导致肠腔窄而细。
周围间隙受侵犯，浆膜毛糙欠整齐。
肠旁肿大淋巴结，局部区域有转移。
远处器官若受累，提示肿瘤属晚期。

口诀解读：结肠癌是胃肠道内最常见的恶性肿瘤，好发于直肠及乙状结肠，依其大体病理表现分增生型、浸润型和溃疡型三种类型。发年龄为40～50岁最多，男女之比为1.42∶1。临床常见症状为腹部肿块、便血与腹泻或有顽固性便秘，亦可有脓血便与黏液样便，直肠癌主要为便血、粪便变细与里急后重感，X线钡剂灌肠双对比造影是行之有效的检查方法，其表现依类型不同而表现各异：①增生型：表现为肠腔内充盈缺损（图5-14），缺损边界清楚，轮廓不规则，伴黏膜破坏，缺损多偏于管壁一侧，如病灶较大，可使钡剂通过困难；②溃疡型：表现为较大且不规整的龛影，边缘有尖角及不规则的充盈缺损，肠壁僵硬，结肠袋消失；③浸润型：多表现为管腔环形狭窄，常只累及一小段肠管，管壁僵硬，易造成肠梗阻。CT扫描对结直肠癌的诊断有一定的价值，除了能发现结、直肠内较小而隐蔽病灶外，更重要的是评估癌肿与其周围组织的关系、局部有无肿大淋巴结转移及其他脏器有无浸润破坏或转移，从而对结肠癌进行分期。CT征象包括：①肠壁呈环形或半环形增厚，黏膜面破坏并形成分叶状或不规则肿块（图5-15）；②肠腔环形或不对称狭窄；③侵犯周围间隙，表现为浆膜面毛糙不清，周围脂肪间隙密度增高，可见条索状影；④肠旁淋巴结肿大，局部区域淋巴结转移；⑤远处器官转移。

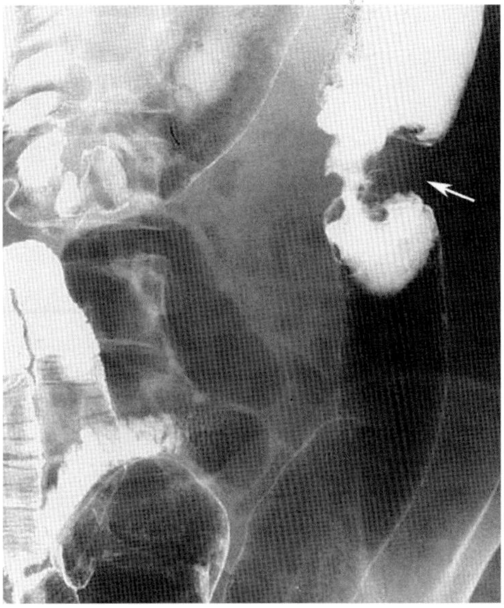

图5-14 降结肠癌

钡灌肠检查，示降结肠不规则充盈缺损（白箭头），肠腔狭窄

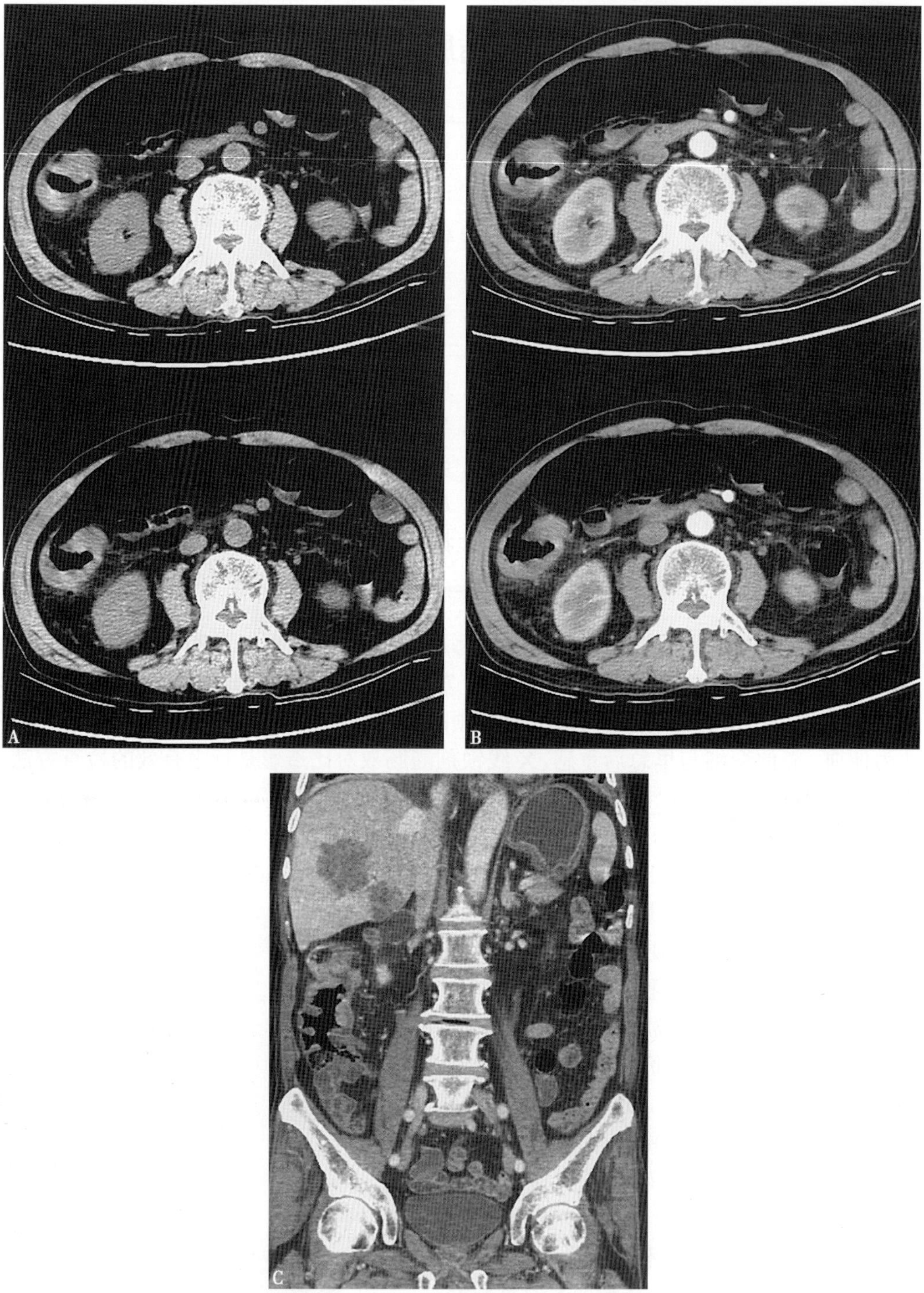

图 5-15 升结肠癌并区域腹腔淋巴结大，肝脏多发转移

A. CT 平扫，示升结肠管壁不规则增厚，黏膜面破坏并形成软组织肿块突向肠腔；B. CT 增强动脉期；C. CT 增强静脉期，示肿块明显强化，浆膜层毛糙，周围脂肪间隙可见索条状影，系膜侧见多发小淋巴结，肝脏同时见多发转移灶

十二、肝硬化

肝叶比例失调，凹凸不平肝表。
肝内密度不均，正常结构已消。
肝裂显示增宽，脾脏增大不小。
静脉迂回曲张，腹水时常并有。

口诀解读：肝硬化是以肝细胞变性、坏死、再生、纤维组织增生、肝结构和血管循环体系改建为特征的慢性肝病。主要病因是肝炎、血吸虫病、酒精中毒、营养缺乏、慢性胆道梗阻等，国内以乙型肝炎为主要病因。CT 扫描为肝硬化的首选检查方法，能充分反映肝硬化的大体病理形态改变。CT 表现为：①肝叶比例失调，左叶外侧段、尾叶多增大，右叶常萎缩；肝门、肝裂增宽；肝表面凹凸不平，呈波浪状或不规则结节状。②肝内密度不均，有部分脂肪变性时，肝脏密度呈不均匀或减低，肝硬化再生结节形成则显示为相对高密度。③脾脏增大，至少超过 5 个肋单元。④静脉曲张，常见于肝门、胃周及食管下段，呈簇状及条索状软组织密度影。⑤腹水形成，表现为脏器与脏器之间，脏器与腹壁之间带状水样密度影（图 5-16）。

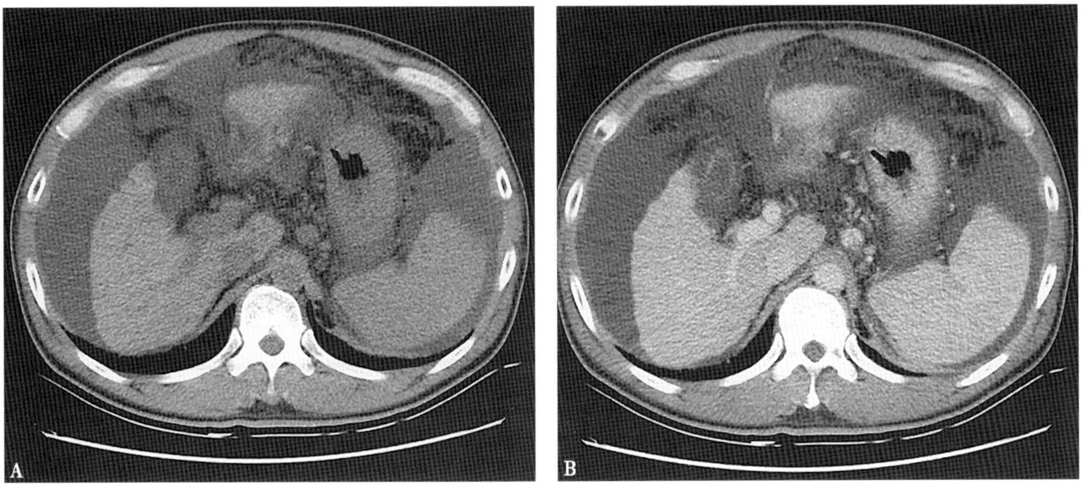

图 5-16　肝硬化

A. CT 平扫；B. CT 增强扫描，示肝脏体积缩小，左右叶比例失调，肝裂增宽，边缘呈波浪状，脾明显增大，食管下段及胃底静脉曲张，腹腔可见积液

十三、脂肪肝

过量脂肪肝堆积，导致密度低于脾。
病变局灶或弥漫，血管显示特清晰。

口诀解读：脂肪肝系过量脂肪，尤其是甘油三酯在肝细胞内的过度沉积，在肝细胞的胞质内形成大量脂肪滴所致。根据脂肪浸润程度和范围，脂肪肝分为弥漫性和局灶性脂肪肝。CT 扫描是最有价值的影像学检查。平扫显示肝的密度降低，弥漫性脂肪浸润表现全肝密度降低，局灶性浸润则出现肝叶或肝段局部密度降低，正常人 CT 检查，肝脏密度总是高于脾脏的密度，脂肪肝则相反，无论弥漫性（图 5-17）还是局灶性（图 5-18），病变区域肝的密度总低于同层面的脾脏。由于肝的密度降低，衬托之下肝内血管密度相对增高而清晰显示，但走向、排列、大小、分支正常，没有受压移位或被侵犯征象。对比增强扫描，肝比脾的增强效果差，增强的肝内血管在肝实质内显示特别清晰。

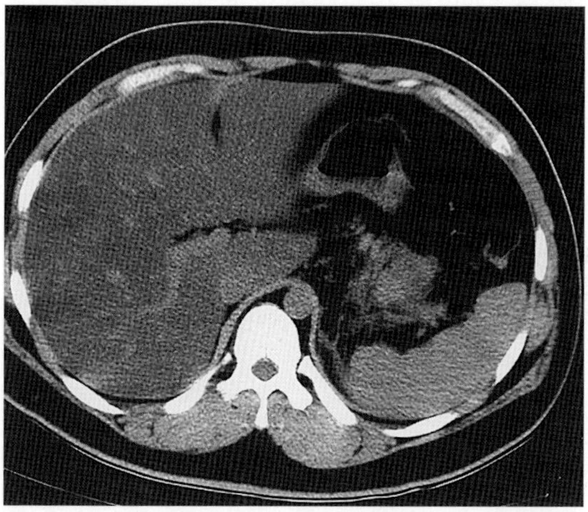

图 5-17　弥漫性脂肪肝
CT 平扫，示肝实质密度弥漫性降低，比脾的密度低，肝内血管清晰显示

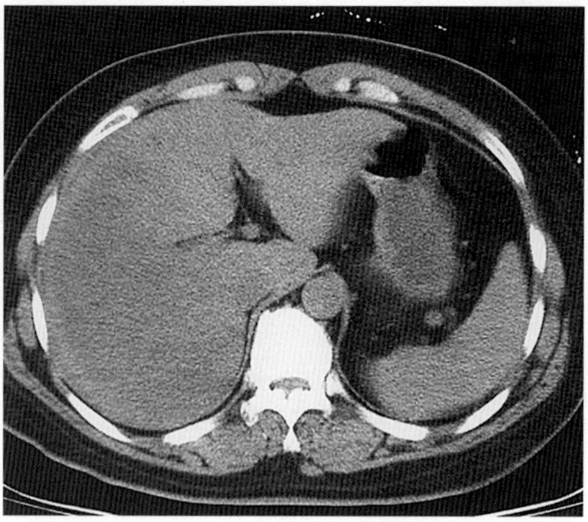

图 5-18　局灶性脂肪肝
CT 平扫，示肝右叶局限性密度降低，比脾的密度低

十四、肝脓肿

平扫类圆减低区，中央脓腔外脓壁。
脓壁强化呈环征，脓腔气泡有意义。

口诀解读：肝脓肿是肝组织的局限性化脓性炎症，根据致病微生物的不同分为细菌性肝脓肿、阿米巴性肝脓肿、真菌性肝脓肿、结核性肝脓肿等，其中以细菌性、阿米巴性肝脓肿较多见。CT 是诊断肝脓肿的首选检查方法。MR 作为辅助诊断手段，主要用于诊断和鉴别诊断。CT 平扫脓肿表现为肝内单发或多发类圆形低密度区，中央为脓腔，密度均匀或不均匀，CT 值高于水而低于肝（图 5-19A），部分脓肿内可见对定性诊断有意义的小气泡（图 5-20A）。外周为脓肿壁，呈密度稍高于脓液但低于正常肝组织的环形带。增强扫描病变中央脓腔无强化，而外周脓肿壁呈环形强化（图 5-19B、C，图 5-20B）：单环代表脓肿壁，周围水肿带不

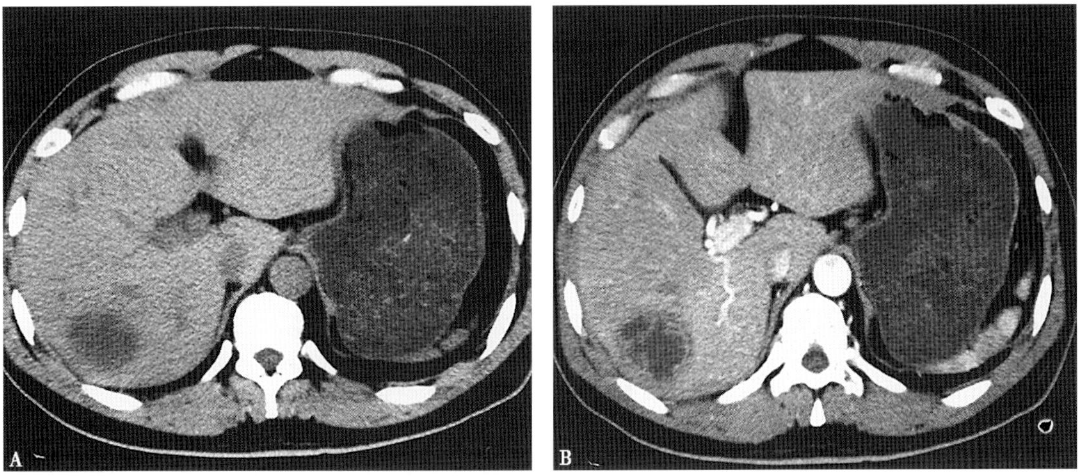

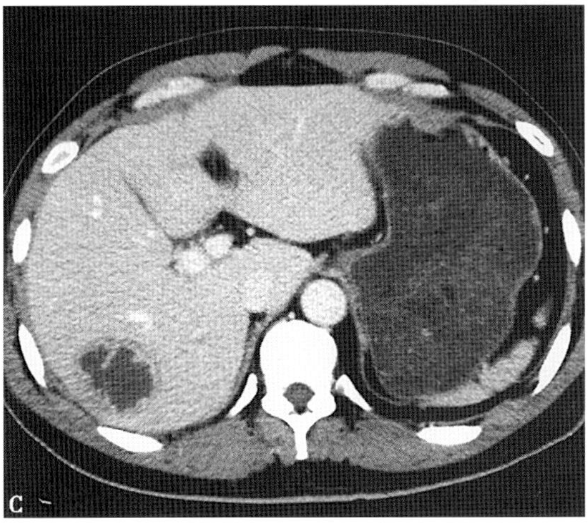

图 5-19 肝脓肿

A. CT 平扫，示肝右后叶类圆形低密度灶，边缘模糊；B. CT 增强动脉期，中央脓腔无强化，脓肿壁对比明显强化，周围可见水肿带，形成典型“环征”；C. CT 增强门静脉期，脓肿壁持续强化

明显；双环代表水肿带和脓肿壁，三环除外周水肿带外，脓肿壁有两层结构，内层由坏死组织构成无强化，而外层由纤维肉芽组织构成明显强化。MRI 脓腔在 T_1WI 上呈稍低信号，在 T_2WI 上呈极高信号；脓肿壁呈低信号同心环状改变，内层为肉芽组织，在 T_1WI 呈稍低或等信号，T_2WI 呈高信号，外层为纤维肉芽组织，在 T_1WI 和 T_2WI 上均呈低信号，周围肝水肿 T_2WI 呈明显高信号，Gd-DTPA 对比增强后，脓肿壁呈环形增强。

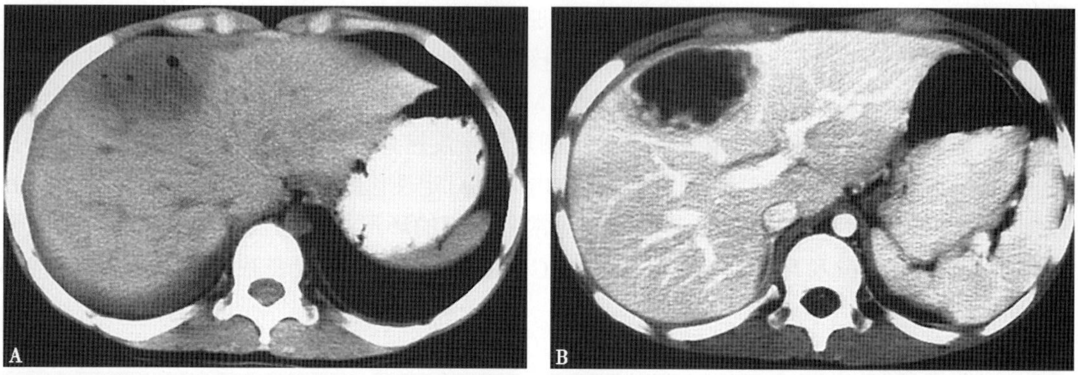

图 5-20 肝脓肿

A. CT 平扫；B. CT 增强，示肝右前叶椭圆形低密度，内可见数个气泡影，增强扫描脓肿壁环形强化，外围可见低密度水肿带

十五、肝囊肿

肝内最多占位病，单或多发呈囊性。
边缘清晰无强化，密度信号与水近。
多发大小可不等，体积增大未合并。

口诀解读： 肝囊肿是肝脏最常见的占位病变，通常无临床症状，大多因肝脏其他疾病检查而发现。CT 或 MR 都是诊断肝囊肿较佳的检查方法。病灶可发生于肝脏各个部位，典型表现为单发或多发类圆形囊性肿块，呈均匀水样密度或信号，边缘光滑锐利，多发者病灶可大小不一，增强扫描未见强化（图 5-21，图 5-22）。诊断多囊肝需与之鉴别，后者仅肝脏有囊肿病灶而体积无增大。

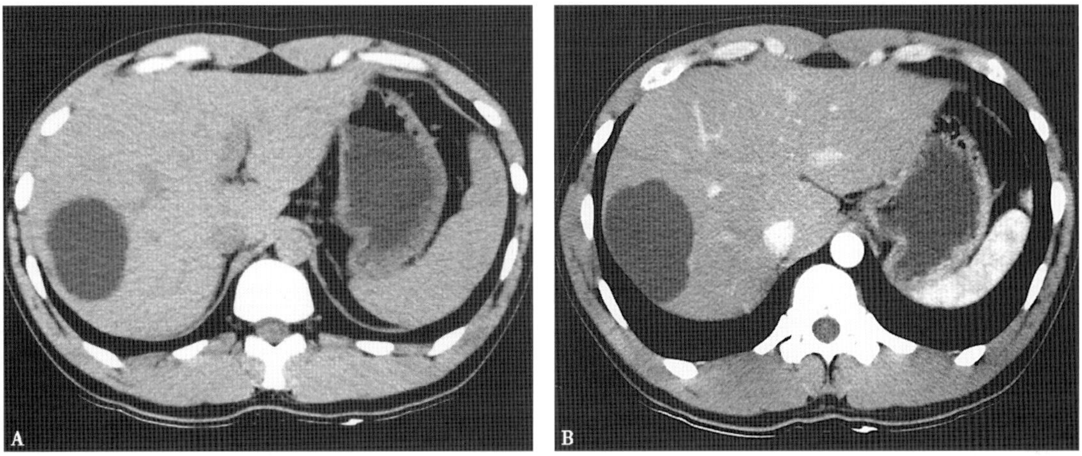

图 5-21　肝囊肿

A. CT 平扫；B. CT 增强，示肝后叶囊性肿块，呈水样密度，边界光滑锐利，增强扫描肿块无强化

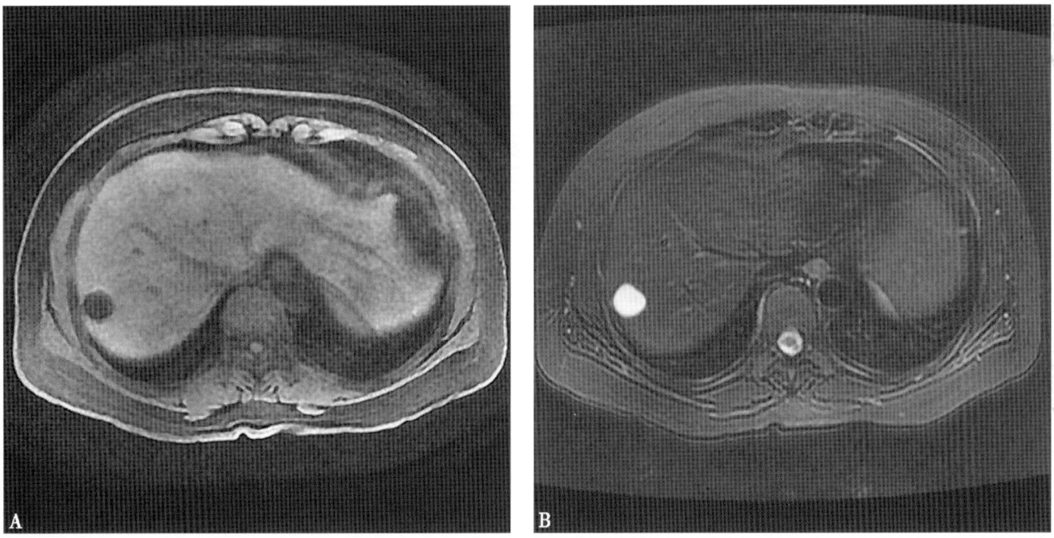

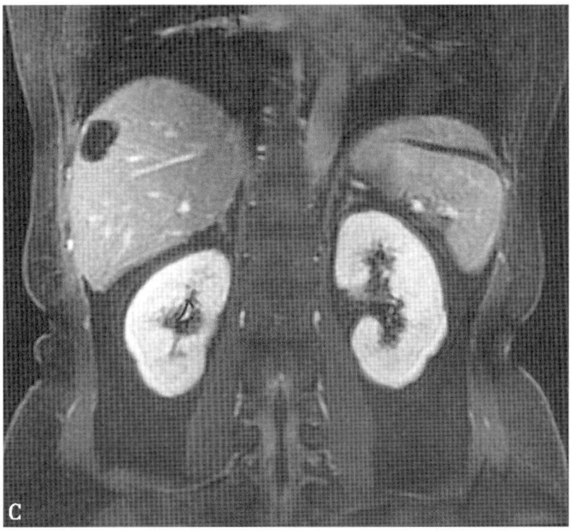

图 5-22　肝囊肿

A. MRI 横轴位 T_1WI；B. T_2WI 抑脂横轴位；C. 对比增强，示肝 S7 段类圆形异常信号灶，呈长 T_1、长 T_2 信号，边缘光滑锐利，增强后未见强化

十六、多囊肝

多发囊肿布满肝，密度信号若水般。
质均大小非一样，大多边清无增强。
肾内同见类似灶，也可发于脾胰脏。
受累脏器伴增大，此病先天有遗传。

口诀解读：多囊肝为发生于肝脏的一类先天性遗传性疾病，常与多肾同时发生，多囊脾和多囊胰也可同时合并，但为数不多。CT 及 MR 均是多囊肝诊断的检查方法，表现为肝脏增大，肝实质内布满多个大小不等类圆形均一囊性病灶，密度或信号与水相近，边缘光滑清晰，对比增强，病灶无强化（图 5-23）。

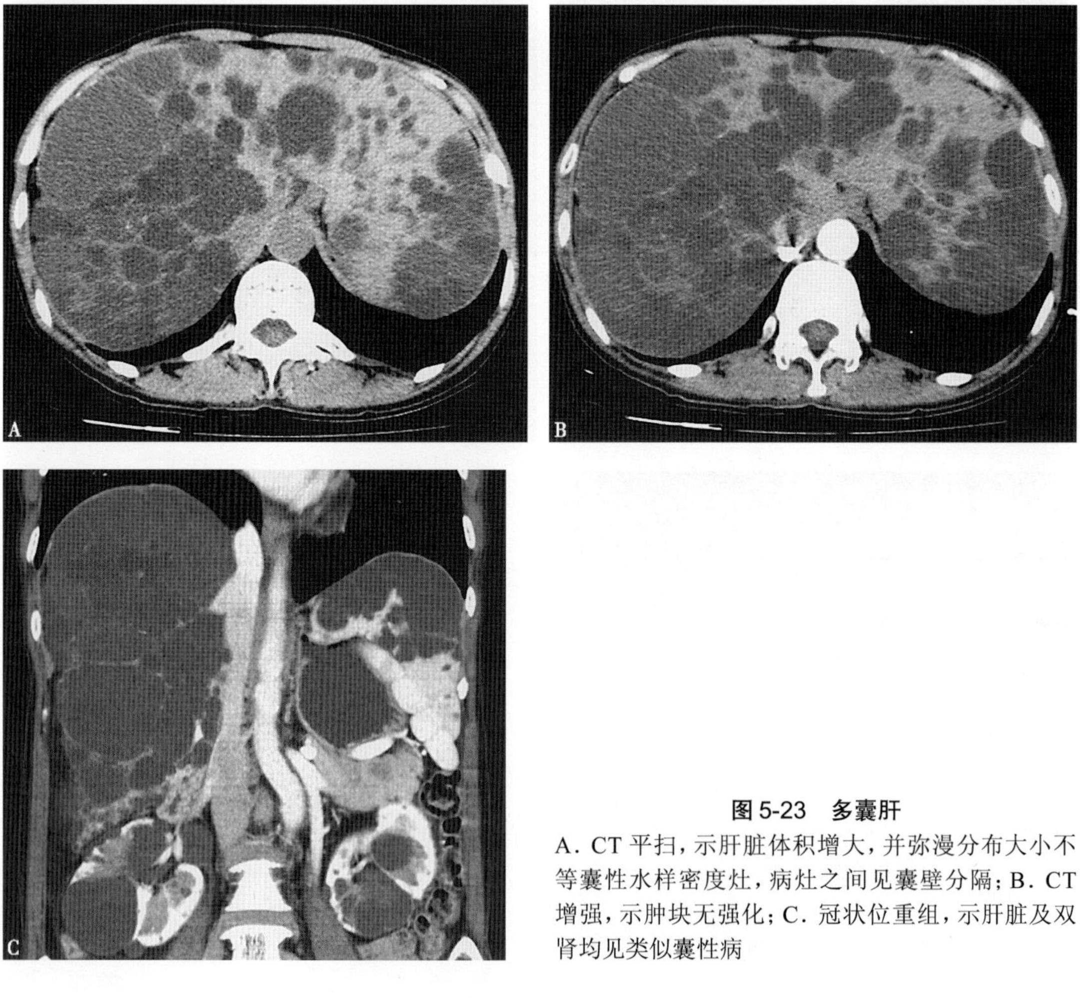

图 5-23 多囊肝

A. CT 平扫，示肝脏体积增大，并弥漫分布大小不等囊性水样密度灶，病灶之间见囊壁分隔；B. CT 增强，示肿块无强化；C. 冠状位重组，示肝脏及双肾均见类似囊性病

十七、肝海绵状血管瘤

平扫肿块密度低，边缘强化于早期。
强化中心渐推进，延迟扫描呈等密。

口诀解读：肝海绵状血管瘤为常见的肝良性肿瘤，占肝良性肿瘤的84%。好发于女性，多见于30～60岁。临床上可无任何症状，常在体检中偶然发现，巨大肿瘤可出现上腹部胀痛不适。CT平扫和动态增强扫描是诊断海绵状血管瘤的有效检查方法。平扫表现为肝实质内圆形或类圆形低密度肿块，单发或多发，境界清晰，瘤内可见更低密度区，增强扫描早期肿块边缘结节状明显强化，密度与同层大动脉相近，门静脉期，结节状强化相互融合，逐渐向病变中心推进，延迟扫描，病灶近乎完全强化，与周围组织形成等密度或略高密度，整个对比增强过程表现“早出晚归”的特征（图5-24）。

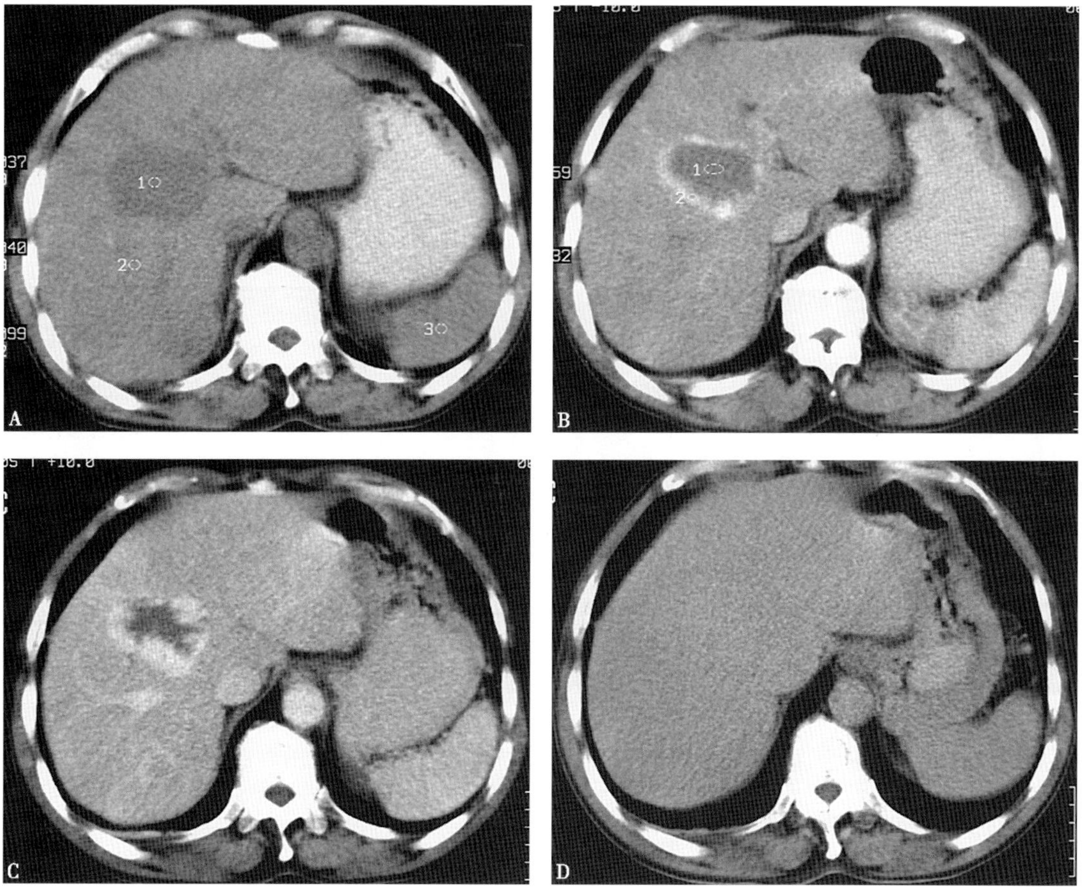

图5-24 肝海绵状血管瘤

A. CT平扫，示肝右前叶椭圆形稍低密度肿块，边缘清楚；B. CT增强动脉期，示病灶边缘明显结节状强化；C. 门静脉期：强化逐步向中心推进；D. 延迟期，病灶完全强化，与周围组织形成等密度

十八、肝细胞腺瘤

生育女性占大半，避孕药物常有关。
肿物多数有包膜，脂质糖原富包含。
增强扫描强化著，伴发出血很寻常。

口诀解读：肝细胞腺瘤又称肝腺瘤，为少见的肝细胞起源的良性肿瘤。由肝细胞条索及扩张血窦构成，无胆管结构，瘤细胞分化良好，与正常肝细胞酷似，内含大量糖原和脂质。本病多见生育期妇女，与长期口服避孕药和性激素治疗有密切关系。临床上常无症状或仅有慢性腹痛，肿瘤较大时可因肿瘤内出血或肿瘤破裂而致急性腹痛。CT 平扫表现为肝内类圆形低密度肿块，边界清楚，有薄层的包膜（图 5-25A），因肿瘤易自发出血，内常可见更低密度陈旧性出血灶，若为新鲜出血则可出现高密度影，部分病例可有脂肪密度区，对比增强后动脉期出现明显增强（图 5-25B），而后逐渐下降至等密度，平衡期恢复为低密度。MRI 肿瘤于 T_1WI 和 T_2WI 均呈稍高信号，因肿瘤含有脂肪成分，化学位移反相位或脂肪抑制图像上信号减低，增强检查强化方式与 CT 类似。

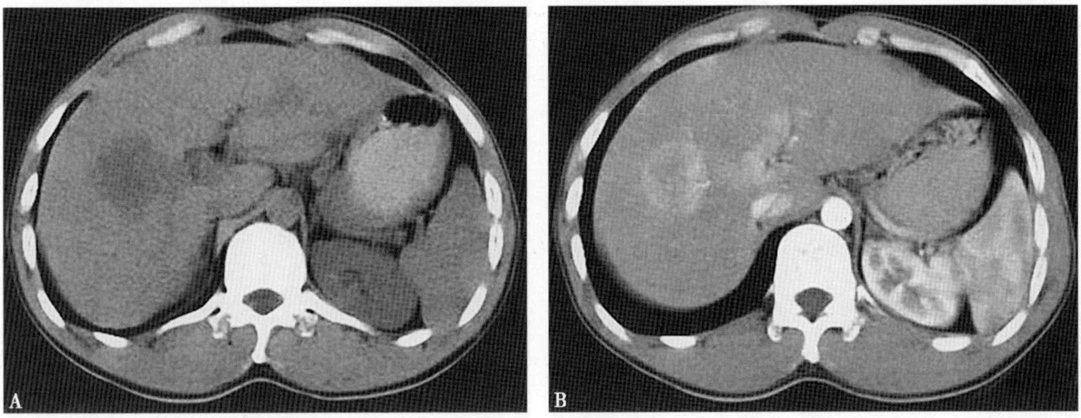

图 5-25 肝细胞腺瘤

A. CT 平扫；B. CT 增强扫描，示肝右前叶类圆形稍低密度块，边界清楚，周围可见薄层包膜，增强后病灶呈明显强化

十九、肝局灶性结节性增生

低密肿块见于肝，星状瘢痕位中央。
肿块强化较明显，瘢痕强化多迟延。
增粗血管常伴有，病变性质多为良。

口诀解读：肝局灶性结节性增生是继血管瘤之后肝内第二常见的良性占位性病变，由正常肝细胞、Kupffer 细胞、血管和胆管组成，无正常排列的肝小叶结构，也不与胆管树相通，病灶中央为星状纤维瘢痕，向周围形成放射状分隔。本病多见 30～50 岁女性，一般无临床症状，病灶较大可出现腹痛及腹部肿块。CT 平扫通常表现为等或稍低密度的肿块，密度均匀，境界清楚，当中心存在纤维瘢痕时，可见从中心向边缘呈放射状分布之低密度影（图 5-26A）。增强扫描动脉期肿块明显强化（图 5-26B），肝门脉期或延迟期呈等或略低密度，呈快进慢出型强化方式（图 5-26C）。中央的星状纤维瘢痕组织动脉期不强化，但随着增强时间的延长逐渐强化而呈等或高密度（图 5-26D），病灶内或周边可见增粗的供血动脉或引流肝静脉。MRI 肿块 T_1WI 呈等或略低信号，T_2WI 呈等或略高信号，增强亦呈快进慢出型，中心瘢痕 T_1WI 呈低信号，T_2WI 呈高信号，并延迟强化。

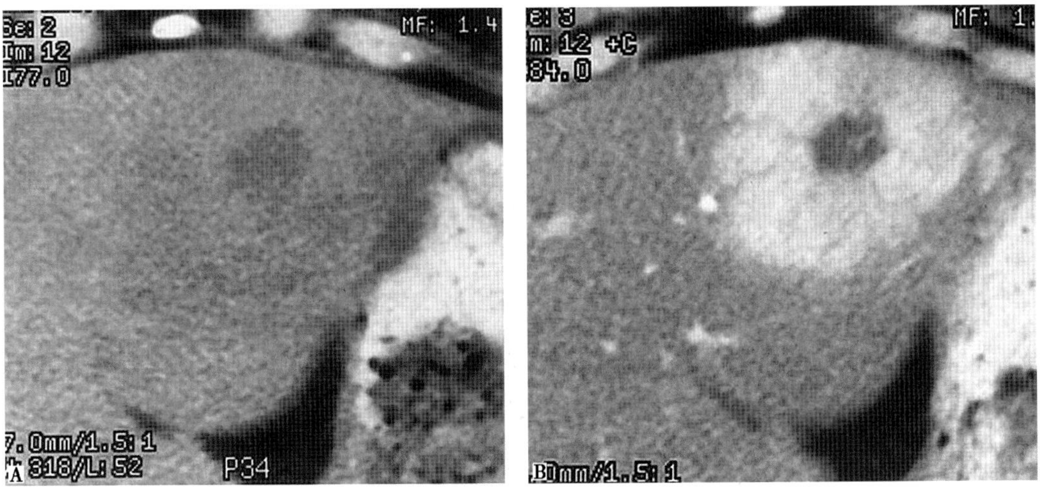

图 5-26　肝左叶局灶性结节性增生

A. CT 平扫，示肝左叶外侧段低密度肿块，中央可见低密度放射状纤维瘢痕影；B. 增强动脉期

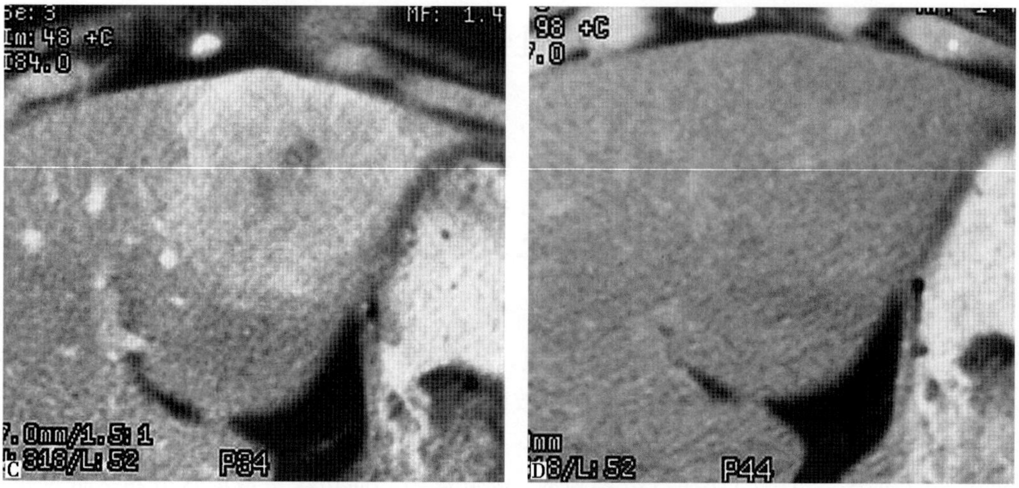

图 5-26 肝左叶局灶性结节性增生(续)

C. 增强静脉期; D. 增强延迟期，示动脉期肿块明显强化，静脉期和延迟期强化逐渐减低，呈快进慢出型强化方式，中央纤维瘢痕组织动脉期不强化，但随着增强时间的延长逐渐强化

二十、肝细胞癌

占位病灶在于肝，巨块结节或弥漫。
平扫低等高密度，囊变坏死颇常见。
强化方式快进出，静脉系统见癌栓。
阻塞黄疸也常见，多因胆道受侵犯。
肝脏增大伴硬化，甲胎蛋白高相关。

口诀解读：肝细胞癌是原发性肝癌最常见的一个细胞类型，大体病理上可分巨块型(图 5-27)、结节型(图 5-28)和弥漫型(图 5-29)三型。影像学诊断有多种检查手段，其中 CT 平扫和多期动态增强扫描是首选检查方法。通常平扫大多表现为肝内单发或多发低密度灶，少数也可呈等或高密度，内可见更低密度囊变坏死灶，增强扫描动脉期肿瘤实质呈均匀或不均匀强化，延迟扫描较快变成低密度，呈快进快出强化方式，此为肝细胞癌定性诊断的重要依据。此外，肿瘤易侵犯门静脉、肝静脉及下腔静脉而形成癌栓(图 5-29)和动 - 静脉瘘，少数可侵犯或压迫胆道形成阻塞性黄疸。诊断除注重影像表现特点外，密切结合临床也非常重要，因肝细胞癌发病与乙型肝炎和肝硬化密切相关，因此本病常有肝硬化背景及相应影像表现，同时甲胎蛋白常明显升高，也是诊断肝细胞癌的重要指标，诊断时注意联系和参考。

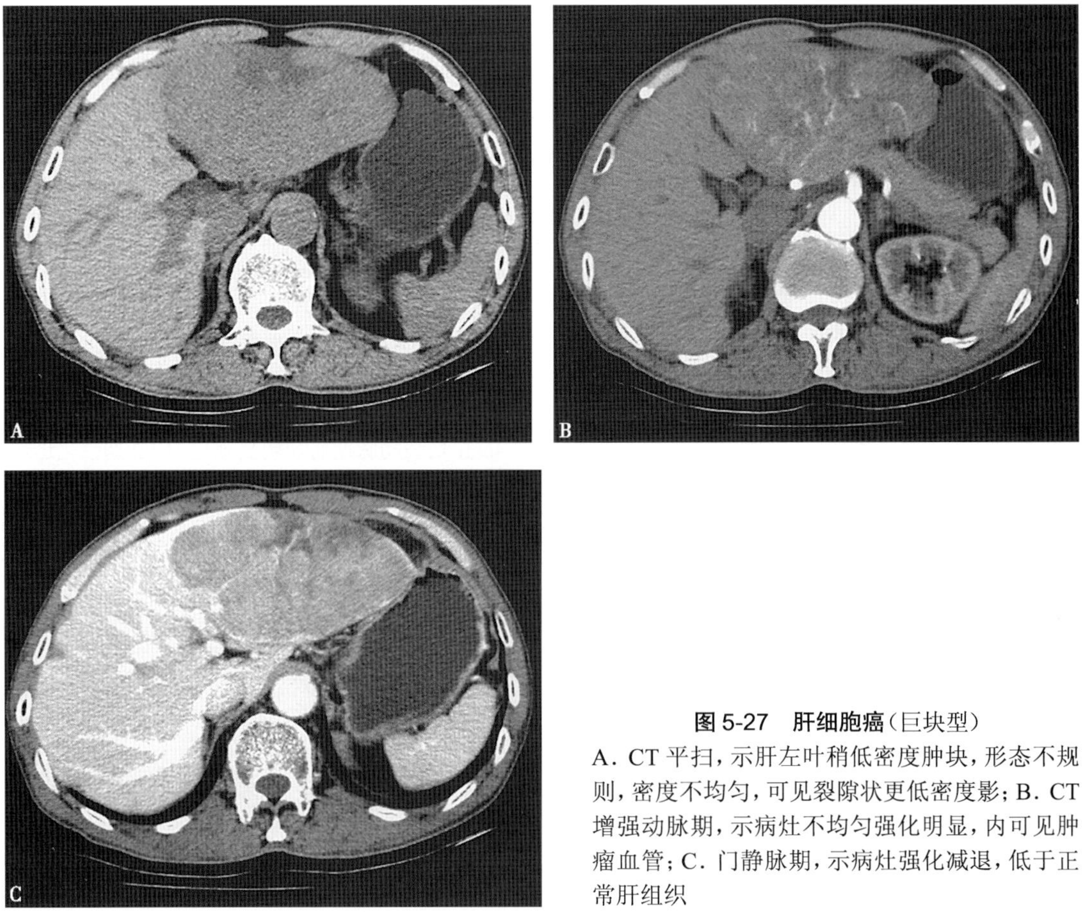

图 5-27 肝细胞癌（巨块型）

A. CT 平扫，示肝左叶稍低密度肿块，形态不规则，密度不均匀，可见裂隙状更低密度影；B. CT 增强动脉期，示病灶不均匀强化明显，内可见肿瘤血管；C. 门静脉期，示病灶强化减退，低于正常肝组织

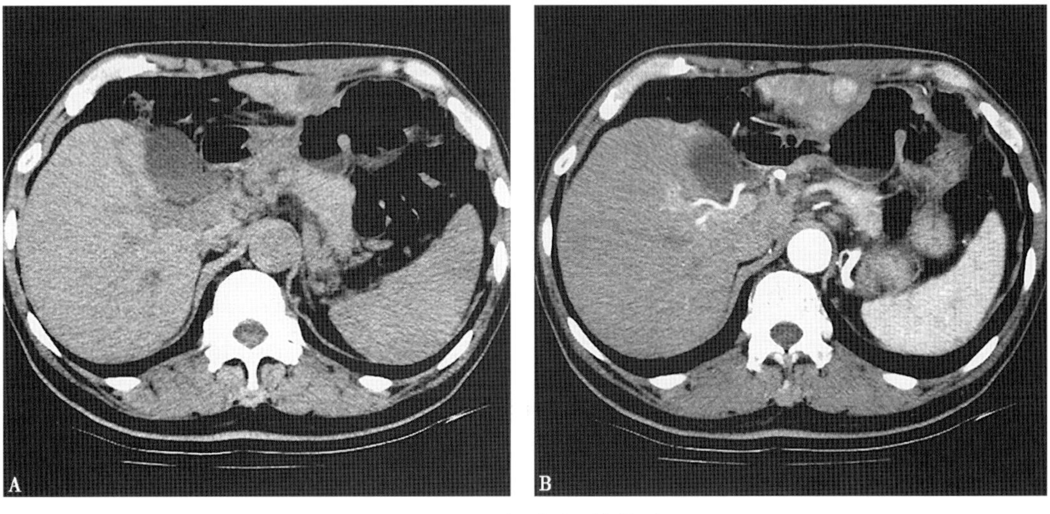

图 5-28 肝细胞癌（结节型）

男，70 岁，小三阳病史 10 余年，AFP 增高 206.4mg/ml

A. CT 平扫；B. CT 增强动脉期

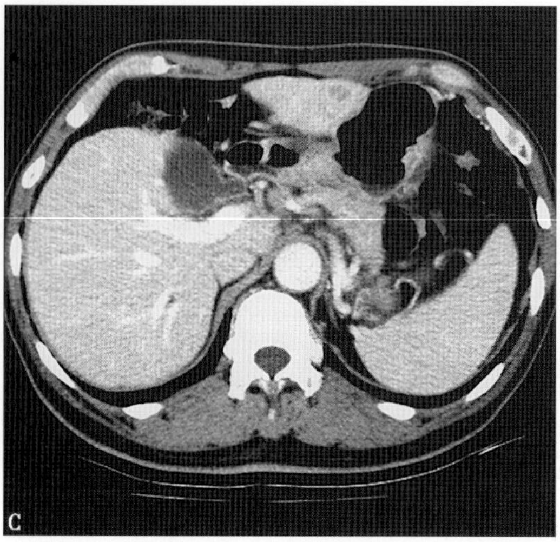

图 5-28 肝细胞癌（结节型）（续）

C. 门静脉期，示肝左叶萎缩，肝裂增宽，呈肝硬化表现，肝 S2 段见一类圆形低密度结节影，直径约 2.4cm；增强动脉期病灶明显强化，门脉期强化迅速减退，呈“快进快退”强化方式

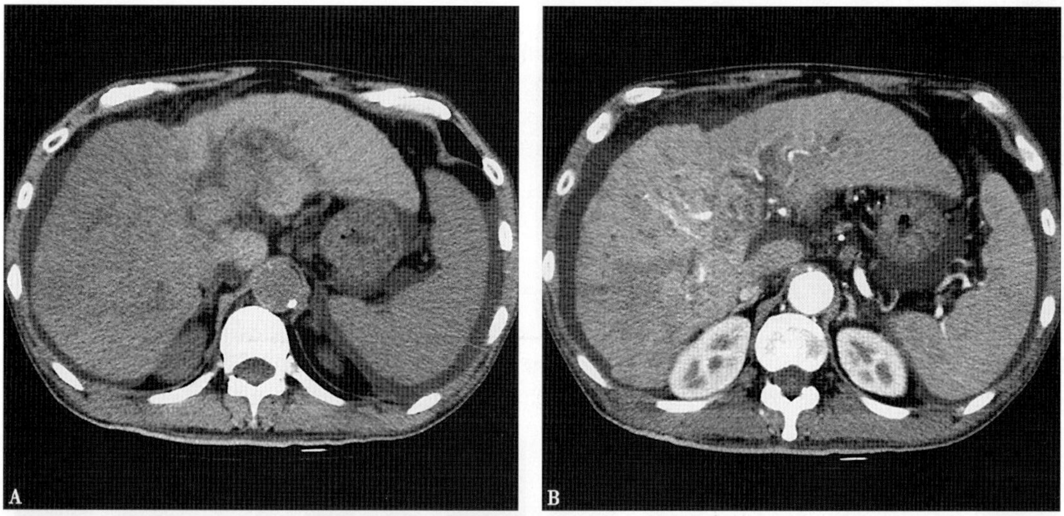

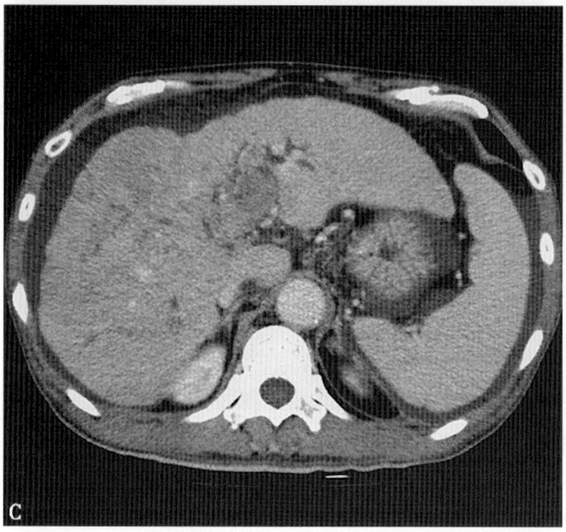

图 5-29 肝细胞癌（弥漫型）

A. CT 平扫；B. CT 增强动脉期；C. 门静脉期，示肝脏轮廓不整，表面呈波浪状，肝叶比例失调，肝右叶大片状不均匀低密度影，边缘不清，增强动脉期病灶明显不均匀强化，并见迂曲肿瘤血管，门脉期强化迅速减退，呈“快进快退”强化方式，同时门脉及左右分支增粗，其内可见软组织密度充盈缺损

二十一、周围型胆管细胞癌

肿块多见左叶肝，周围胆管常扩张。
斑点钙化多伴有，渐进强化于增强。
门脉分支可闭塞，肝叶萎缩相随伴。
多无背景肝硬化，甲胎蛋白亦正常。

口诀解读：周围型胆管细胞癌是指发生在肝内胆管上皮的恶性肿瘤，多发生在肝内末梢胆管，好发于肝左叶外侧段。通常发病无肝硬化背景，实验室甲胎蛋白正常。CT 是本病诊断首选检查方法，平扫表现为肝内边缘不清的低密度肿块（图 5-30A），肿块内或肿块周围可见不规则的胆管扩张，有时肿瘤内可见斑点状钙化灶，增强扫描动脉期强化不明显或不均轻度强化（图 5-30B），随时间的延长多数肿瘤强化程度逐渐增加（图 5-30C），于注射对比剂 10 分钟后可达到显著强化程度。此外，肿瘤附近肝叶萎缩和门静脉分支闭塞也是常见征象。

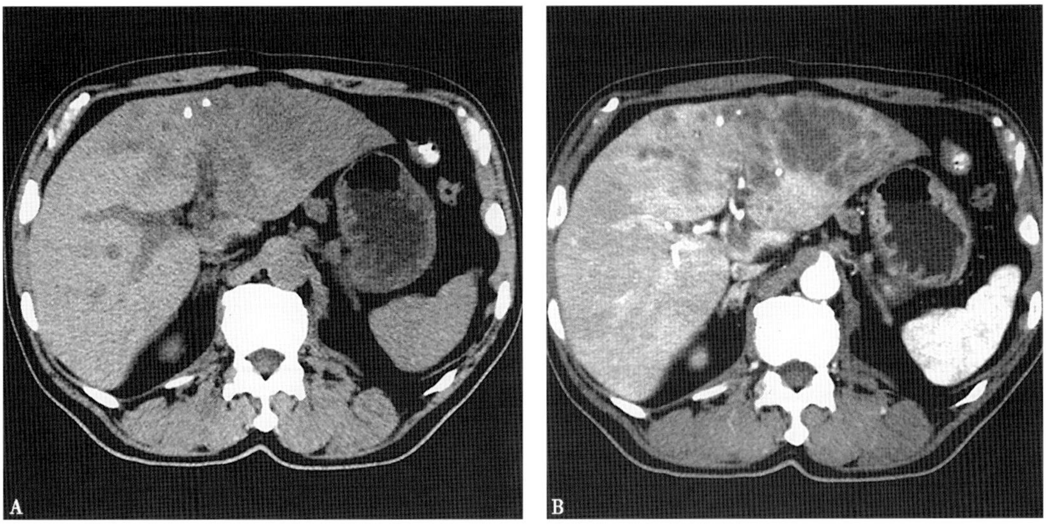

图 5-30 周围型胆管细胞癌

A. CT 平扫；B. CT 增强动脉期

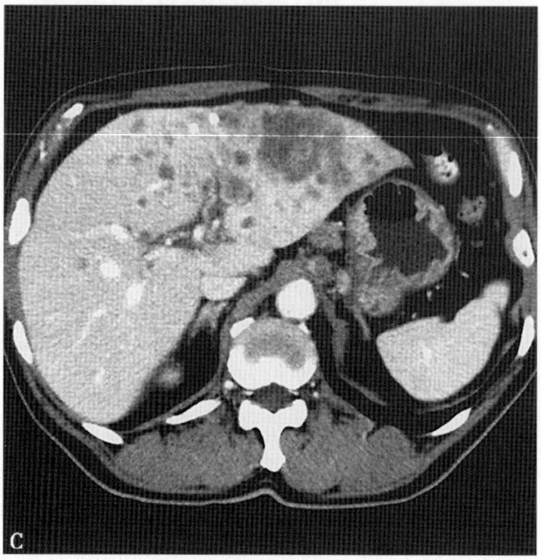

图 5-30 周围型胆管细胞癌（续）

C. 门静脉期，示肝左叶稍萎缩，S3 和 S4 段见大片稍低密度肿块，形态不规则，密度不均匀，内见粗点状钙化，增强扫描动脉期，病灶不均匀轻度强化，部分融合成团，门静脉期病灶延迟强化；肝内同时散在分布多发大小不等小结节，增强后呈环形强化，提示肝内转移，此外，肝门区、腹腔内可见增大转移淋巴结

二十二、肝转移癌

肝内单或多发灶，类圆低密于平扫。
环形强化边缘清，出血坏死常见到。
若问此病何特别，出现钙化相对高。

口诀解读：肝脏是转移性肿瘤的好发部位之一，全身各组织器官的恶性肿瘤均可经血行或淋巴途径转移至肝脏，形成肝转移癌。CT 是诊断肝转移癌的主要方法。CT 平扫显示肝内单发或多发圆形或分叶状低密度灶，大小不等，边缘光整（图 5-31A），增强扫描病灶显示更清楚，典型者可出现环状强化呈牛眼征（图 5-31B、C），肿瘤可有不同程度的坏死或出血，与其他肝肿瘤不同，肝转移瘤易出现钙化（图 5-31A），尤其结肠癌肝转移出现率最高。

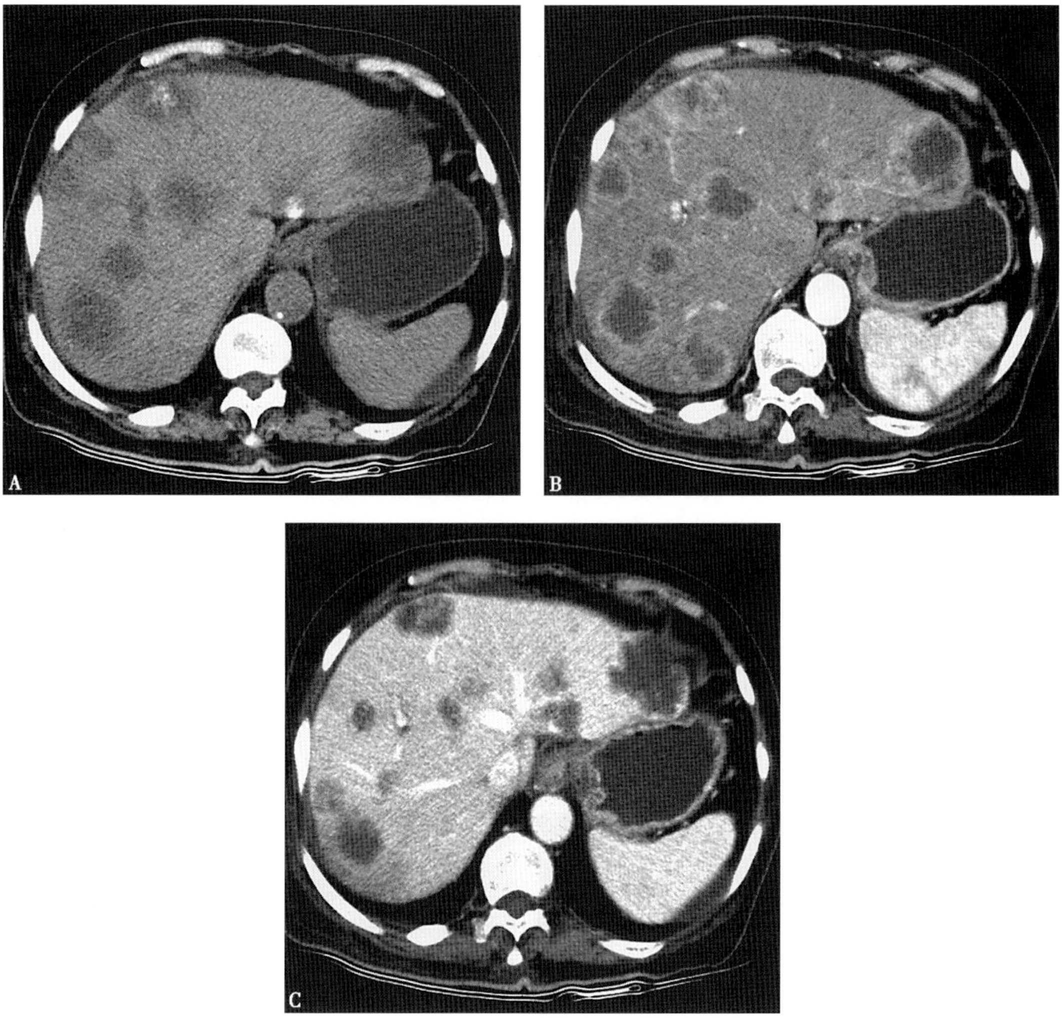

图 5-31　乙状结肠癌肝转移

A. CT 平扫，肝内分布多个类圆形低密度灶，部分病灶内可见钙化影；B. CT 增强动脉期，平扫所见低密度灶环形强化呈牛眼征；C. 门脉期，显示病灶在强化肝脏对比下边界更加清楚

二十三、急性胆囊炎

胆囊增大在体积，囊壁厚超三毫米。
周围组织伴水肿，强化明显胆囊壁。
特异邻近肝组织，一过强化动脉期。
胆囊结石常合并，少数可见液平气。

口诀解读：急性胆囊炎是由于结石梗阻、细菌感染、胰液反流等原因引起的胆囊急性炎症。发病年龄常见于45岁以下，临床表现为急性发作性右上腹痛，放射至右肩胛部，伴有畏寒、高热、呕吐。检查右上腹压痛、墨菲征阳性。超声显像是首选检查方法，CT通常不作为急性胆囊炎的常规检查方法，其主要表现为胆囊体积增大，直径＞5cm，胆囊壁弥漫性增厚超过3mm（图5-32A，图5-33A）伴周围水肿，增强扫描囊壁明显均匀强化（图5-32A），邻近肝组织于动脉期出现一过性强化（图5-33B）对本病有特异诊断价值。胆囊结石是引起急性胆囊炎主要原因，因此本症常于胆囊内可见高密度结石影，严重者胆囊坏死、穿孔，胆囊窝可见脓肿的液平，若为产气菌感染，则胆囊内和胆囊壁可见积气。MRI检查比较容易显示胆囊增大，胆囊壁增厚，增厚的胆囊壁因水肿而出现 T_1WI 低信号。T_2WI 高信号，胆囊内的胆汁含水量增加，T_1WI 呈低信号，T_2WI 为高信号。增强扫描胆囊壁明显强化，并可见三层囊壁结构，即黏膜层、浆膜层线状强化和中间不强化的水肿带。

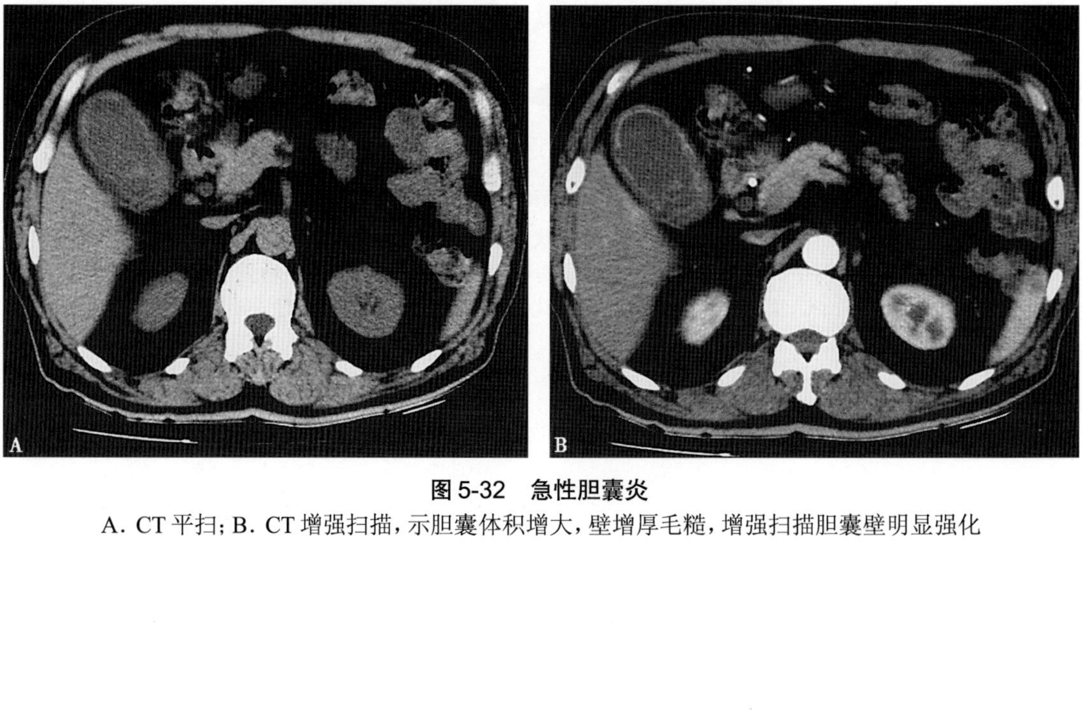

图5-32 急性胆囊炎

A. CT平扫；B. CT增强扫描，示胆囊体积增大，壁增厚毛糙，增强扫描胆囊壁明显强化

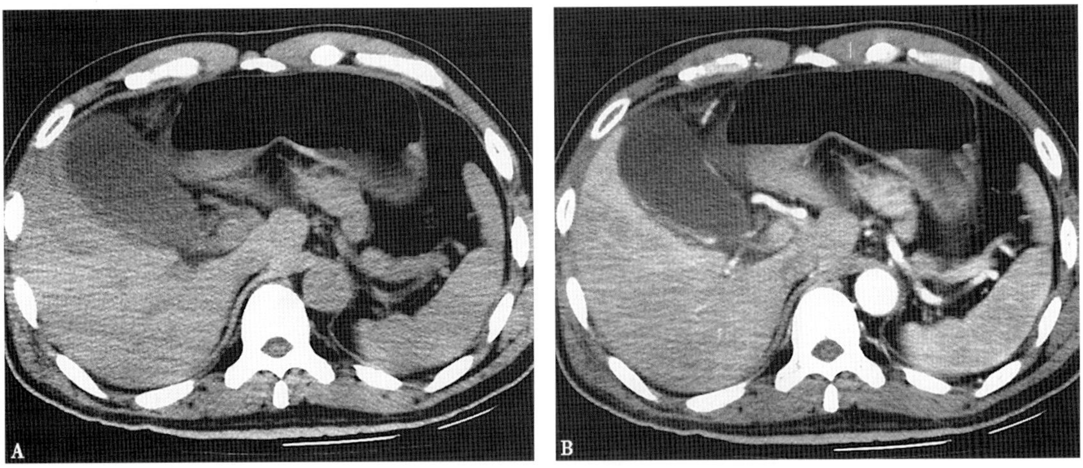

图 5-33 急性胆囊炎

A. CT 平扫; B. CT 增强扫描，示胆囊体积增大，壁增厚毛糙，增强后，黏膜层明显强化，邻近肝组织可见一过性强化

二十四、慢性胆囊炎

均匀增厚胆囊壁，或大或小胆体积。
合并胆石较常见，囊壁钙化有特异。

口诀解读：慢性胆囊炎多由急性胆囊炎反复发作发展而来。病理改变为纤维组织增生和慢性炎症细胞浸润，使胆囊壁增厚。CT 所见胆囊体积缩小（图 5-34），为胆囊萎缩所致，也

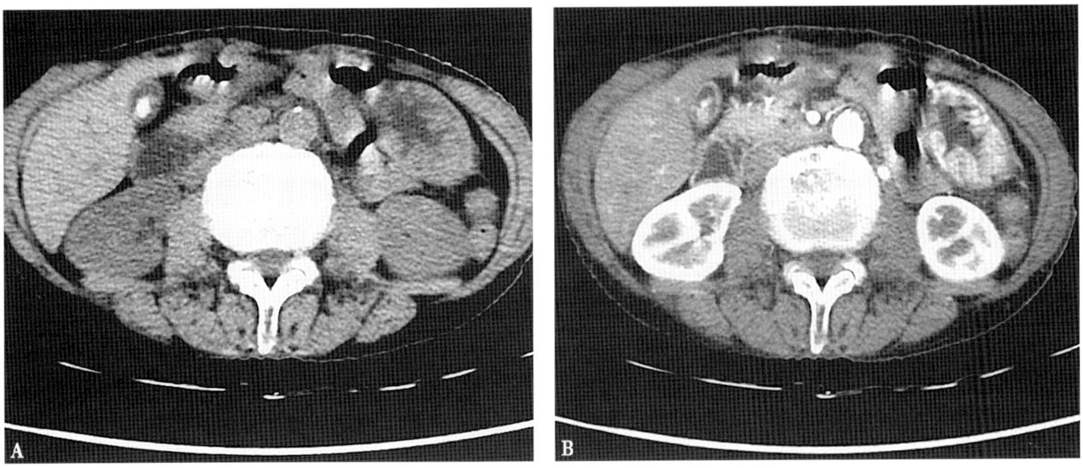

图 5-34 慢性胆囊炎

A. CT 平扫，示胆囊体积缩小，胆囊壁增厚，腔内可见结石影; B. CT 增强，示胆囊壁均匀强化，结石无强化

可体积增大，为胆囊积水引起。胆囊壁均匀增厚，但很少超过 5mm，若胆囊壁钙化（图 5-35），则对本病有特异诊断作用。此外，胆囊常合并结石，增强扫描胆囊壁中度强化，胆囊腔及结石无强化。

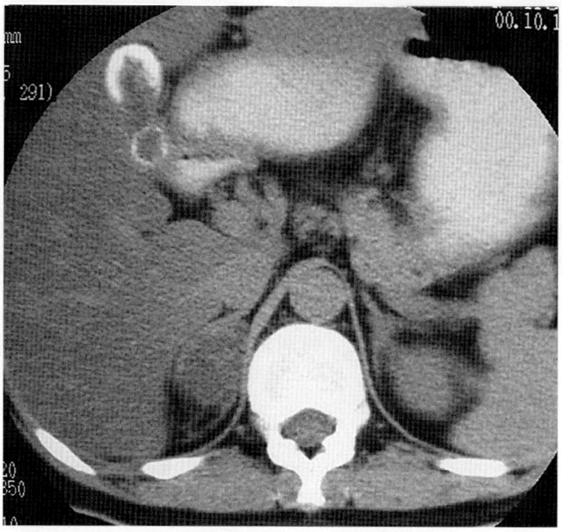

图 5-35 慢性胆囊炎

CT 平扫，示胆囊体积缩小，胆囊壁增厚并钙化

二十五、胆囊癌

肿瘤好发胆体底，不匀增厚胆囊壁。
形成肿块突腔内，明显胆囊全占据。
邻近肝脏常浸润，表现局部密度低。
增强肿块强化著，伴发胆梗进展期。

口诀解读：胆囊癌为胆系最常见的恶性肿瘤，原因不明，易发生于中老年人，好发于胆囊体或胆囊底部，CT 平扫可见胆囊壁不均匀增厚，形成肿块或结节突入腔内（图 5-36A），较大病灶可占据整个胆囊腔，增强扫描增厚的胆囊壁或肿块均明显强化（图 5-36B）。邻近肝实质常受浸润而出现低密度带，同时肿瘤直接侵犯胆管和肝门淋巴结转移压迫胆管而可引起梗阻性胆管扩张。MRI 检查与 CT 表现相似，表现胆囊壁增厚，胆囊内实质性肿块；T_2WI 肿块周围的肝实质可形成不规则高信号带，提示肿瘤侵犯肝脏。同时显示淋巴结转移和胆道扩张。

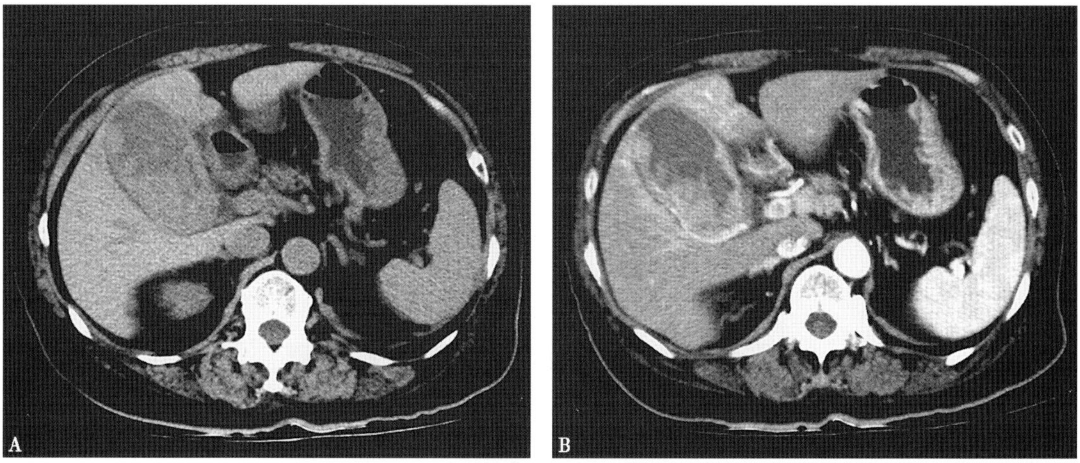

图 5-36 胆囊癌

A. CT 平扫；B. CT 增强扫描，示胆囊体积增大，胆囊壁不均匀增厚，并形成结节和肿块突入腔内；增强扫描胆囊壁及肿块明显强化

二十六、急性胰腺炎

胰腺肿大弥漫粗，胰周渗出变模糊。
单纯密度尚均匀，坏死可见低密度。
肾前筋膜多增厚，淀粉酶高要关注。

口诀解读：急性胰腺炎是胰蛋白酶原溢出被激活成胰蛋白酶引发胰腺及其周围组织自身消化的一种急性炎症，可分为急性水肿型（图 5-37）及坏死型（图 5-38）。前者多见，占

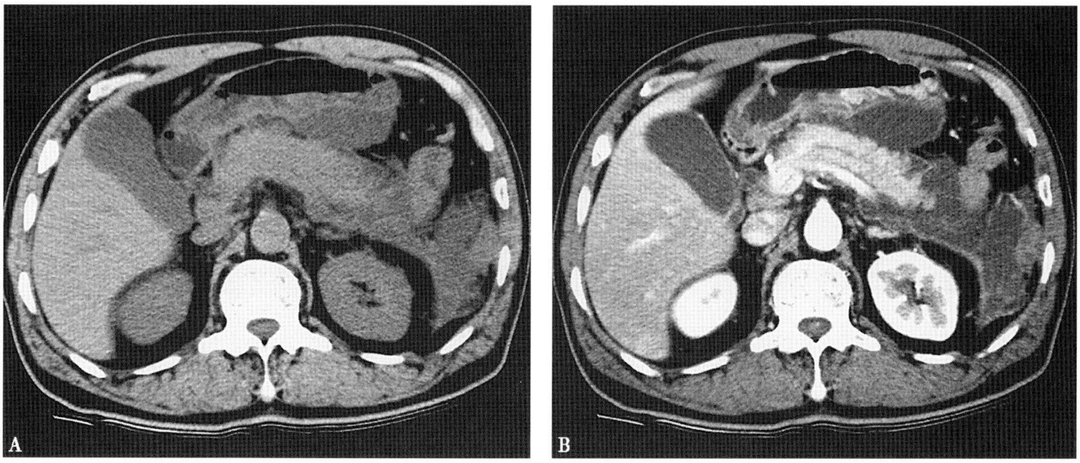

图 5-37 急性水肿型胰腺炎

A. CT 平扫；B. CT 增强，示胰腺弥漫性肿大，密度均匀，周围脂肪间隙模糊，可见条索影及包裹积液，同时肾前筋膜增厚，增强后胰腺均匀强化，未见明显坏死区

80%～90%。CT 检查对急性胰腺炎的诊断有重要作用，对了解病变的范围和程度很有帮助。典型者表现为胰腺弥漫性肿大，单纯水肿型密度均匀，坏死型常有片状低密度坏死灶，胰腺周围常伴蜂窝织炎并有渗出积液，导致胰周脂肪间隙消失，边缘模糊不清，邻近肾前筋膜增厚。部分坏死出血型尚可合并胰周脓肿及假性囊肿等。急性胰腺炎有明显上腹痛及上述影像表现者，结合淀粉酶升高，大多数都能作出诊断。

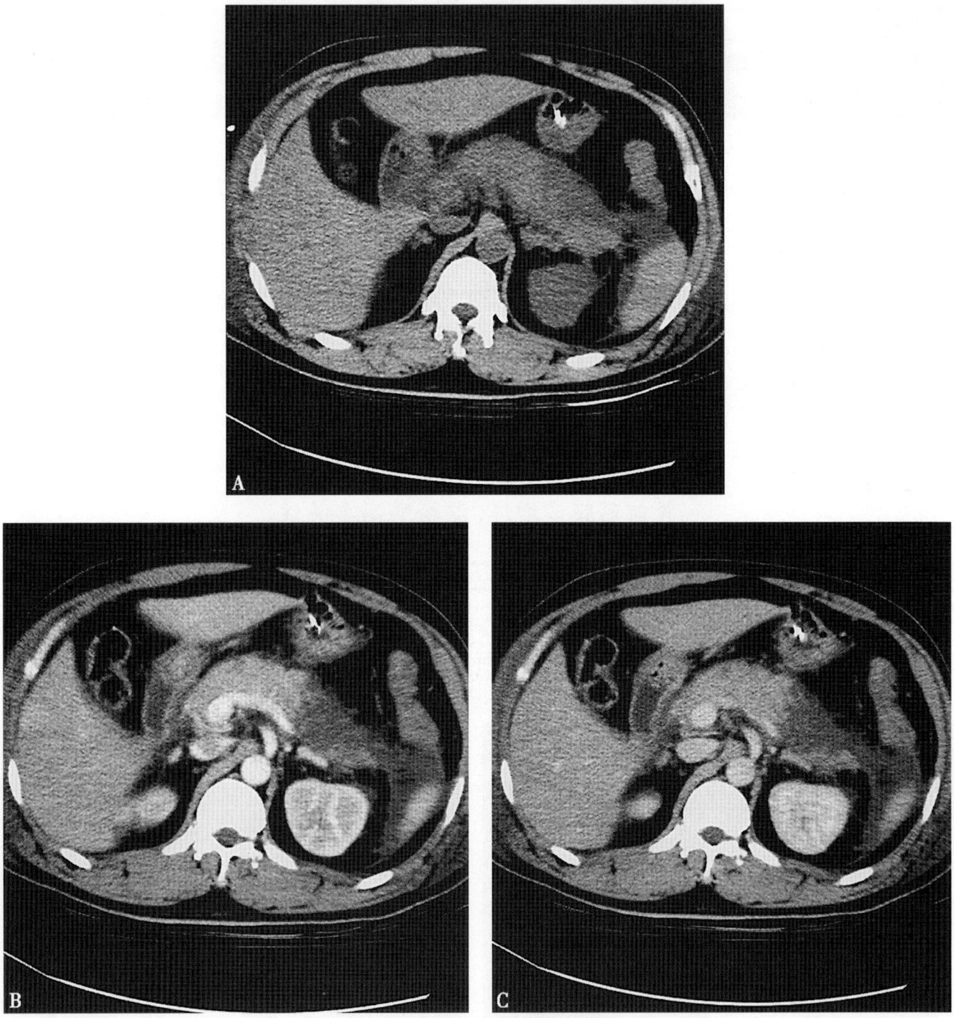

图 5-38　急性坏死型胰腺炎

A. CT 平扫；B. CT 增强动脉期；C. 静脉期，示胰腺弥漫性肿大，边缘模糊，胰周脂肪间隙可见索条状阴影，体尾部可见片状坏死低密度区，增强扫描动脉期及静脉期，体尾部坏死低密度区无强化，胰腺其余区域均匀强化

二十七、慢性胰腺炎

反复发作胰炎症，胰体萎缩不规整。
胰管扩张伴钙化，假性囊肿常形成。

口诀解读：慢性胰腺炎常由急性胰腺炎反复发作迁延而来，其发病与急性胰腺炎相似，多与胆系疾病有关，以胆汁逆流进入胰管为主要因素。本病多见于 40 岁以上成年男性，临床上患者多有反复发作上腹部疼痛，并常伴有胆系疾患。CT 扫描是慢性胰腺炎最佳影像学检查方法。平扫可见胰腺体积萎缩（图 5-39），边缘不规整，密度不均匀，胰管扩张内径超过 5mm，且粗细不均呈串珠状，胰腺和胰管出现钙化，其中胰管钙化是诊断慢性胰腺炎特异表现；增强扫描胰腺实质可有强化；此外，多数胰内或胰外常有假性囊肿形成。

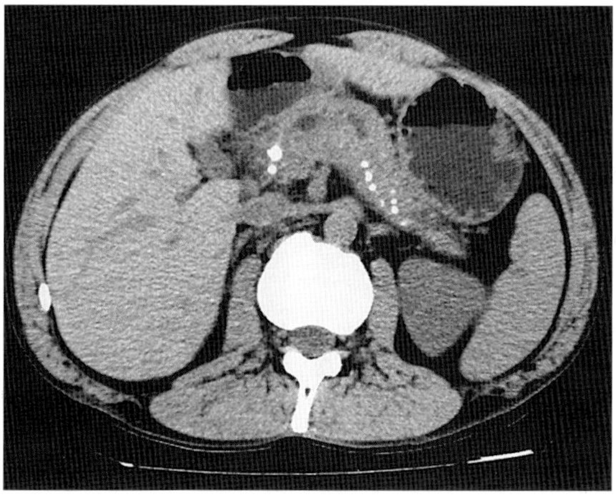

图 5-39 慢性胰腺炎
CT 平扫，示胰腺形态失常，胰体稍肿大，胰尾萎缩，胰腺内可见多发点片状钙化，同时胰管扩张

二十八、胰腺癌

癌灶好发胰头部，形成肿块局部突。
周围血管易侵犯，脏器受累较模糊。
胆总胰管常涉及，出现双管扩张粗。
肿瘤血供多缺乏，强化程度不显著。

口诀解读：胰腺癌为胰腺外分泌组织所发生的恶性肿瘤，好发于 40～70 岁的中老年人，男性多见。80% 癌肿发生在胰头部，其余在体尾部，少数呈弥漫性生长或多灶分布。临床症

状早期常不明显，随病变进展，可出现腹痛、黄疸、体重明显下降三大特征。CT 平扫及双期增强扫描是首选的影像学检查方法。CT 表现为：①胰腺局部增大、肿块形成(图 5-40A)：是胰腺癌主要和直接的表现。增大的局部胰腺前后径超过正常标准，胰腺正常光滑连续的外形因局部隆突而中断，肿块可呈分叶状，肿块的密度在平扫时与正常胰腺等密度，如肿瘤较大，其内常见低密度坏死区。胰腺癌为乏血供肿瘤，增强扫描密度增加不明显(图 5-40B)，而正常胰腺组织强化明显而使肿瘤显示得更清楚。②胰管扩张：胰管阻塞、肿瘤远端的主胰管扩张，甚至形成潴留性囊肿。③胆总管扩张：胰头癌常早期侵犯胆总管下端引起胆总管阻塞。梗阻近端胆总管、胆囊及肝内胆管均见扩张。胰管、胆总管均受累、扩张，形成“双管征”，是诊断胰头癌较可靠的征象。④肿瘤侵犯胰腺周围血管(图 5-40A、B)：与胰腺毗邻关系密切的大血管有肠系膜上动脉，肠系膜上静脉、脾动脉、脾静脉、腔静脉、门静脉、腹腔动脉及腹主动脉，胰腺癌侵犯血管表现为胰腺与血管之间的脂肪间隙消失，肿块包绕血管。⑤肿瘤侵犯周围脏器：胰腺癌易侵犯十二指肠、胃窦后壁、结肠、大网膜。十二指肠及结肠受累，CT 显示局部肠管壁增厚、僵硬并引起消化道阻塞、近端肠管扩张。胃窦后壁受累则见胃与胰腺的脂肪间隙消失，胃壁局限性增厚或肿块突入胃腔。胰腺癌侵犯大网膜致大网膜饼状增厚，常同时有腹膜种植转移而合并大量腹水。

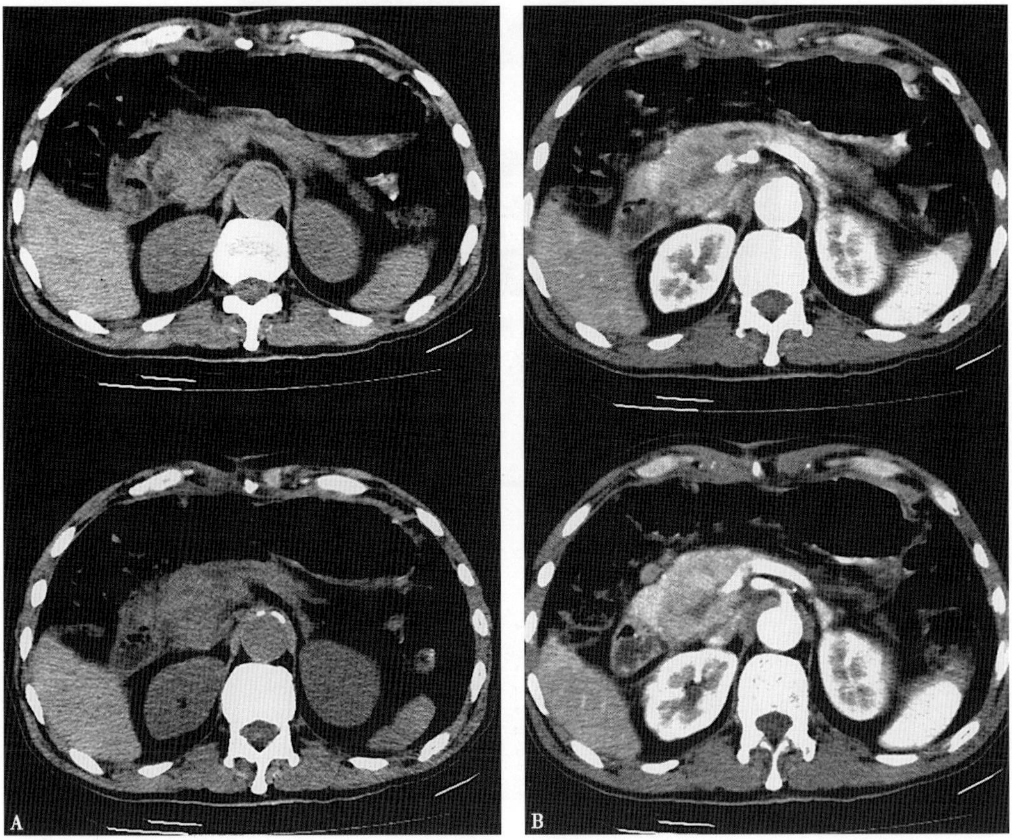

图 5-40 胰头癌

A. CT 平扫；B. 增强动脉期

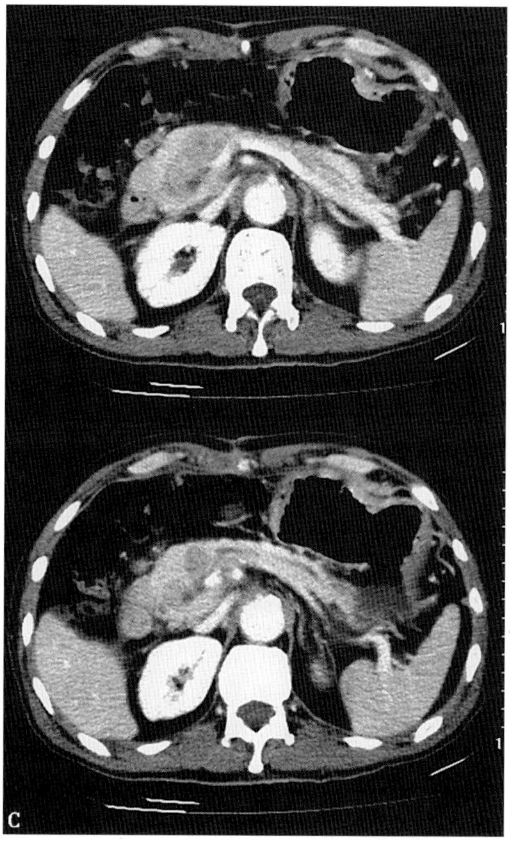

图 5-40 胰头癌（续）

C. 增强门静脉期，示胰头体积增大，呈等密度软组织肿块，增强扫描动脉期呈不均匀中度强化，强化程度低于正常体尾部，门静脉期仍呈低密度，边缘模糊，病灶包埋肝固有动脉及肠系膜上静脉近段，胰管及胆总管轻度扩张

二十九、胰岛素瘤

肿瘤常发胰尾体，病灶大多小而细。
增强动脉强化著，持续强化门脉期。
此病中年多为见，临床反复血糖低。

口诀解读：胰岛素瘤是起源于胰岛 β 细胞的肿瘤，是功能性胰腺内分泌肿瘤中最常见的一种，约占胰岛细胞瘤的 80%，多为良性，约 10% 为恶性。好发于 40～60 岁中年人，20 岁以下极少见。因分泌过多胰岛素，临床主要表现为反复发作性低血糖。肿瘤多为单发，好发于胰体尾部，病灶一般较小，直径常小于 3cm。CT 是胰岛素瘤主要检查方法，平扫病灶呈低密度或等密度（图 5-41A），动脉期明显均匀强化，边界清楚（图 5-41B），门静脉期持续强化（图 5-41C）或变成等密度。

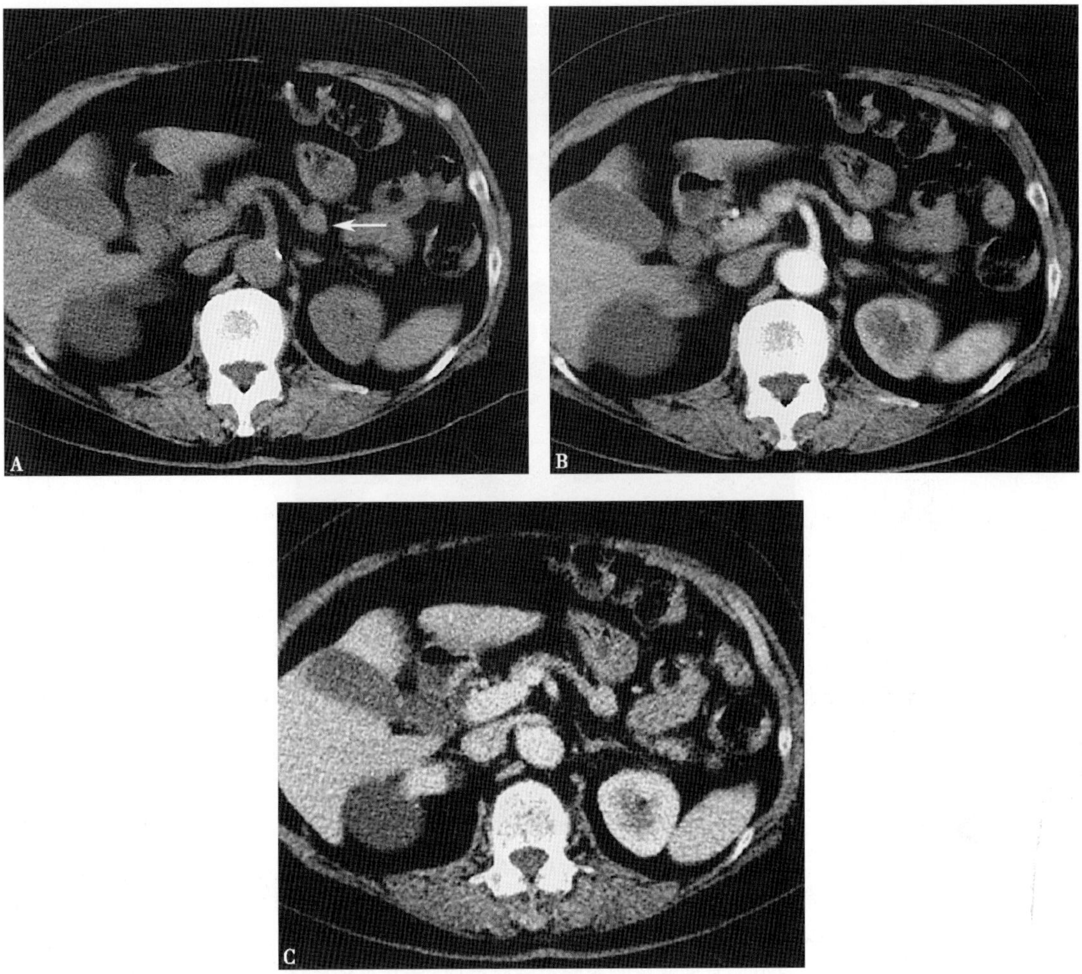

图 5-41 胰岛素瘤

患者有低血糖休克病史

A. CT 平扫; B. CT 增强动脉期; C. 门静脉期。示胰体内等密度结节(白箭头),突出胰腺轮廓外,增强扫描动脉期强化明显,静脉期仍持续强化

三十、脾血管瘤

血管瘤,发脾脏,病灶孤立或弥漫。
块状密度等或低,囊状低密钙化伴。
增强表现有特异,早出晚归可诊断。

口诀解读: 脾血管瘤为脾脏最常见的良性肿瘤。多为海绵状血管瘤或毛细血管扩张的血管构成。可多发,也可单发,临床一般无症状,多为体检时偶然发现,较大的血管瘤可表

现为腹部胀痛感。少数患者可因脾血管瘤破裂以急腹症就诊。CT 检查对大多数血管瘤都能作出明确诊断。当与其他疾病不能鉴别时，MRI 可提供附加诊断信息。CT 平扫块状血管瘤呈均匀的低或等密度，有清晰的边缘，囊状血管瘤表现为等密度的实性肿块内有多个囊性低密度区，少数有斑点状或环状钙化，增强扫描表现“早出晚归”强化方式与肝血管瘤十分相似，即早期肿块边缘结节状强化，继之向心性充填，延迟期均匀等密度强化（图 5-42）。

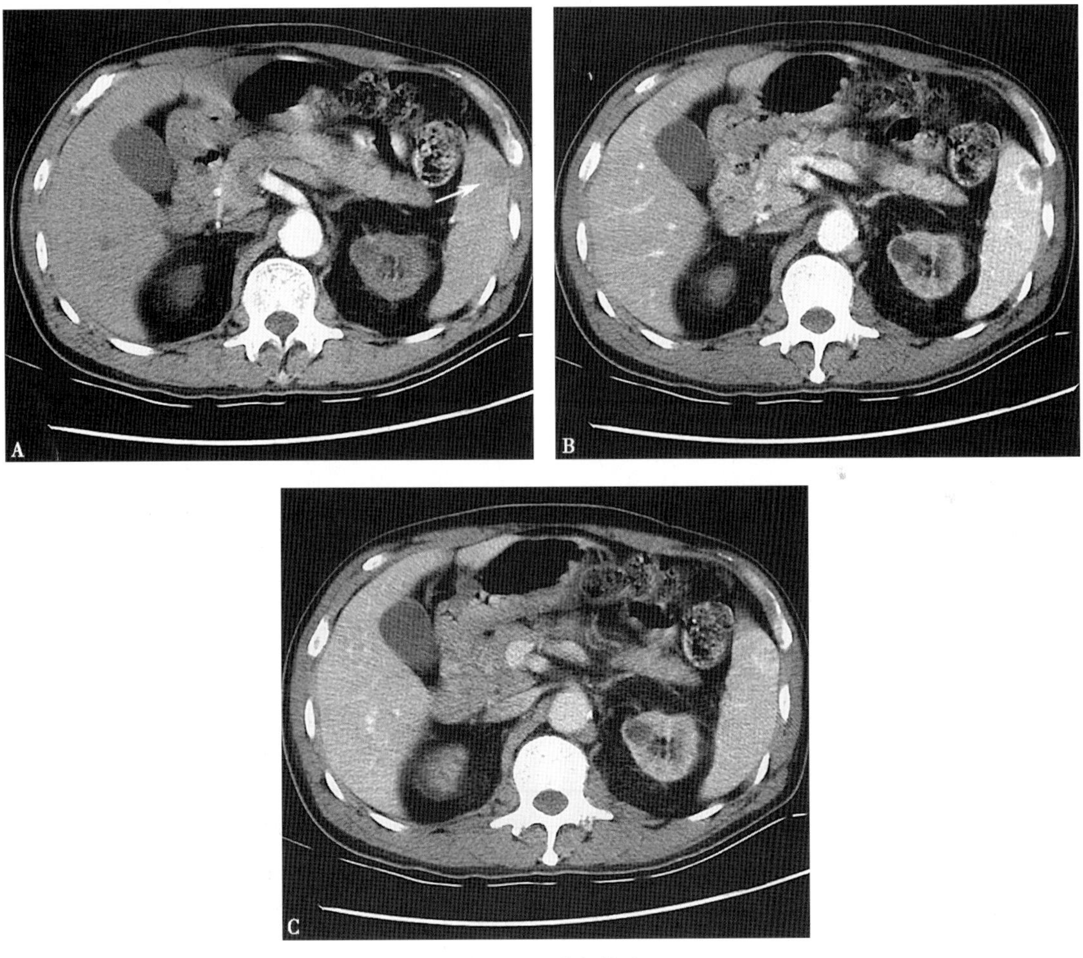

图 5-42　脾血管瘤

A. CT 平扫，示脾前部可见一类圆形稍低密度肿块（白箭头），边缘清楚；B. CT 增强动脉期，示病灶边缘显著结节状强化；C. 门静脉期，示造影剂逐渐向中心填充，呈“早出晚归”强化方式

三十一、脾淋巴瘤

淋巴瘤，累及脾，弥漫增大脾体积。
单发多发低密灶，增强之后变清晰。
原发继发可侵犯，继发全身已累及。
脾门以及腹膜后，淋巴结大要留意。
诊断临床需结合，影像大多无特异。

口诀解读： 脾淋巴瘤是脾脏较常见的恶性肿瘤，可以原发于脾或继发于全身淋巴瘤，以后者较为多见。病理学上淋巴瘤可以是霍奇金或非霍奇金淋巴瘤，这两种淋巴瘤均可累及脾脏。CT、MRI 检查对脾淋巴瘤均有一定诊断价值。CT 平扫可见脾弥漫性增大，脾脏内可见单发或多发低密度灶，边界不清（图 5-43A），增强后低密度灶与正常脾组织密度差别增大，显示更为清楚（图 5-43B）。继发者除以上征象外，全身有恶性淋巴瘤浸润，同时还可见脾门及腹膜后淋巴结肿大。MRI 病灶在 T_1WI 上呈等或等、低混杂信号，在 T_2WI 上呈混杂稍高信号，增强后病灶轻度强化，与明显强化的正常脾实质相比呈边界清楚的地图状低信号。脾淋巴瘤的影像学表现大多没有特异性，必须结合其他临床资料，必要时需做穿刺活检明确。

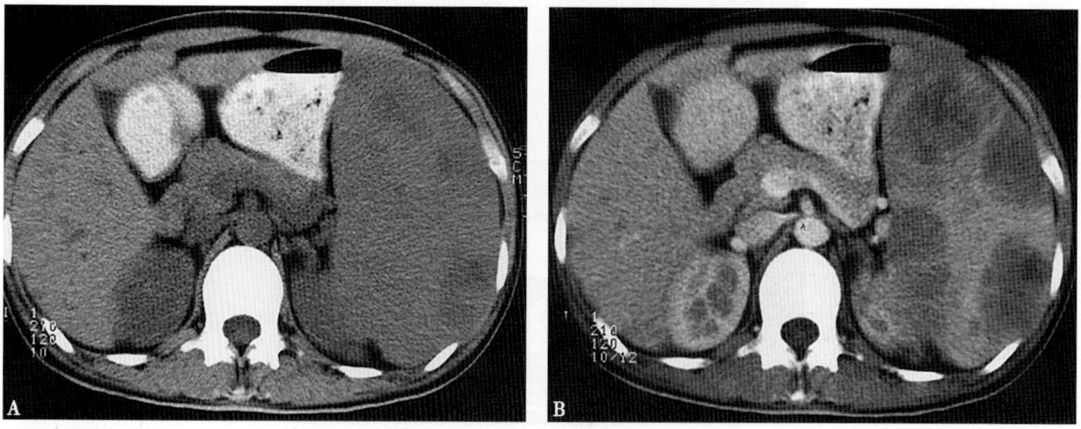

图 5-43 脾非霍奇金淋巴瘤

A. CT 平扫，示脾体积显著增大，内可见多发不规则稍低密度影，境界欠清；B. CT 增强动脉期，示增强后低密度灶轻度不均匀强化，与正常脾组织密度差别增大，显示更为清楚

三十二、胃肠道穿孔

胃肠穿孔产气体，积聚膈下呈游离。
典型新月透光影，腹部检查立位宜。
诊断病史需询问，密切临床误诊低。

口诀解读：胃肠道穿孔是胃肠道溃疡、癌肿、炎症等疾病的严重并发症，尤以胃及十二指肠溃疡穿孔最为常见。腹部透视及立位腹部平片是诊断胃肠道穿孔最简单而有效的方法。膈下游离气体为主要 X 线征象，典型表现为一侧或双侧膈下新月状或线条状透光影（图 5-44），边界清楚，其上缘为光滑整齐的膈肌，下缘可为肝、脾上缘。除了上述 X 线征象外，患者通常有突发剧烈腹痛典型症状，因此密切结合临床将有助于本病的准确诊断，同时由于人工气腹、腹部手术后不久或输卵管通气术后也可造成膈下游离气体，因此详细询问病史对减少误诊有好处。

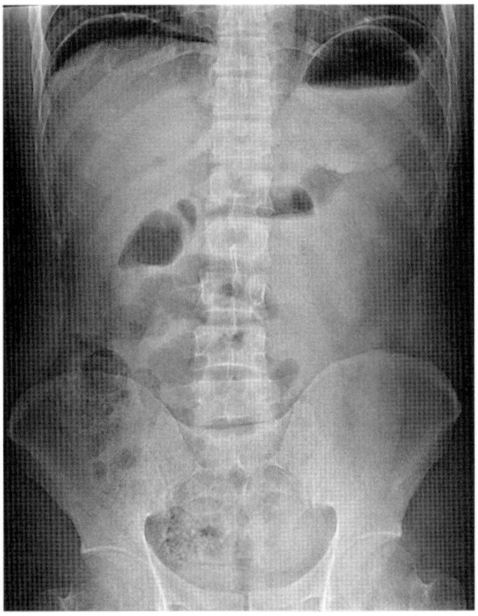

图 5-44 胃肠道穿孔
腹部立位片，示双膈下新月状游离气体

三十三、机械性单纯性小肠梗阻

小肠扩张气液积，液平排列如阶梯。
透视肠管频蠕动，远端肠内无气体。
肠袢若是大跨度，低位梗阻应怀疑。
CT 检查有优势，病因大多分清易。

口诀解读：单纯性小肠梗阻是肠梗阻最常见的一种，发病的原因包括各种原因引起的肠粘连、小肠炎症狭窄、肠腔内肿瘤等，其中肠粘连引起者最为常见。腹部常规站立位和仰卧位片为首选的检查方法。典型 X 线表现有：①小肠扩张积气：由于单纯性小肠梗阻属非闭袢性梗阻，无系膜牵拉，因此积气肠曲舒展，横贯于腹腔大部，常在上中腹部呈现层层地平行排列、互相靠拢。肠管内在气体衬托下，显示弹簧样黏膜皱襞或皱襞稀少。②肠腔内积液：立位检查可见肠腔内有多个液平面，液平面较短，肠腔内气柱高。液平面相互间呈阶梯状排列（图 5-45）。由于肠壁血运无障碍，肠张力不降低，透视下小肠蠕动增强，液平面随蠕动而上下波动。③梗阻远端肠腔萎陷，无气或仅见少量气体。④大跨度肠袢：通常是低位梗阻，特别是回肠中、下段梗阻的 X 线征象。在卧位腹部平片上表现为空、回肠胀气扩大，充气肠曲跨越距离超过整个腹腔横径一半以上，立位片上表现为高低不等的液平面，液面长度大都在 3cm 以上。CT 检查虽不是诊断本病的主要方法，但通过检查大多能找到梗阻点并分清梗阻的病因。

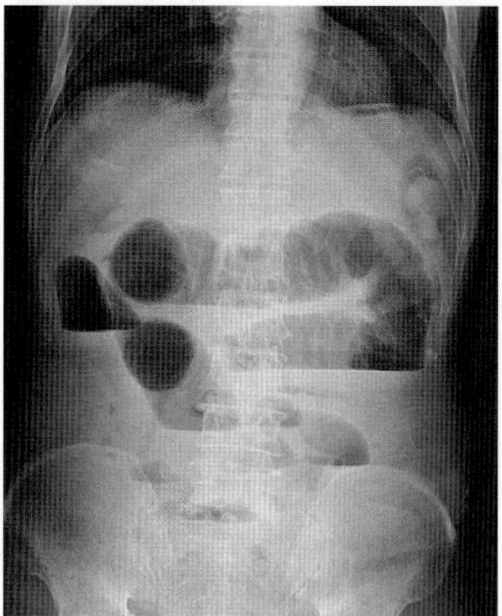

图 5-45　机械性单纯性小肠梗阻
腹部立位片，示中腹部小肠扩张，并见多个阶梯状气液平面

三十四、麻痹性肠梗阻

大肠结肠胃胀气，肠内无或少液体。
腹部术后最多见，肠蠕减弱肠鸣息。

口诀解读：麻痹性肠梗阻多见于腹部手术后，X 线表现为胃、小肠及结肠普遍扩张，其中以结肠胀气较明显（图 5-46），与机械性肠梗阻相比，麻痹性肠梗阻肠腔内无液体或仅有少量液体，透视可见肠管蠕动明显减弱或完全无蠕动，而临床听诊肠鸣音减弱或消失。

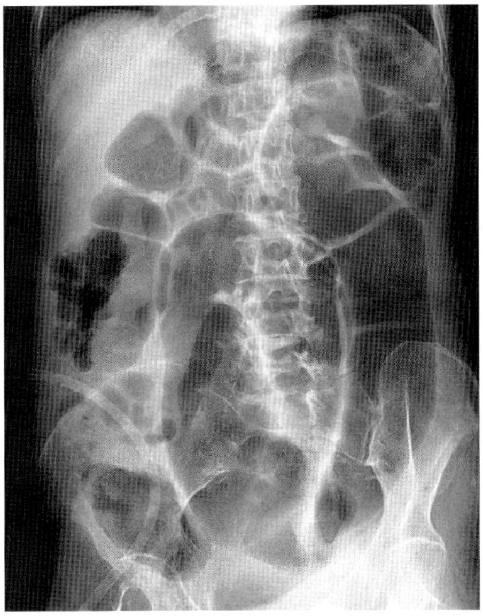

图 5-46　麻痹性肠梗阻
腹部站立位片，示腹部肠管普遍扩张，以结肠明显，最宽径达 8cm，未见明显气液平面

第六章 泌尿系统与肾上腺疾病

一、肾盂输尿管重复畸形

重复肾盂输尿管，后者部分或全段。
重复肾盂列上下，头侧半肾积水常。

口诀解读：肾盂输尿管重复畸形为一个肾脏分为上、下两部，各有一套肾盂和输尿管。静脉肾造影是确诊本病的主要检查方法，表现为同一侧肾区有两套肾盂、肾盏和输尿管，并见两条输尿管于中途相互汇合（图 6-1）或分别汇入膀胱，通常与下肾盂相连的输尿管在膀胱开口位置正常，而上肾盂之输尿管为异位开口，异位输尿管口常发生狭窄，导致上肾盂、输尿管常积水。

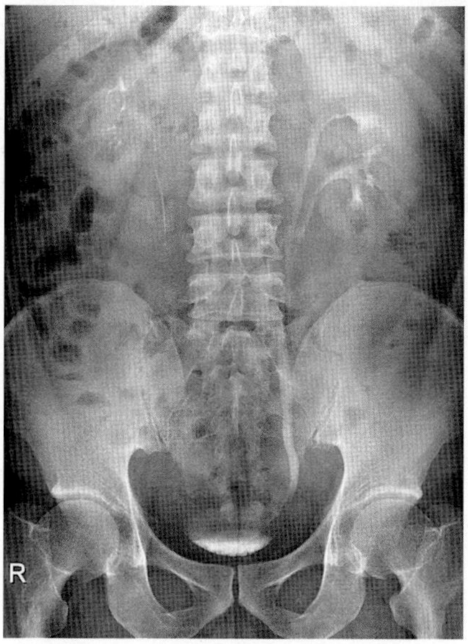

图 6-1　左侧肾盂输尿管重复畸形
静脉肾造影，示左侧肾区两套肾盏、肾盂和输尿管，两条输尿管于中途相互汇合而入膀胱，同时上肾盂可见扩张积水

二、肾结石

肾窦区域致密影，形态各异边缘清。
数目大小不一致，确诊首选肾造影。
较大体积易梗阻，密度较低呈负影。

口诀解读：肾结石在泌尿系结石中居首位，好发年龄为 20～50 岁，男多于女，患者常以疼痛、血尿就诊。疑肾结石者初查应首选 KUB 平片，确诊则需行静脉肾盂造影。KUB 平片上，肾结石大多数为阳性结石，表现为肾窦区域或其邻近部位的高密度影（图 6-2A），数目可单个或多个，大小不等，密度可均匀一致、分层或浓淡相间，可呈类圆、三角形、鹿角或珊瑚状及桑葚状多种形态，大多数边缘清楚锐利，较大结石易梗阻而致肾积水（图 6-2B）。部分肾结石密度较低，平片不能显示，在静脉肾造影上可表现为负性充盈缺损影（图 6-3）。

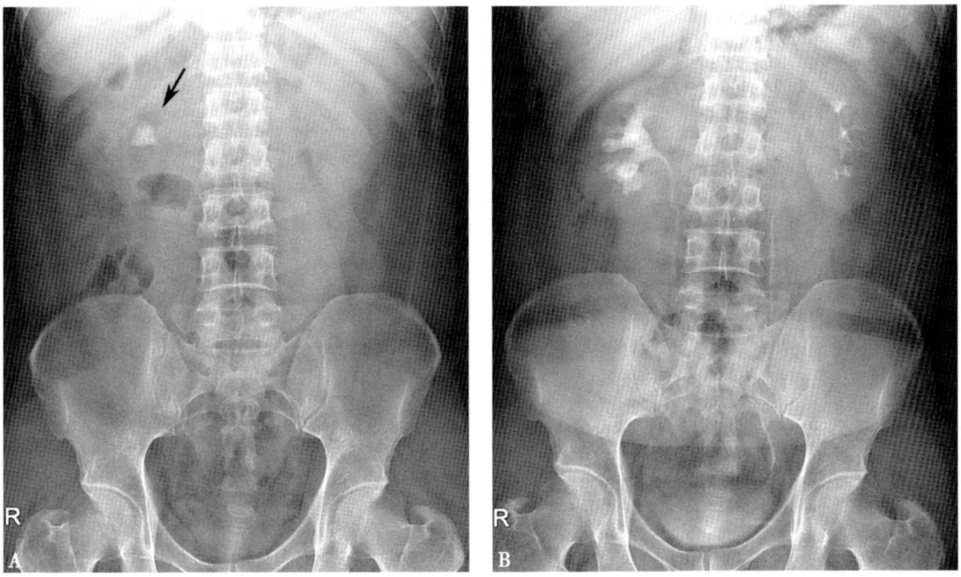

图 6-2　右肾结石伴右肾积水

A. KUB 平片，示右上腹一不规则状致密影（黑箭头）；B. 静脉肾盂造影，示平片所见致密影位于右肾盂内，同时右肾伴积水表现

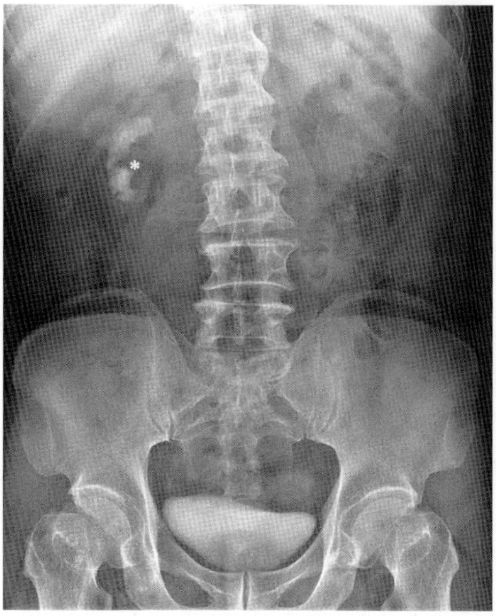

图 6-3 右肾阴性结石伴肾积水

B 超提示右肾结石

静脉肾盂造影，示右肾盂负性充盈缺损影（白 *），肾盏同时呈积水表现

三、肾结核

一侧实质先受侵，形成空洞干酪性。
进展空洞常扩大，破坏肾盏边欠清。
肾盂肾盏呈积水，皆因盂盏窄变形。
功能受损渐减退，晚期自截见钙影。

口诀解读：肾结核是结核分枝杆菌通过血行侵入肾脏而形成的肾内感染灶。多见于 20～40 岁青壮年，大多数单侧发病。早期可全无症状，尿频、尿急、血尿或脓尿为典型临床表现。CT 平扫及增强扫描是肾结核常用的影像检查方法。早期结核分枝杆菌侵及一侧肾实质，形成肾实质内干酪性空洞，表现为肾实质内局限性低密度灶，增强扫描可见对比剂进入。进展期干酪性空洞扩大，破坏肾盂肾盏，形成多个边界模糊的囊状低密度影（图 6-4）。肾结核后期出现愈合过程的纤维性改变，造成肾盂肾盏变形狭窄，从而继发肾积水。晚期病变肾脏广泛钙化，肾功能逐渐减退，若肾功能消失，称自截肾（图 6-5A），此时增强检查无强化（图 6-5B）。

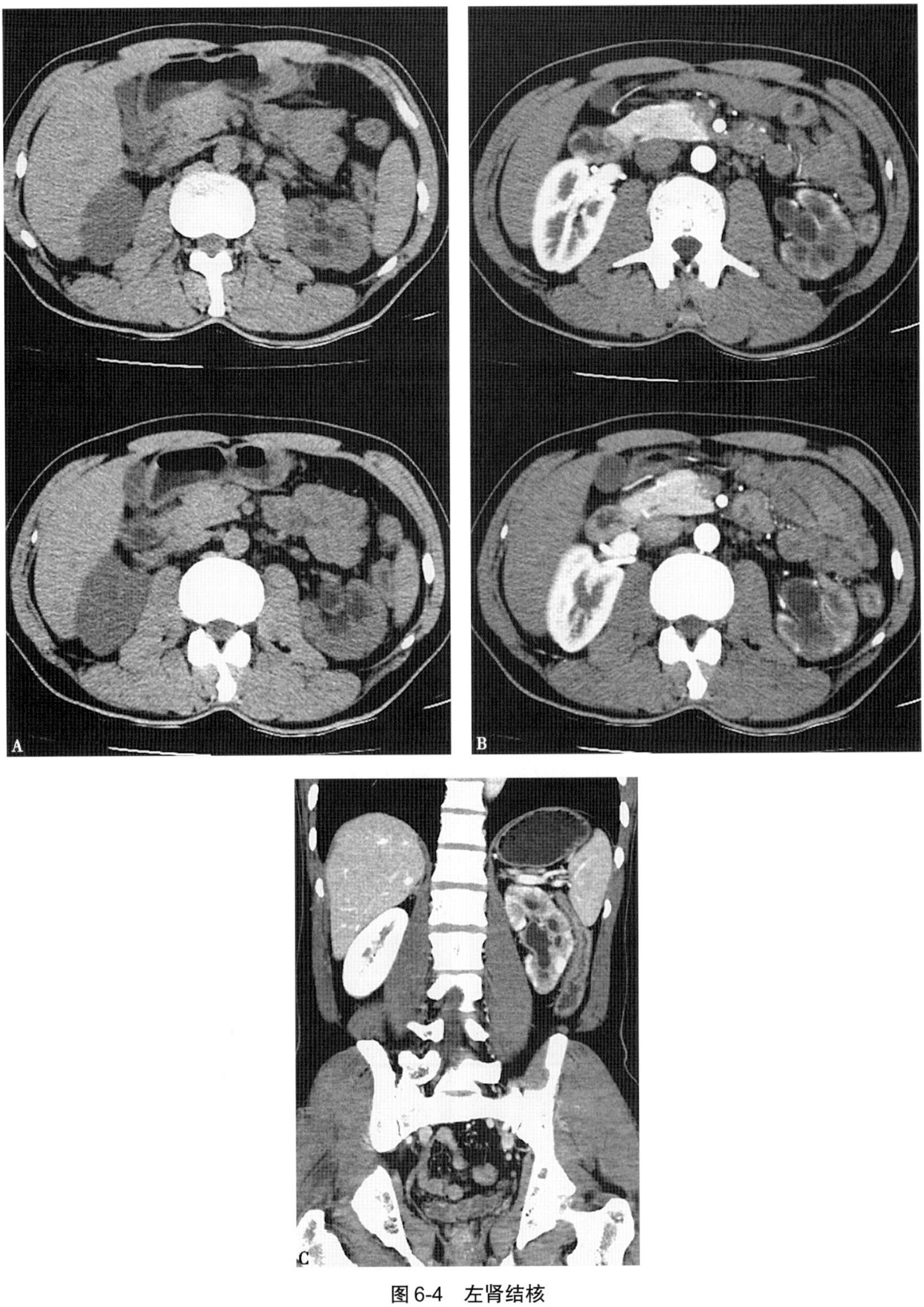

图6-4　左肾结核

A. CT平扫；B. 增强动脉期；C. 增强静脉期，示左肾实质内多发低密度干酪性空洞影，增强扫描边缘轻度强化，肾实质强化程度较右侧低，左肾盂及输尿管近端积水扩张

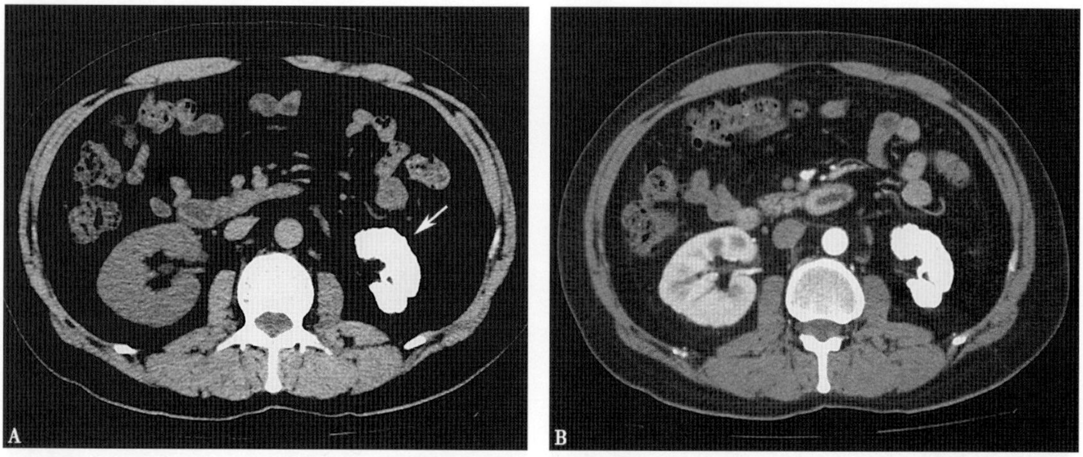

图 6-5　左侧自截肾

A. CT 平扫，示左肾萎缩并完全钙化（白箭头）；B. 增强动脉期，左肾未见强化

四、肾血管平滑肌脂肪瘤

血管脂肪平滑肌，三种组织按比例。
肿瘤密度低混杂，强化显著且持续。
典型瘤内含脂肪，若有确诊应无疑。

口诀解读：肾血管平滑肌脂肪瘤又称肾错构瘤，是肾脏最常见的良性肿瘤，由成熟脂肪组织、血管和平滑肌以不同比例构成。发病年龄多为中年，女性多见，通常无症状或以腰痛、触及肿块或血尿就诊。CT 和 MR 扫描都可用于本病的诊断。CT 平扫表现为混杂低密度肿块，内可见脂肪成分（图 6-6A，图 6-7A），CT 值 −20Hu～−80Hu，具有一定特征性。增强扫

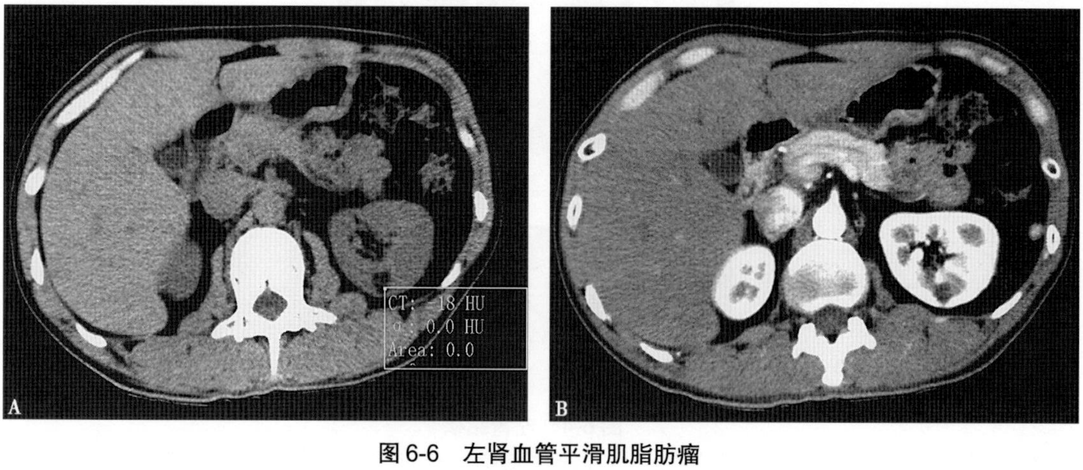

图 6-6　左肾血管平滑肌脂肪瘤

A. CT 平扫；B. 增强检查，示左肾中后部实质内类圆形低密度影，边界清晰，密度不均，内可见脂肪密度，增强后病灶呈明显强化

描，非脂肪部分呈明显、持续强化（图 6-6B，图 6-7B、C）。MR 平扫肿瘤呈混杂信号肿块，脂肪性高信号可为脂肪抑制技术所抑制，增强扫描同 CT 所见类似。

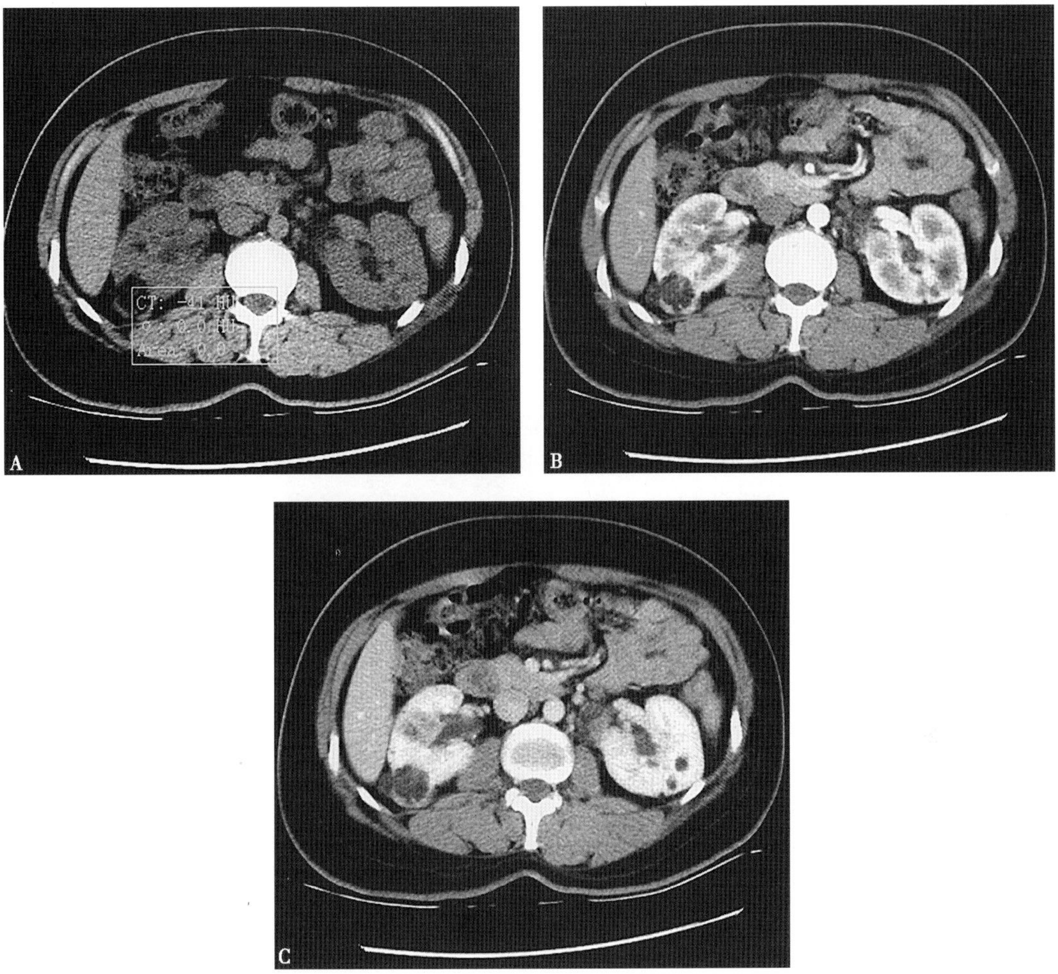

图 6-7　双肾血管平滑肌脂肪瘤

A. CT 平扫；B. 增强皮质期；C. 增强实质期，示双肾可见大小不等类圆形低密度影，部分病灶内有脂肪密度影，包膜均完整，增强皮质期，病灶明显不均匀强化，实质期强化持续

五、肾细胞癌

常见肾脏上下极，分叶肿块实质起。
较大突出轮廓外，伴发坏死出血易。
部分病灶见钙化，形态不规或砂粒。
强化明显快进出，相比正常实质低。
肾门肿大淋巴结，瘤栓定性有意义。

口诀解读：肾细胞癌简称肾癌，是来源于肾小管上皮细胞的恶性肿瘤。组织学上分为透明细胞癌、乳头状癌、嫌色细胞癌、集合管癌和未分类癌五个亚型，其中约70%为透明细胞癌。多发生于40岁以后，男性较女性多见，易发生在肾的上极或下极。临床主要表现为血尿、肾区痛和肿块。怀疑本病者可首选超声检查，CT是B超发现本病后需进一步明确诊断和分期常用的检查方法。平扫肾实质可见类圆形或分叶状肿块，边界清楚，肿瘤较小时，肾轮廓正常，密度略低而均匀，肿瘤较大时常突出肾轮廓外（图6-8A），密度多因常有出血、囊变坏死而不均匀，部分肿瘤尚可见钙化，呈不规则状或砂粒状。增强扫描病灶呈不均匀强化，但强化程度低于正常肾实质（图6-8B、C）。肿瘤晚期除向周围蔓延侵犯邻近结构外，还经淋巴转移使肾门及腹膜后淋巴结肿大，经血行转移可形成肾静脉和下腔静脉瘤栓，因此肾门淋巴结肿大及静脉瘤栓出现对定性诊断有意义。

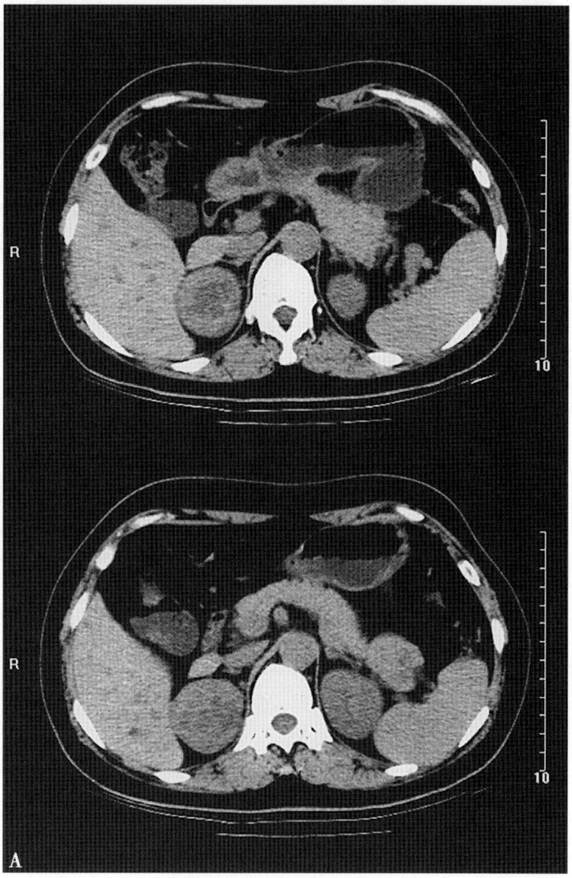

图6-8 右肾细胞癌
A. CT平扫

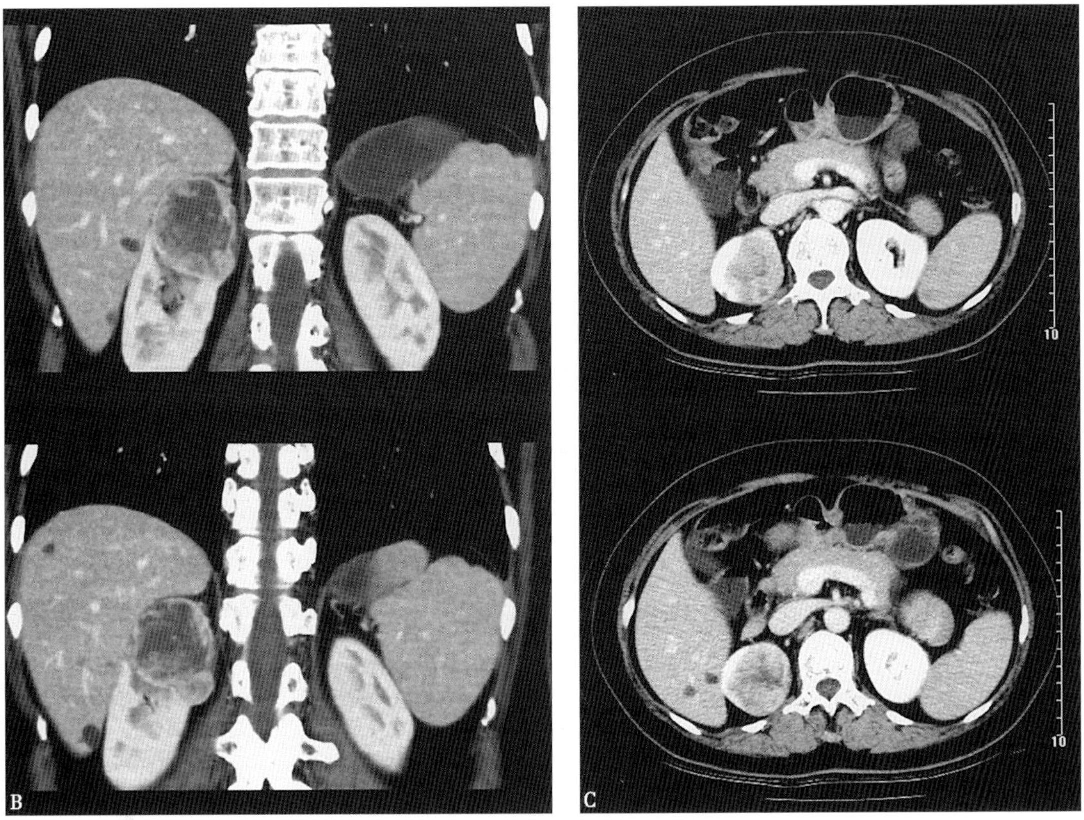

图 6-8 右肾细胞癌（续）

B. 增强皮质期；C. 增强实质期，示右肾上极类圆形软组织肿块，局部突出肾轮廓外，密度不均，增强扫描肿块明显不均匀强化，动脉期和静脉期强化程度均低于正常肾实质，其中可见无强化坏死

六、肾母细胞瘤

肾肿瘤，起幼年，肾胚胎瘤诊断先。
巨大肿块伴钙化，钙化条片位周边。
增强强化不显著，液化坏死却常见。
周围受压肾实质，环状强化较明显。

口诀解读：肾母细胞瘤又称 Wilms 瘤或肾胚胎瘤，是年幼儿童腹部最常见的恶性肿瘤。好发年龄最多见于 1～3 岁。临床上典型表现为腹部肿块，半数以上患儿伴有高血压，血尿较为少见。怀疑肾母细胞瘤者应首选超声检查，发现病变后可再行 CT 或 MRI 检查。CT 平扫可见肾区巨大占位性肿块，密度低而不均，内可见斑片状、裂隙状更低密度的液化坏死灶（图 6-9A），低密度坏死灶边缘或肿块周边可见条片状钙化。增强扫描肿块轻度不均匀强

化，其内液化坏死区不强化（图 6-9B）。周围受压变薄肾实质呈明显环状强化。MRI 肿瘤表现类似 CT 检查所见，肿块在 T_1WI 和 T_2WI 上均呈混杂信号，增强检查可显示明显受压变薄的肾实质发生强化并围绕在肿瘤的周围。

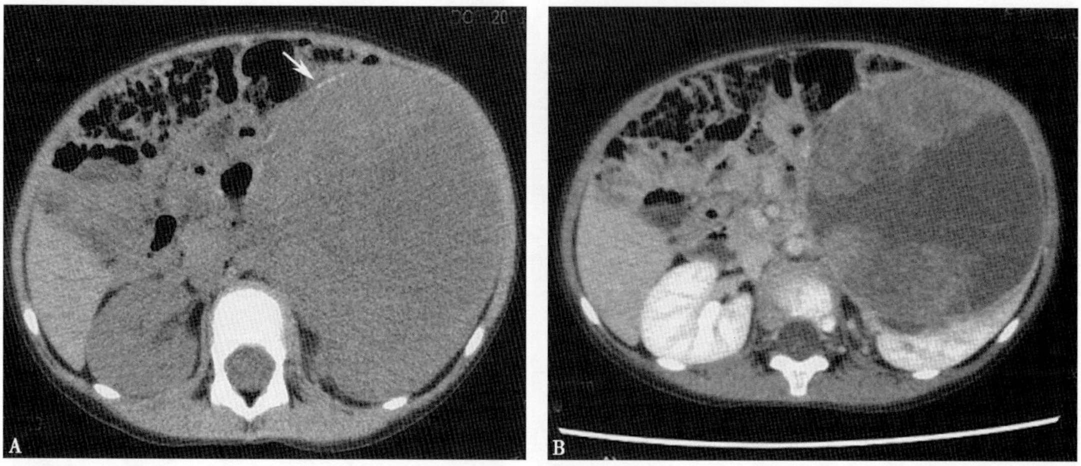

图 6-9 左肾母细胞瘤

A. CT 平扫；B. 对比增强，示左肾巨大软组织密度肿块，密度欠均匀，边缘隐约见钙化影（白箭头），增强扫描后呈轻、中度强化，中央可见无强化坏死区，左肾受压变扁

七、肾盂癌

肾盂肿物影，实质可受侵。
早期较局限，少有肾变形。
较大易梗阻，部分转移行。
血供本缺乏，强化程度轻。
男性占主要，多见中高龄。

口诀解读：肾盂癌是起源于尿路上皮的恶性肿瘤。90% 为移行细胞癌，以 50～70 岁最多见，男女之比为 3∶1。典型临床表现为无痛性全程血尿，可并有肋腹部痛，大的肿瘤或并有肾积水，还可触及肿块。静脉肾盂造影对肾盂、肾盏的小病变较敏感，表现为固定不变的充盈缺损，为检查的首选，CT 检查多作为静脉肾盂造影后的进一步影像检查方法，平扫和增强 CT 及 CTU 检查可很好显示病变，进行定性诊断与分期诊断。早期肾盂癌 CT 表现为肾盂肾盏内结节或肿块，密度高于尿液而低于肾实质（图 6-10A），周围肾窦脂肪受压，邻近肾实质可局限受侵，肾外形大多无改变，中晚期较大病变易引起肾盂或肾盏梗阻而出现积水表现，部分癌灶可种植至输尿管和膀胱或发生远处转移。增强检查，因肿瘤少血供，多数呈轻至中度强化（图 6-10B）。

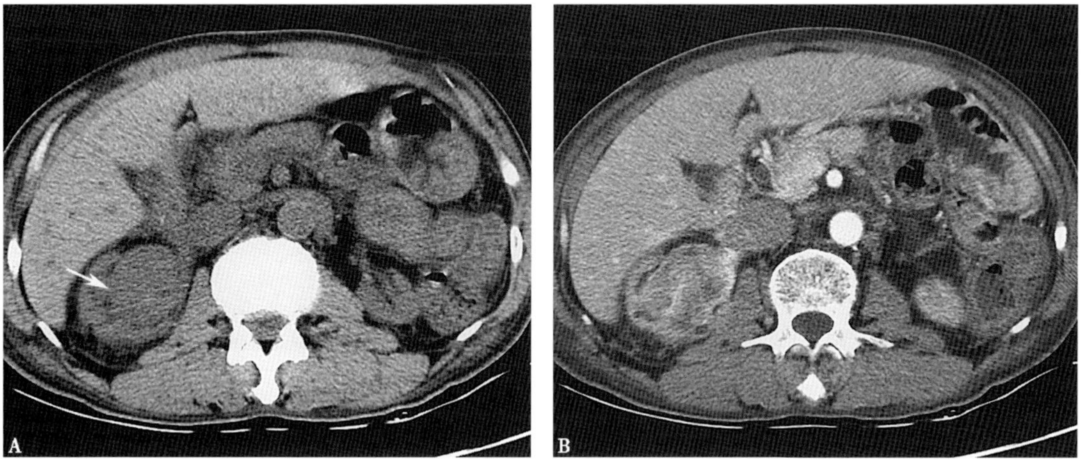

图 6-10 右肾盂癌

男，56岁，反复血尿一年余

A. CT平扫；B. 增强检查，示右肾盂内肿块（白箭头），密度高于尿液而低于肾实质，增强后呈中度强化

八、肾转移瘤

病变位于肾皮质，常为多发累双侧。
病灶细小强化轻，电算体层首选择。
原发大多是肺癌，检查胸部常规则。

口诀解读：肾脏为转移性肿瘤好发部位，原发病灶最多是肺癌，其次是乳腺癌、胃癌和结肠癌。CT扫描是首选检查方法，病变常呈多发和双侧，多数位于肾皮质，常在包膜下。因病灶较小，密度与正常肾实质密度相似（图6-11A），且无明显轮廓改变，故CT平扫较难发现。肾转移瘤多数为少血供，增强扫描呈轻度强化（图6-11B）。由于肾转移瘤原发病灶最多见于肺癌，故怀疑肾转移癌者，常规应加做胸部检查。

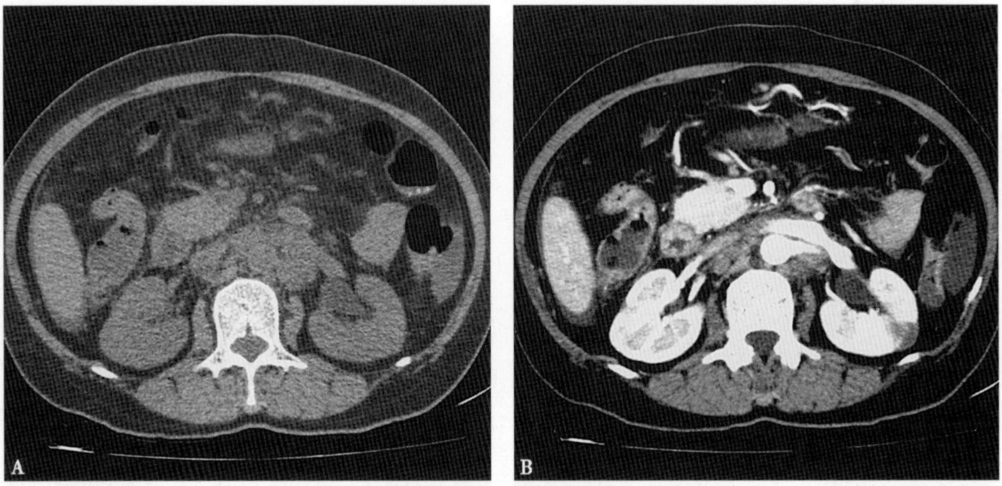

图 6-11 双肾转移瘤

A. CT 平扫；B. 增强检查，示双肾实质无异常密度改变，左肾盂轻度积水，增强扫描双肾皮质内可见轻度强化低密度灶

九、膀胱癌

好发膀胱三角区，其次膀胱两侧壁。
早期局限壁增厚，菜花结节宽基底。
少数表面见钙化，大多强化为均一。
延时膀胱充盈剂，肿块相对密度低。
进展病灶渐增大，腔内大部可占据。
晚期周围遭侵犯，局部淋巴远隔移。

口诀解读：膀胱癌是起源于膀胱移行上皮细胞的一种恶性肿瘤，可发生于膀胱的任何部位，但绝大多数位于膀胱三角区，其次为两侧壁。发病年龄多在 40 岁以上，男性多于女性，主要临床表现为间歇性或持续性无痛性全程肉眼血尿。CT 平扫早期显示膀胱壁局限性增厚，或见肿瘤自膀胱壁突向腔内，呈分叶状或菜花状软组织结节（图 6-12A，图 6-13A），其与壁相连的基底部多较宽，少数肿块表面可见点状或不规则钙化（图 6-12A），增强扫描多为均一强化（图 6-12B，图 6-13B）。延时扫描，腔内充盈对比剂，肿块表现为低密度充盈缺损（图 6-13C）。肿瘤进一步发展，病灶逐渐增大，较大者可充满整个膀胱。晚期侵犯周围组织和结构，常发生局部淋巴结和（或）远隔性转移。MRI 表现为膀胱壁局限性增厚或向腔内突出的肿块，在 T_1WI 与正常膀胱壁信号相似，T_2WI 上比正常膀胱壁信号高，增强检查，病灶早期显著强化。若肿瘤累及周围组织，在 T_1WI 上膀胱周围脂肪内出现低信号，在 T_2WI 上可见膀胱壁连续性中断。

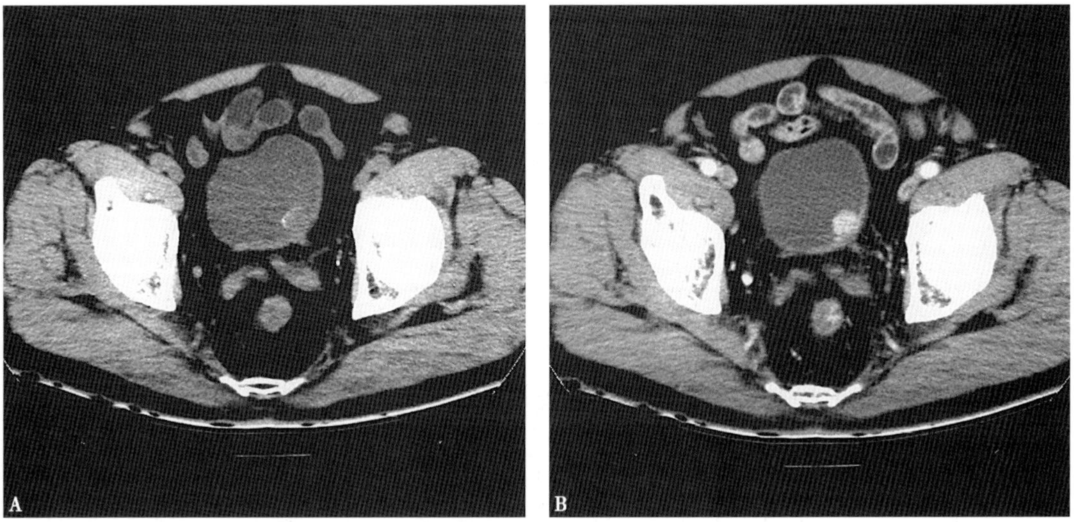

图 6-12　膀胱癌

A. CT 平扫；B. 增强扫描，示膀胱左后壁增厚，并见菜花状结节突入腔内，肿块表面可见点状钙化；增强扫描动脉期明显强化，局部浆膜面毛糙，周围脂肪间隙见条索影

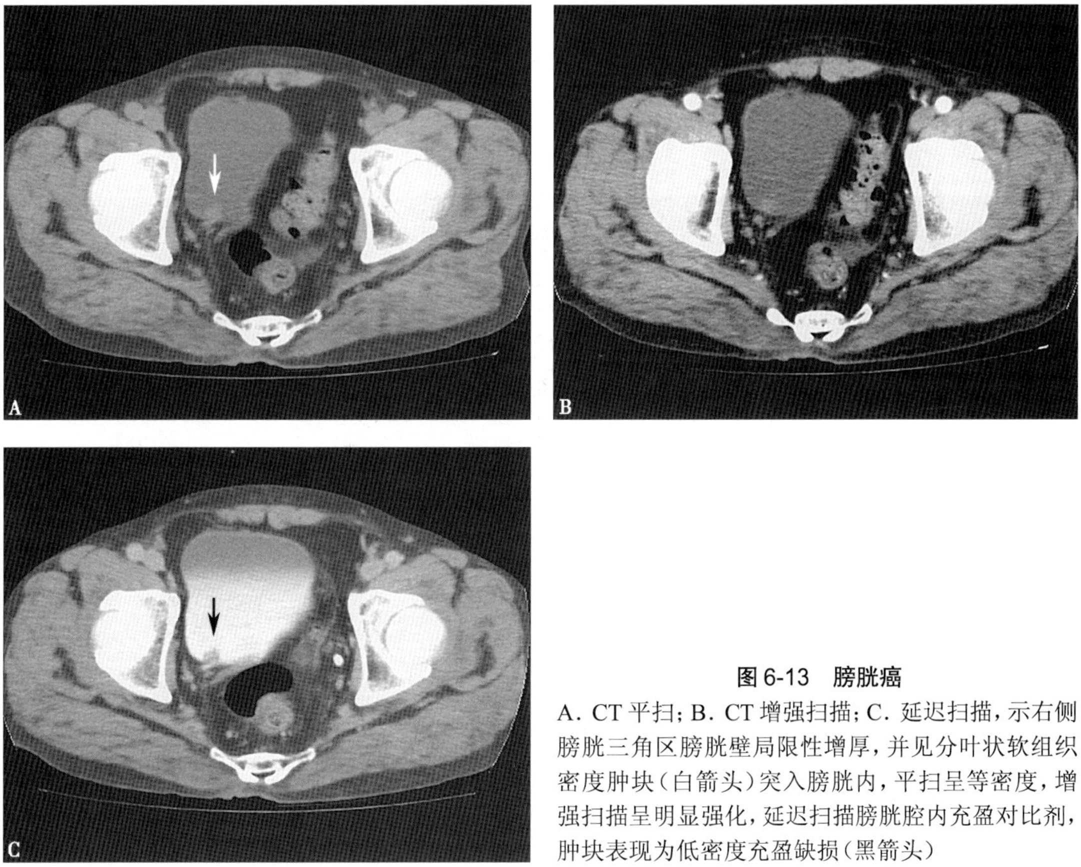

图 6-13　膀胱癌

A. CT 平扫；B. CT 增强扫描；C. 延迟扫描，示右侧膀胱三角区膀胱壁局限性增厚，并见分叶状软组织密度肿块（白箭头）突入膀胱内，平扫呈等密度，增强扫描呈明显强化，延迟扫描膀胱腔内充盈对比剂，肿块表现为低密度充盈缺损（黑箭头）

十、良性前列腺增生

对称体大前列腺，信号不均光滑边。
增大移行中央带，压迫外周宽度减。
较大膀胱受推压，前列腺癌需相鉴。

口诀解读：良性前列腺增生是由于前列腺基质和腺体的增生肥大，包绕并挤压后尿道而引起的一系列梗阻和刺激症状。本病常见于50岁以上的老年男性，临床主要表现为尿频、尿急及排尿困难。CT和MRI检查均可用于诊断前列腺增生，但MRI发现前列腺增生并发的早期前列腺癌较敏感，因此具有更高的检查价值。CT平扫显示前列腺体积对称性增大，正常前列腺的上缘低于耻骨联合水平，如耻骨联合上方2cm或更高层面仍可见前列腺，和（或）前列腺横径超过5cm，即可判断前列腺增大，增大的前列腺密度均匀，边缘光滑锐利，增强检查增大的前列腺呈较均一强化。MRI同样显示前列腺均匀对称性增大，T_1WI上，增大的前列腺呈均一低信号，T_2WI上，中央带和移行带体积明显增大，当以腺体增生为主时，呈结节状不均一高信号，若基质增生明显，则表现以中等信号为主。外周带仍保持较高信号，但受增大中央带和移行带压迫可变薄，严重者呈线状变窄甚至消失（图6-14）。增大明显者，膀胱底部常推压移位。诊断需与前列腺癌鉴别，后者主要发生于前列腺外周带，典型表现为正常较高信号的外周带内出现低信号结节影，增强扫描病灶呈明显强化。

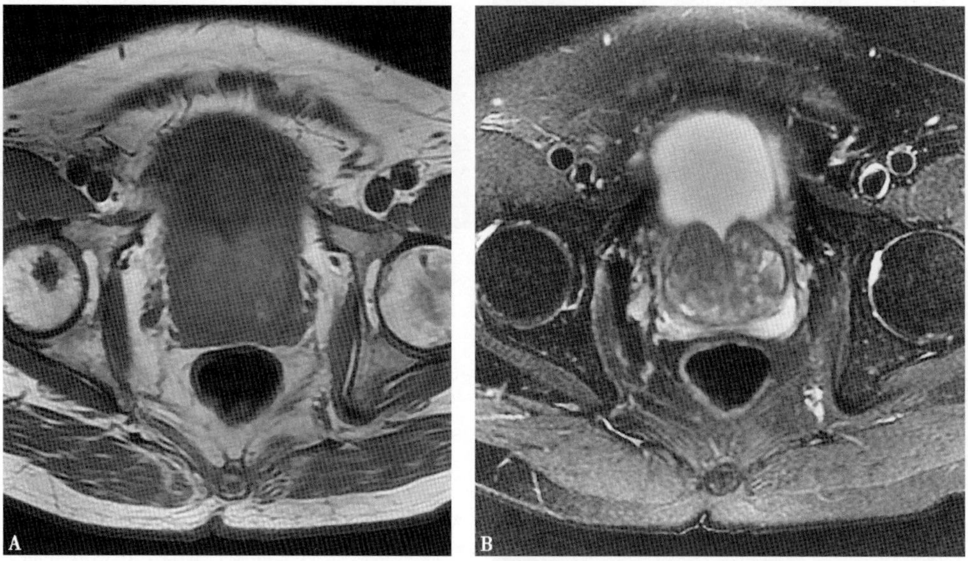

图6-14　良性前列腺增生

A. MRI T_1WI横轴位；B. T_2WI抑脂横轴位，示前列腺体积增大，以中央带和移行带增大为主，信号不均，外周带受压变窄，膀胱底部亦受压

十一、前列腺癌

何处癌肿先病起，外周带处最容易。
包膜受侵不完整，信号原高可变低。
周围结构可受累，早期远处常转移。
临床化验需参考，特异抗原有意义。

口诀解读：前列腺癌是源于前列腺腺泡或导管上皮的恶性肿瘤，好发于前列腺外周带。常见于老年男性，大多数为腺癌，少数为鳞癌或移行细胞癌。临床早期无症状，当肿瘤侵犯到膀胱和尿道时，可出现尿频、尿痛、血尿和排尿困难症状。CT 和 MRI 检查都可对前列腺癌进行诊断，但 MRI 对早期较敏感，应首选。MRI 检出和显示前列腺癌主要靠 T_2 加权序列。MRI T_2WI 上，前列腺癌典型表现为正常较高信号的外周带内出现低信号结节影（图 6-15A），增强扫描病灶呈明显强化（图 6-15B）；肿瘤侵犯包膜，可见环状低信号包膜出现局部不规则、隆起、中断现象。病变进一步发展，包括神经血管束、周围静脉丛及邻近精囊腺和膀胱等在内的周围结构和器官都可相继受累。前列腺癌早期可还出现远处器官转移。诊断除重点观察影像征象外，还需注意结合临床和相关实验室检查，前列腺特异性抗原对诊断有重要价值，尤其需要密切联系参考。

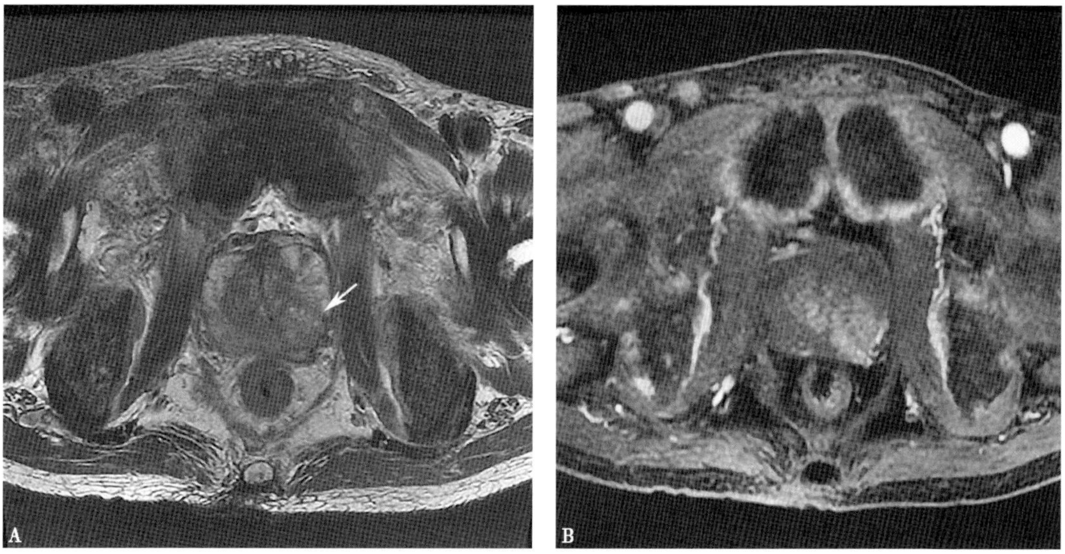

图 6-15　前列腺癌

男，79 岁，血 PSA：4733ug/L

A. MRI T_2WI 横轴位；B. 对比增强，示前列腺高信号外周带内出现低信号结节（白箭头），增强扫描结节灶明显强化

十二、Conn瘤

肾上腺，类圆块，均匀强化廓清快。
体积小而密度低，富含脂质不为怪。
诊断密切醛固酮，若有升高不除外。

口诀解读：原发醛固酮增多症是由于肾上腺皮质病变分泌过多醛固酮，导致水、钠潴留、血容量增加而产生高血压的疾病，造成原发醛固酮增多症的肾上腺病变中，约65%～80%是由Conn腺瘤所致。发病峰值年龄是20～40岁，女性多于男性，男女之比约为1∶3。临床表现为高血压、肌无力和夜尿增多。实验室检查示尿和血醛固酮水平升高，血钾和肾素水平下降。CT表现为肾上腺孤立性类圆形或椭圆形小肿块，偶为双侧或单侧多发性。与肾上腺侧肢相连或两侧肢之间，边界清楚，病变较小，直径多小于2cm，偶可在3cm左右，其密度均一，由于富含脂质，常常近于水样密度（图6-16A），增强检查，肿块呈轻度强化，动态增强病变快速强化并迅速廓清（图6-16B、C），具有一定特征性。患侧肾上腺清楚显示，可受压、变形，但无萎缩性改

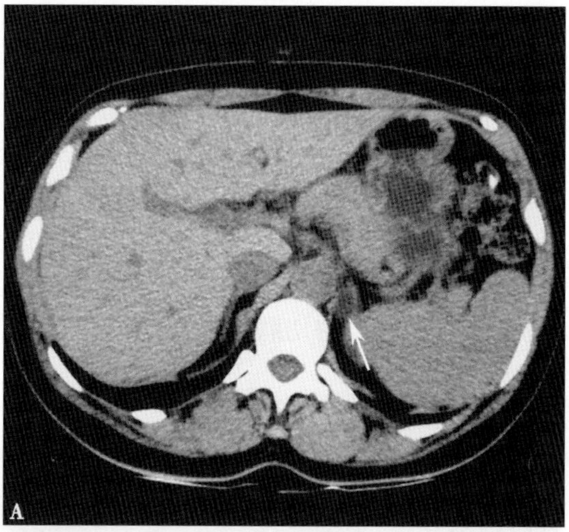

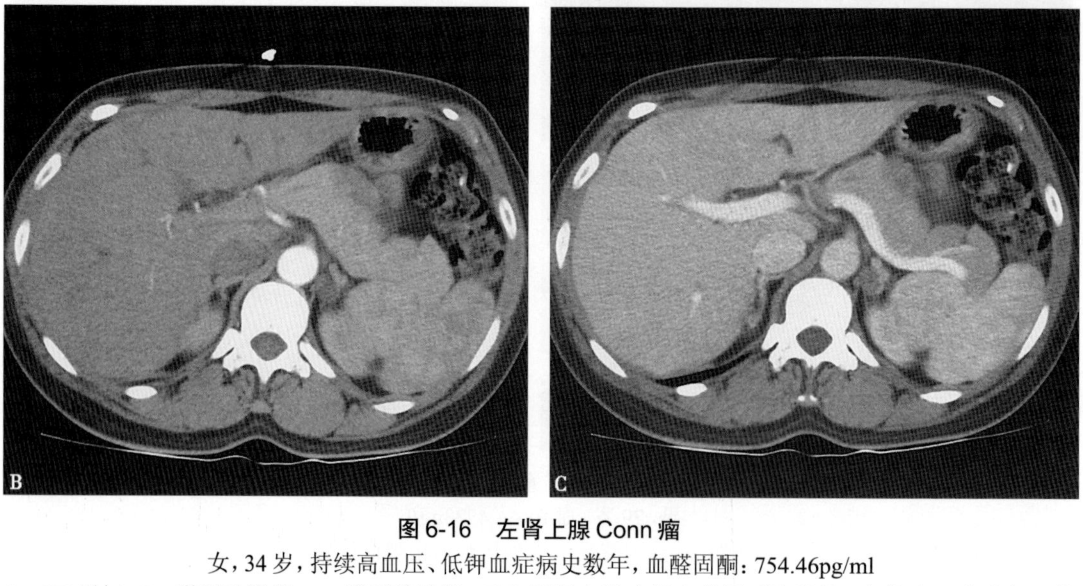

图6-16 左肾上腺Conn瘤

女，34岁，持续高血压、低钾血症病史数年，血醛固酮：754.46pg/ml

A. CT平扫；B. 增强动脉期；C. 增强静脉期，示左侧肾上腺内侧支类圆形小肿块（白箭头），密度低而均匀，增强动脉期呈轻度强化，静脉期强化下降

变。MRI 显示肾上腺肿块在 T_1WI 和 T_2WI 信号强度分别类似或高于肝实质，梯度回波同、反相位能证实肿块内富含脂质，表现反相位信号明显降低，增强扫描强化形式类似 CT 所见。诊断除观察影像学征象外，尚需结合血醛固酮水平测定，若肾上腺肿块具备上述影像表现特点，同时血醛固酮同时升高，便要考虑 Conn 腺瘤了。

十三、嗜铬细胞瘤

主要起自肾上腺，类圆肿块清界限。
肿瘤血供丰富甚，强化持续且明显。
脂肪成分未曾有，出血囊变却常见。
儿茶酚胺伴升高，高血压者相关联。

口诀解读：嗜铬细胞瘤是源于交感神经嗜铬细胞的一种神经内分泌肿瘤。肾上腺髓质是主要发生部位，占全部嗜铬细胞瘤的 90% 左右。可发生于任何年龄，峰值期为 20～40 岁。典型临床表现为阵发性高血压、头痛、心悸等，实验室检查：24 小时尿中儿茶酚胺的代谢产物香草基扁桃酸明显升高。CT 和 MRI 都是诊断嗜铬细胞瘤的理想检查方法。CT 平扫表现一侧肾上腺较大类圆形或椭圆形肿块，偶为双侧性。病变边界清楚，因易伴发出血、囊变和坏死而密度不均（图 6-17A），肿瘤血供丰富，故增强后呈持续明显强化（图 6-17B、C）。MRI 上肿瘤在 T_1WI 上信号强度类似肌肉，而 T_2WI 上由于富含水分和血窦而呈明显高信号。肿瘤有坏死或陈旧性出血时，瘤内可有短 T 或更长 T_1、长 T_2 信号灶，瘤内不含脂肪，因而梯度回波反相位检查，信号强度无下降，增强检查，肿瘤实体部分发生明显强化。

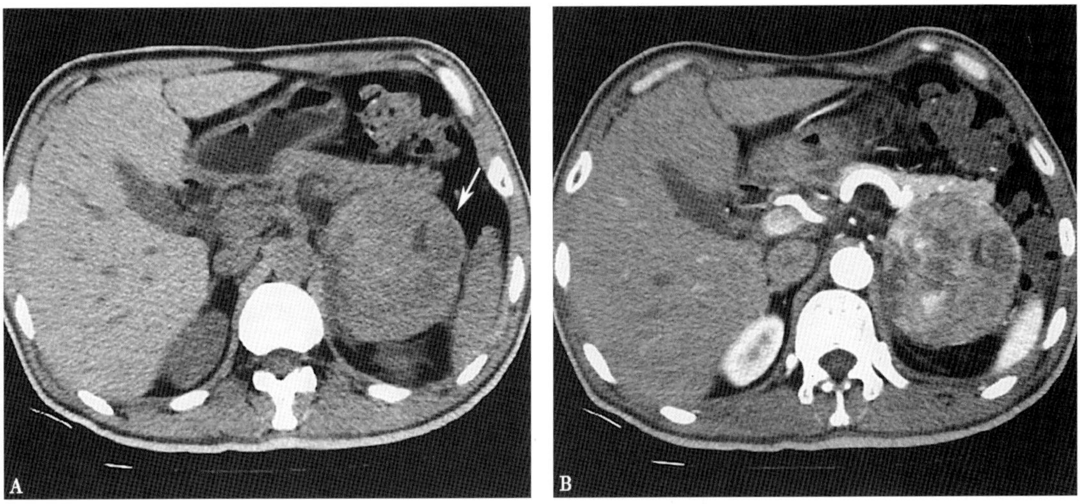

图 6-17　左侧肾上腺嗜铬细胞瘤

A. CT 平扫，示左肾上腺较大类圆形肿块（白箭头），边界清楚，密度不均匀，可见斑片状低密度坏死囊变区；B. CT 增强皮质期，肿块显著强化，坏死囊变区未见强化

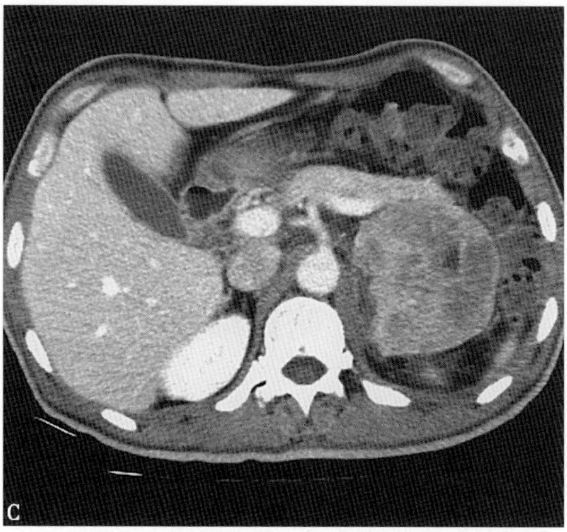

图 6-17　左侧肾上腺嗜铬细胞瘤（续）

C. CT 增强实质期，肿块持续强化

十四、肾上腺转移瘤

肿瘤转移肾上腺，双侧单侧可出现。
肿块实性强化轻，原发肺癌较多见。

口诀解读： 肾上腺是转移瘤的好发部位，全身的恶性肿瘤可通过血道或淋巴道转移至肾上腺。其中肺癌转移最多见，此外也可为乳腺癌、甲状腺癌、肾癌、结肠癌或黑色素瘤的转移。肾上腺转移常是双侧性病变，也可单侧侵犯。通常表现为类圆形，分叶状实性肿块，边缘清楚完整，密度均匀，增强后呈轻、中度强化（图 6-18）。

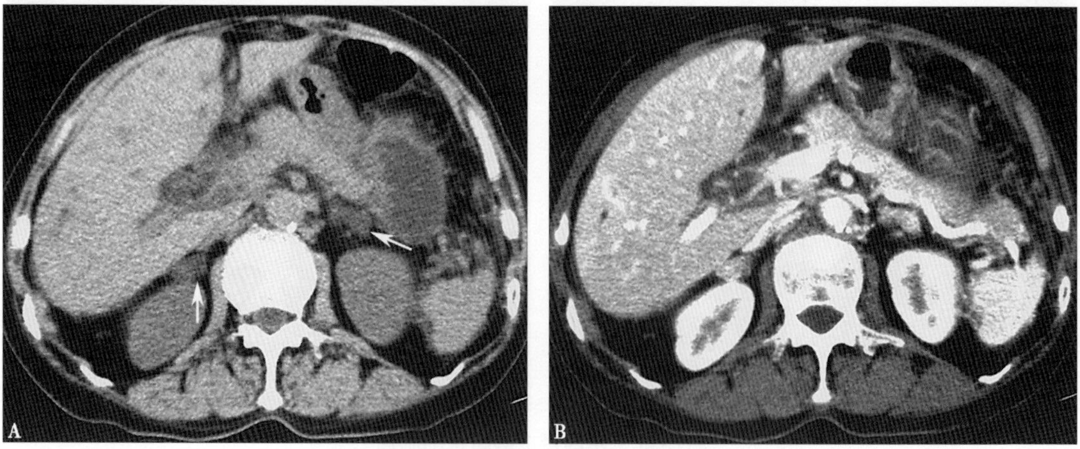

图 6-18　双侧肾上腺转移瘤

A. CT 平扫；B. 增强检查，示双侧肾上腺增粗，部分呈结节状（白箭头），增强后呈中度强化

第七章

生殖系统与乳腺疾病

一、卵巢囊肿

囊肿位于附件区，内含液体薄囊壁。
密度均一无分隔，增强前后无差异。
一侧双侧均可见，可为多发或孤立。

口诀解读：卵巢囊肿包括单纯性囊肿和功能性囊肿，后者又分为滤泡囊肿、黄体囊肿和黄素囊肿。发病年龄多在30～40岁的育龄期女性。临床上，卵巢囊肿常无症状，功能性者可有月经异常。多数囊肿为单侧单个病灶，也可双侧且多个病灶。CT平扫典型表现为附件区或子宫附近呈均一水样密度的囊性肿块，呈圆形或椭圆形，直径多小于4cm，边缘光滑，囊壁菲薄，囊内无分隔（图7-1A），对比增强后囊肿无强化（图7-1B）。MRI卵巢囊肿形态学表现类似CT所见，其内囊液在T_1WI上呈低信号，T_2WI呈明亮高信号，对比增强后囊肿无强化（图7-2）。

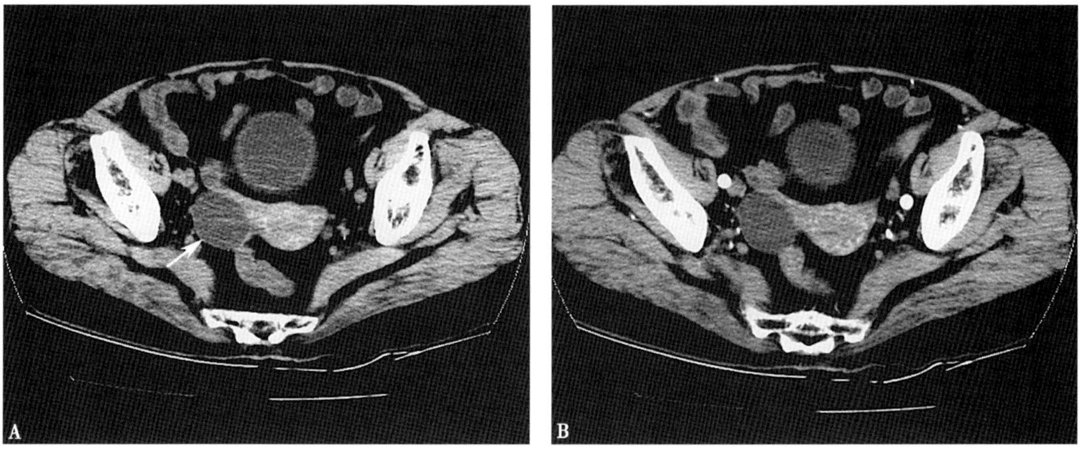

图7-1　右侧卵巢囊肿

A. CT横轴位平扫；B. CT增强，示右侧附件区一椭圆形囊性肿块（白箭头），边界清楚，呈水样密度，增强扫描无强化

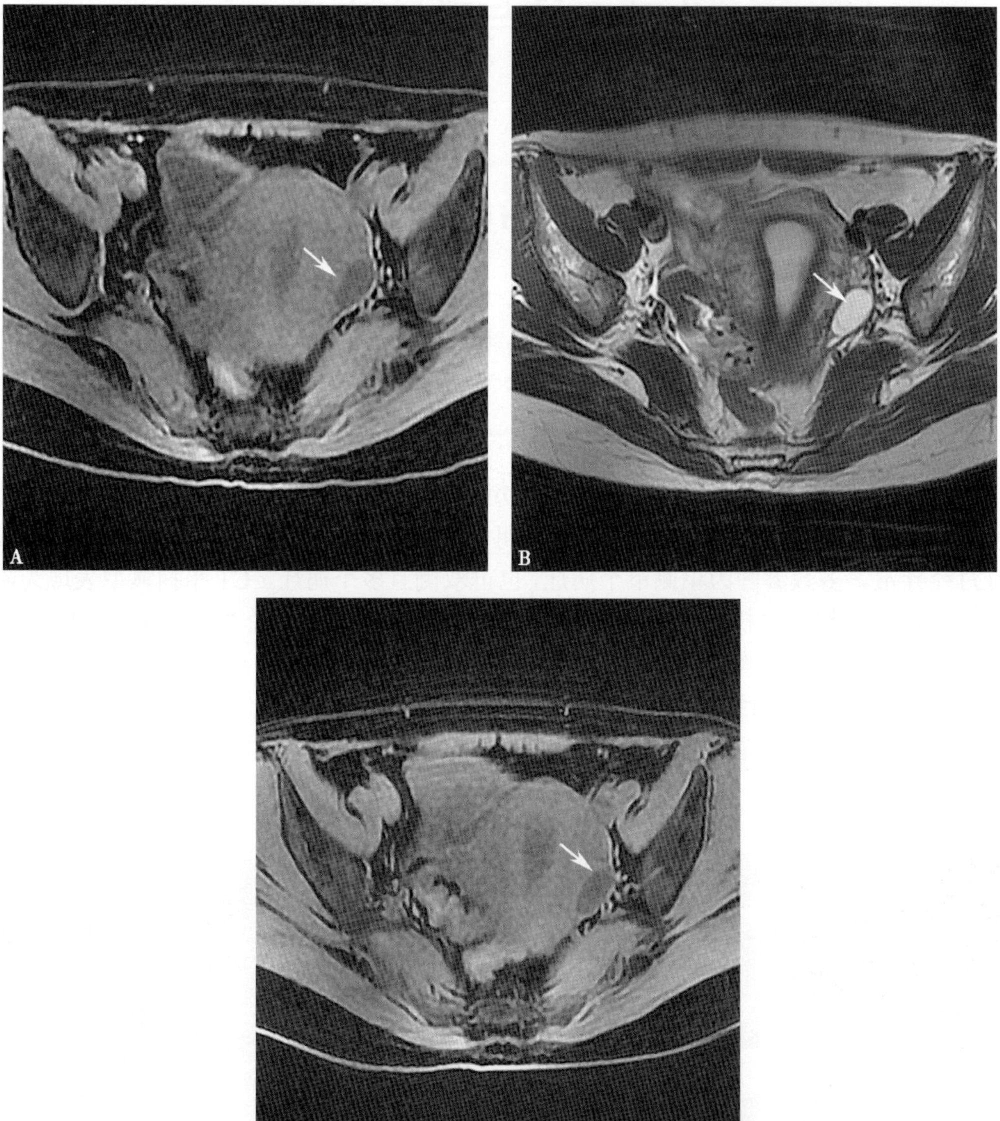

图 7-2 左侧卵巢囊肿

A. MRI T_1WI 横轴位；B. T_2WI，C. 增强扫描，示左侧附件区椭圆形囊性肿块，T_1WI 呈低信号，T_2WI 呈高信号，增强后无强化（白箭头）

二、卵巢囊腺瘤

囊性肿块卵巢占，体积巨大很寻常。
囊壁间隔规则薄，囊内水样液体含。
浆液双侧有结节，黏液单侧多分房。
外缘光滑且清楚，囊壁结节著增强。

口诀解读：卵巢囊腺瘤属于上皮来源的肿瘤，是卵巢中最常见的肿瘤之一，分为浆液性囊腺瘤和黏液性囊腺瘤。临床上两种囊腺瘤易发生于中年女性，主要临床表现为盆腹部肿块，较大肿块可产生压迫症状，造成大小便障碍。CT 平扫表现为一侧或双侧卵巢区单房或多房囊性肿块，呈圆形或卵圆形，通常体积较大，囊内液体密度接近于水，囊壁及间隔均较薄且规则（图 7-3），厚度一般不超过 3mm。浆液性囊腺瘤以单房、双侧多见，常有乳头状壁结节，而黏液性囊腺瘤以多房、单侧多见，且囊内密度较浆液性高，增强扫描囊壁、壁结节明显强化。MRI 上肿瘤呈囊性或囊实性肿块，边界清楚，间隔在 T_2WI 上为线状较低信号，浆液性囊腺瘤囊液呈长 T_1、长 T_2 信号，黏液性囊腺瘤因各囊所含蛋白和黏液成分不同，T_1WI 和 T_2WI 上信号高于浆液性囊腺瘤。增强扫描囊壁、乳头状壁结节明显强化。

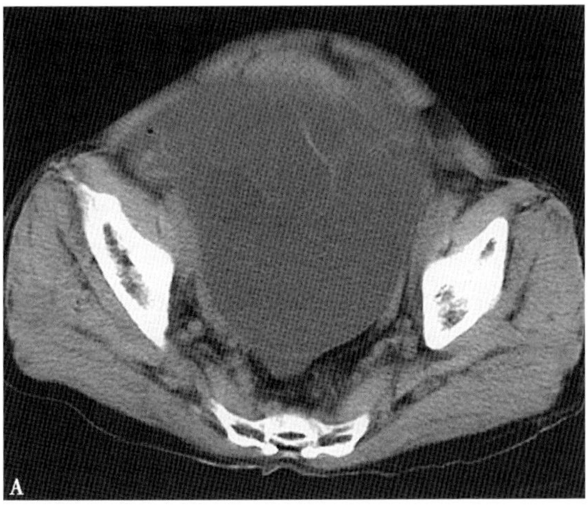

图 7-3 右侧卵巢黏液性囊腺瘤

A. CT 平扫横轴位

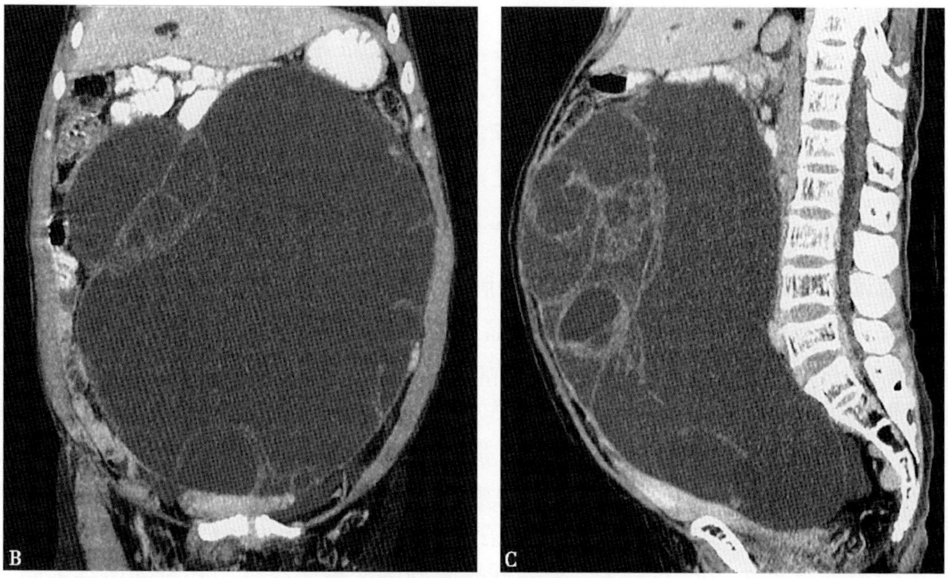

图 7-3 右侧卵巢黏液性囊腺瘤(续)

B. CT 增强冠状位重组;C. CT 增强矢状位重组,示盆腔一巨大多房囊性肿块,边界清楚,囊壁及间隔薄而规则,囊液呈均匀水样密度,增强后囊内无强化,而囊壁及间隔明显强化

三、卵巢子宫内膜异位症

子宫内膜植卵巢,出血形成囊实灶。
大小不等常多房,累及双侧也不少。
边缘不整壁不均,信号不一多为高。

口诀解读:卵巢子宫内膜异位症又称巧克力囊肿,是由子宫内膜植入卵巢,在雌、孕激素的作用下发生周期性出血而形成新旧血液混杂的大小不等的囊肿。本病常见于育龄期妇女,临床多双侧发病,患者常有阴道不规则流血和痛经等症状。MRI 是本病诊断首选检查方法,典型者表现为双侧附件区大小不等、多房粘连的囊实性肿块,囊壁厚薄不均,边缘不规整,囊内信号复杂,多表现为 T_1WI、T_2WI 高信号(图 7-4)。

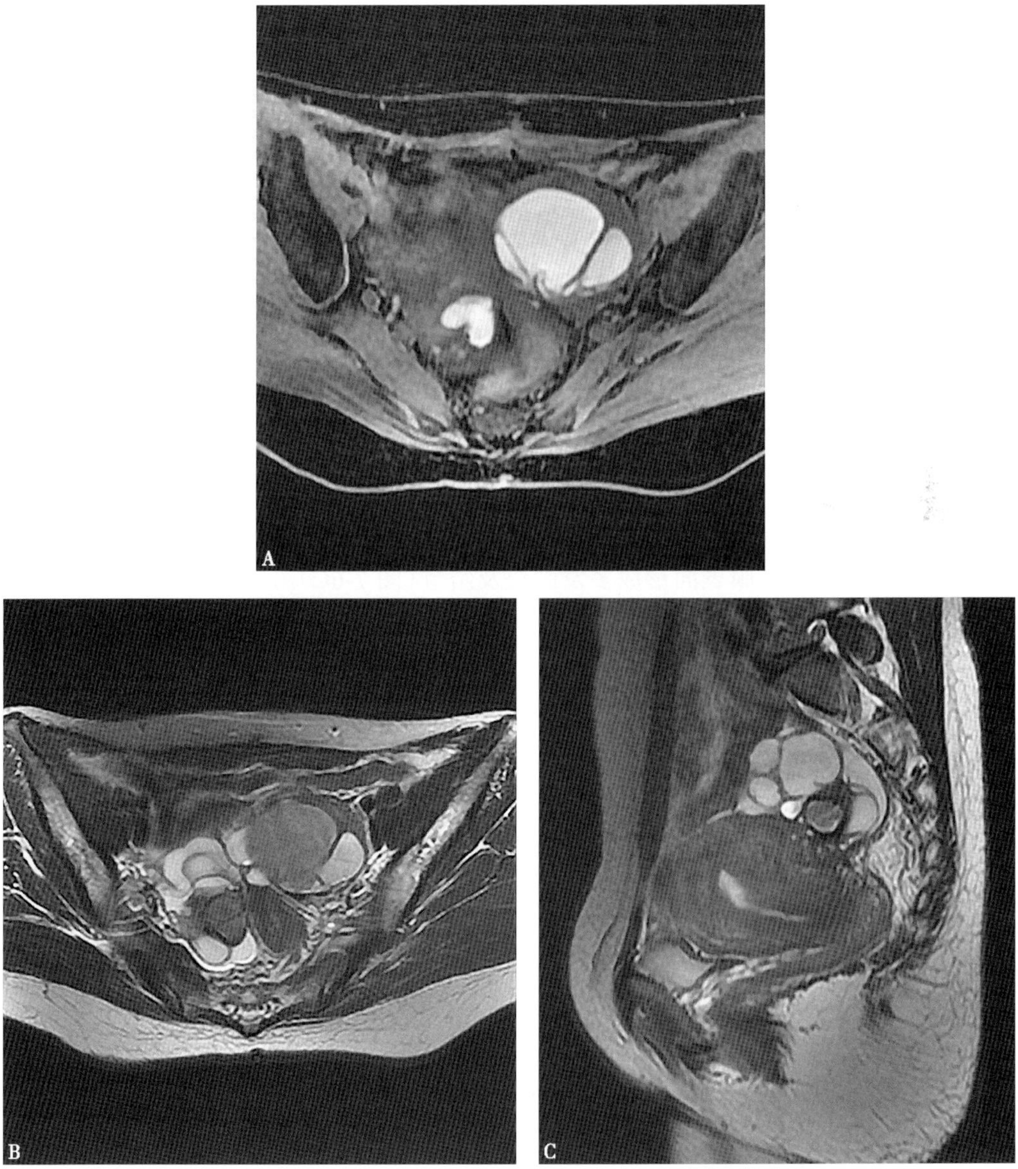

图 7-4 卵巢子宫内膜异位症

A. MRI T_1WI 横轴位；B. T_2WI 横轴位；C. T_2WI 矢状位，示双侧附件区多发大小不等异常信号囊性病灶，T_1WI 既有高信号，又有等信号，T_2WI 呈较高信号、高信号及等信号，其中个别可见液平面，边界尚清楚，子宫体积增大，后壁肌层内可见斑点状异常信号，T_2WI 呈等信号及高信号，提示合并子宫腺肌症

四、卵巢癌

卵巢双侧常患病，肿块多呈囊实性。
不均囊壁与间隔，多与子宫界不清。
实性壁隔多强化，延伸盆腔脏器侵。
网膜腹膜易种植，可致腹水网膜饼。

口诀解读：卵巢癌是发生于卵巢上皮的恶性肿瘤，以囊腺癌最多见。多发生于围绝经期的妇女，常双侧受累，早期无症状，发现时已多属晚期。CT、MR 均是卵巢癌较好的检查方法，表现为盆腔内较大分叶状肿块，多呈囊实性，边界不清，内有多发大小不等形态不规则的低密度囊性部分，其分隔和囊壁厚薄不均，有明显呈软组织的实性部分，增强扫描肿瘤实性部分、囊壁及分隔均明显强化（图 7-5，图 7-6A、B）。而囊性部分无强化。肿瘤在盆腔内蔓延，可见子宫、膀胱、肠管等器官受侵犯，脂肪间隙消失，界面不清，并可形成大量腹水。晚期除血行转移至肝脏、肺部、骨骼和腹膜后及腹股沟淋巴结外，肿瘤易种植转移至大网膜及腹膜，前者可造成大网膜弥漫性饼状增厚，密度不均匀性增厚，形如饼状，称为网膜饼，后者可在腹膜表面形成多发肿块及结节（图 7-6C），同时可导致反复大量腹水形成。

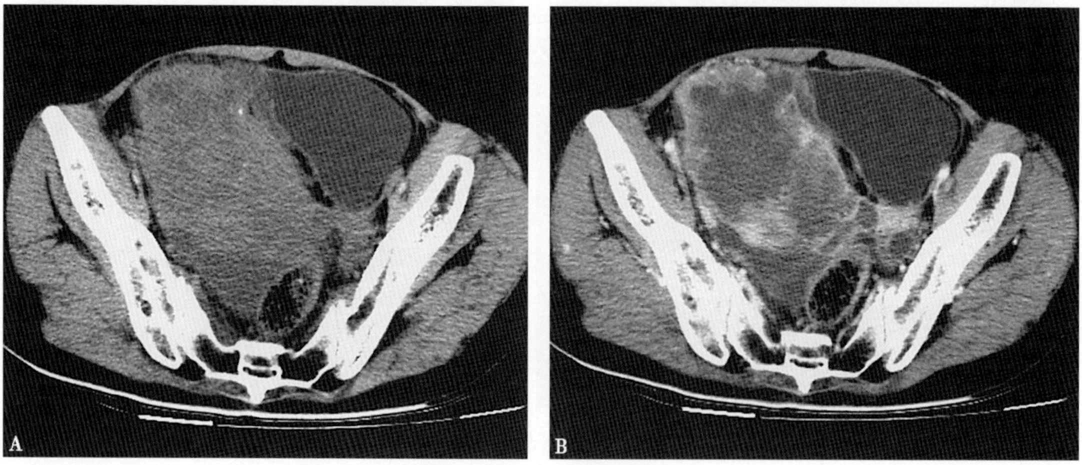

图 7-5 右侧卵巢癌

A. CT 横轴位平扫；B. 增强扫描，示右侧附件区不规则囊实性肿块，密度不均，增强扫描，实性部分及囊壁明显不均匀强化，而囊性部分无强化，病灶与子宫、膀胱右侧壁分界不清，膀胱受压向左侧移位，盆腔内可见积液

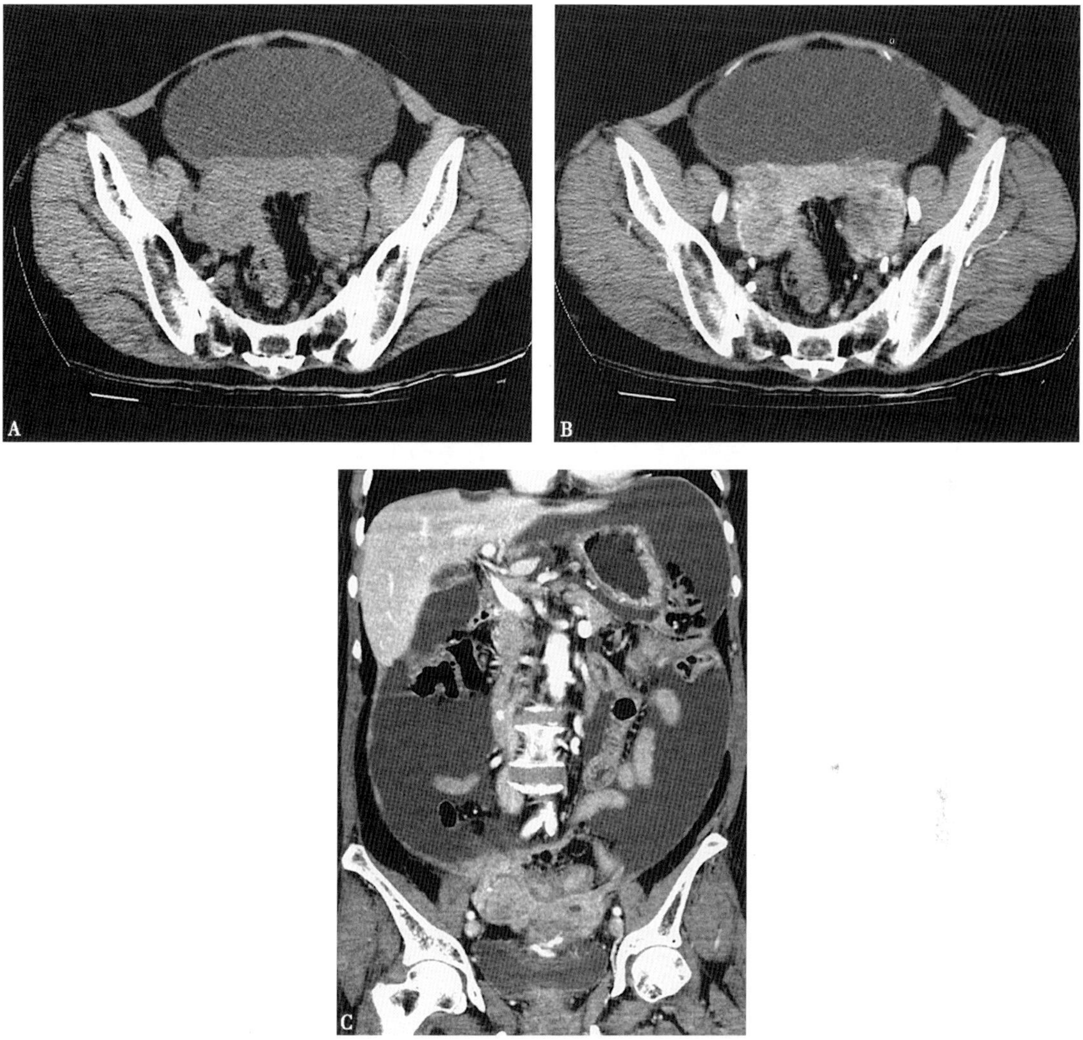

图 7-6　双侧卵巢癌

A. CT 平扫横轴位；B. CT 增强动脉期；C. 静脉期，示双侧卵巢囊实性肿块，其内密度不均，大部分呈实性等密度，部分呈囊性低密度，增强扫描病灶实性部分及囊壁明显不均匀强化，囊性部分无强化，病灶与周围组织分界不清，腹膜及肠系膜均增厚，腹腔见大量积液

五、子宫肌瘤

（一）

三十五十育龄期，子宫肌瘤常遭遇。
不孕女性尤多见，发病激素密关系。

（二）

影像检查多手段，超声公认为首选。
计算体层特异差，核磁准确而全面。

（三）

不同肌瘤表现异，瘤大子宫增体积。
肌壁增厚不规则，宫腔受压可推移。
变性钙化常伴有，可致瘤体混杂密。
强化不同非均匀，病灶大多边清晰。
核磁信号有特征，通常 T_1 等而 T_2 低。

口诀解读：子宫肌瘤由平滑肌及纤维间质组成，是女性生殖系统最常见的良性肿瘤，多发生于 30～50 岁育龄期妇女，尤多见于不孕的女性。子宫肌瘤确切的病因尚不明了，其发生可能与女性激素，特别是雌激素有关。子宫肌瘤的诊断有多种检查手段，超声检查被公认是首选方法，CT（计算机体层成像）对子宫肌瘤的大小、数目和部位缺乏特异性，判断肌瘤变性不敏感。MR 能检出小至 3mm 的子宫肌瘤，也易于分辨黏膜下、肌层内、浆膜下或宫颈部位的子宫肌瘤，因此 MR 是发现和诊断子宫肌瘤最敏感而全面的检查方法。

子宫肌瘤根据肌瘤与子宫肌壁的关系分为肌壁间肌瘤、浆膜下肌瘤（图 7-7）和黏膜下肌瘤。其影像征象可因部位、大小等不同表现各异，典型的影像征象包括子宫体积增大，轮

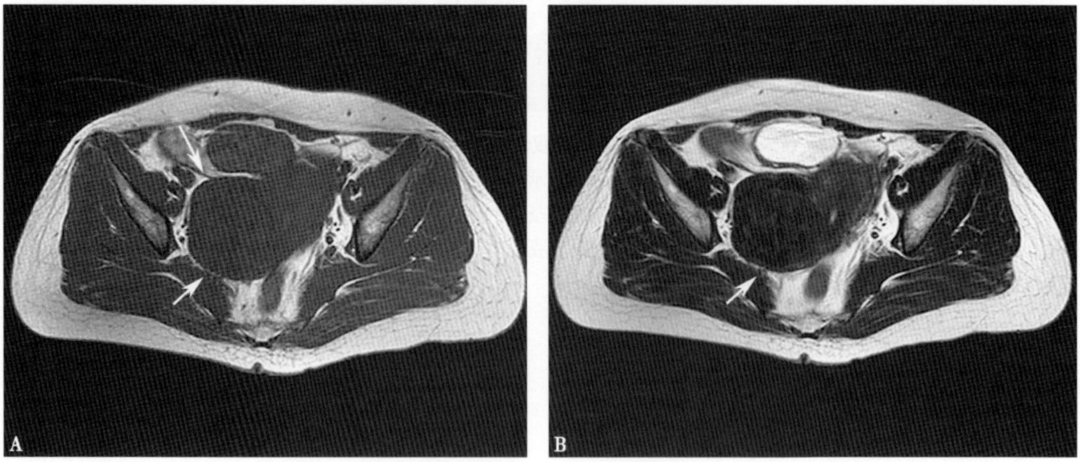

图 7-7　子宫浆膜下肌瘤

A. MRI T_1WI 横轴位；B. T_2WI 横轴位

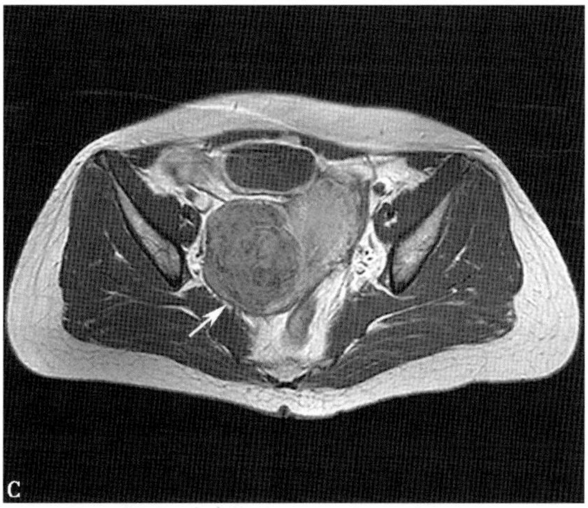

图 7-7 子宫浆膜下肌瘤(续)

C. 对比增强，示子宫体积增大，轮廓不规则，右侧壁浆膜下见一类圆形异常信号影(白箭头)，T_1WI 呈等信号，T_2WI 呈极低信号，增强扫描后病变显著强化

廓不规则，肌壁不规则增厚，宫腔变形，于黏膜下、肌壁间或浆膜下可见结节状肿块，通常边界清楚，肌瘤因生长迅速或血供不足可继发玻璃样变性、红色变性、透明变性、脂肪变性以及坏死囊变和钙化而呈混杂密度或信号，增强扫描呈轻度到中度强化。MRI 上子宫肌瘤除了与 CT 类似表现外，信号改变有特异表现，T_1WI 呈等信号，T_2WI 呈极低信号具有特异性，增强后呈轻度到中度强化。

六、子宫内膜癌

好发老年绝经后，子宫内膜呈增厚。
病变局限或弥漫，易向肌层浸润透。
进展蔓延子宫颈，较大阻塞宫颈口。
晚期侵犯子宫外，盆腔远处转移走。

口诀解读：子宫内膜癌又称子宫体癌，是子宫体最常见的恶性肿瘤。多见于 50～60 岁绝经后妇女。肿瘤可分局限型和弥漫型，前者多位于宫底及宫角，内膜呈息肉或结节状，后者累及大部分或全部子宫内膜，病变的内膜明显增厚、粗糙不平，可不同程度浸润子宫肌层。本病的诊断主要依靠刮宫和细胞学检查，影像学检查的目的是确定肿瘤范围、观察治疗效果及判断肿瘤有否复发。在各种影像检查方法中，由于 MR 检查在评估肿瘤侵犯子宫的深度、范围、淋巴结转移及远隔性转移方面较 CT 有明显优势，因此 MR 扫描是诊断子宫内膜癌最常用方法。其 MRI 有如下表现：①早期子宫内膜局灶性或广泛性增厚(孕期 > 12mm，绝经

后 > 5mm)，增强后动脉期，肿瘤强化低于肌层，呈相对低信号。②肿瘤侵犯肌层，在 T_2WI 像上可见中等信号的肿瘤破坏子宫内膜与子宫肌界面，联合带低信号中断并侵入子宫肌内、外层（图 7-8）。③病变累及宫颈，宫颈不规则增大，较大肿瘤常阻塞宫颈口，致子宫腔积液而扩大，肿瘤进一步深部蔓延，可破坏和中断低信号的宫颈纤维基质带。④子宫外受侵，子宫不规则增大，可见不规则肿块侵及膀胱、直肠等周围组织，同时可见盆腔、腹膜后淋巴结肿大及远处器官转移。

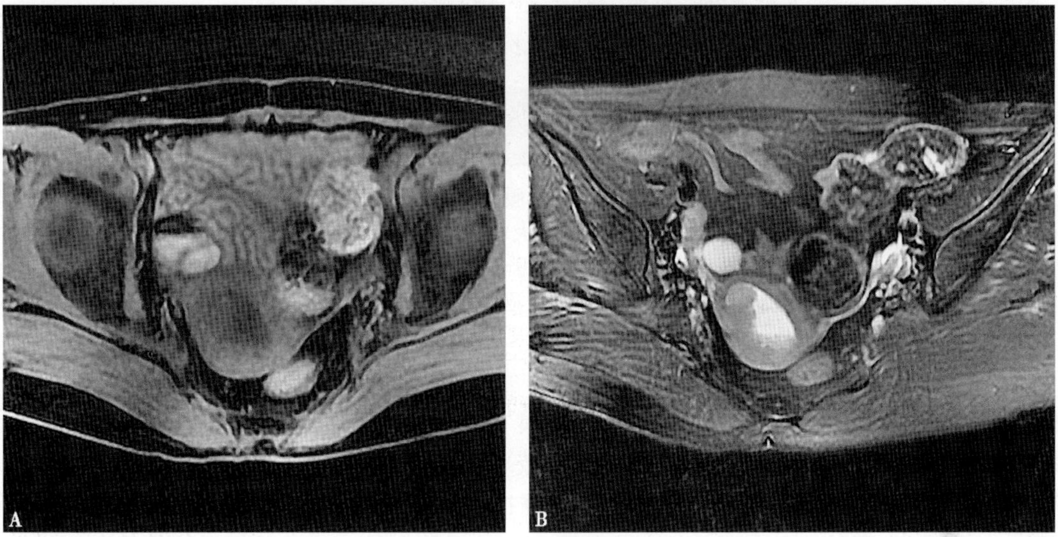

图 7-8 子宫内膜癌

A. MRI T_1WI 横轴位；B. T_2WI 抑脂横轴位，示子宫内膜弥漫性增厚，在 T_2WI 像上可见中等信号的肿瘤破坏子宫内膜与子宫肌界面

七、子宫颈癌

分叶肿块起宫颈，颈壁破坏宫旁浸。
阴道子宫可受累，直肠膀胱晚期侵。
确诊依靠细胞学，影像着重分期评。
核磁扫描有优势，界定范围最可行。

口诀解读： 子宫颈癌又称宫颈癌，是妇科最常见的恶性肿瘤，绝大多数发生在鳞状上皮与柱状上皮结合处，富于侵犯性，可破坏宫颈壁而侵犯宫旁组织，进而达盆壁、向下和向上延伸则侵犯阴道和子宫下段。宫颈癌确诊主要依靠宫颈刮片细胞学检查，影像学除诊断外，更重要在于评价肿瘤的术前分期，MRI 由于能准确界定肿瘤的侵犯范围，在分期方面有较突出的优势。宫颈癌 MRI 表现和分期如下：Ⅰ期：MRI 检查不能识别原位癌和微小肿瘤。当肿瘤明显侵犯宫颈基质时，于 T_2WI 上表现中等信号肿块，其扩大了宫颈管，中断了低信

号的宫颈纤维基质。Ⅱ期：显示肿瘤突入和侵犯阴道上部（图 7-9），或显示宫颈增大，外缘不规则或不对称，宫旁出现肿块或宫旁脂肪组织内出现异常信号的粗线状影。Ⅲ期：除上述表现外，肿瘤向下侵犯阴道下部，向外延伸至盆壁，或出现肾积水表现。Ⅳ期：肿瘤侵犯膀胱、直肠等，表现为膀胱或直肠周围脂肪界面消失，正常膀胱或直肠壁的低信号有中断，或这些器官的黏膜信号中断，乃至出现膀胱壁或直肠壁增厚或腔内肿块。

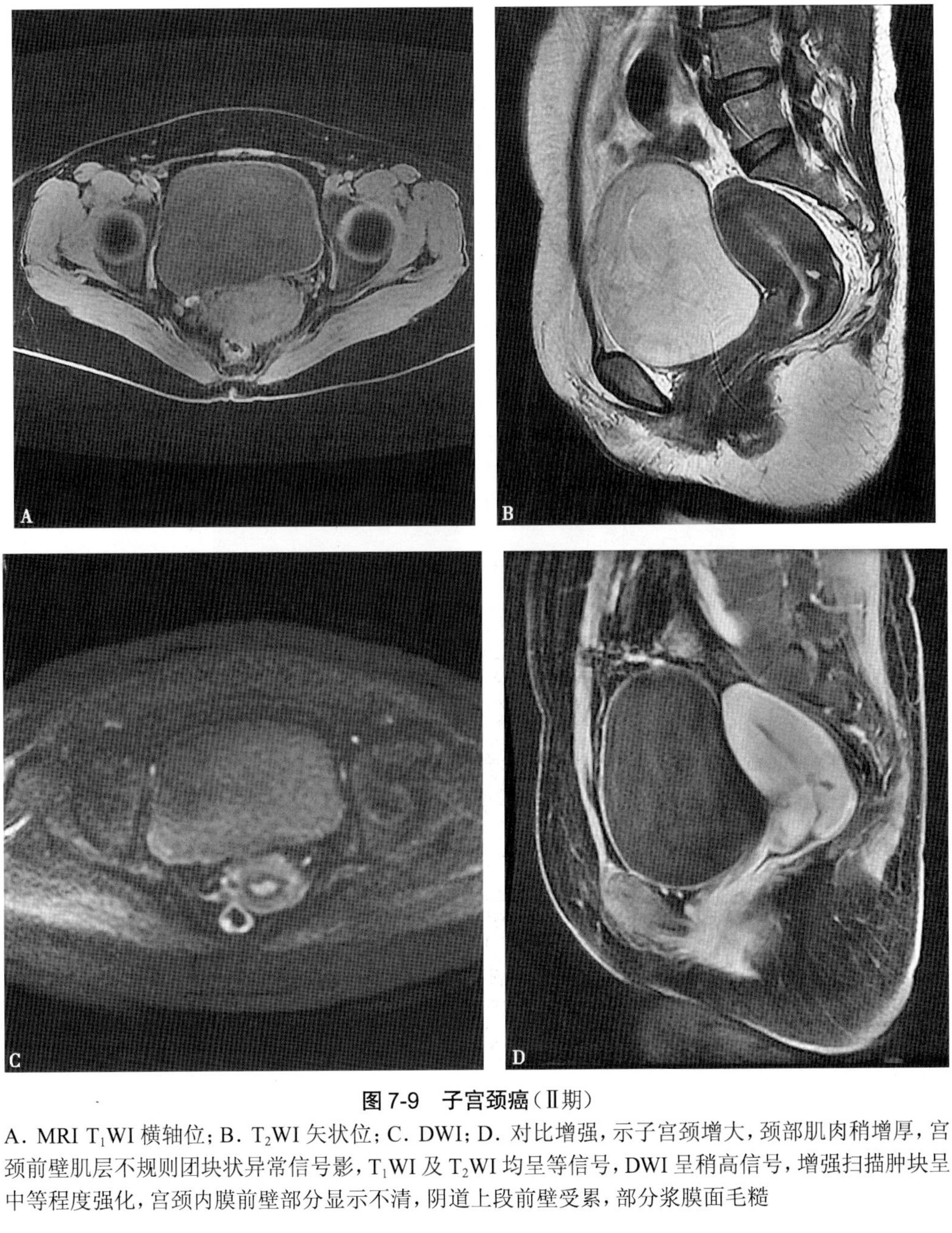

图 7-9 子宫颈癌（Ⅱ期）

A. MRI T_1WI 横轴位；B. T_2WI 矢状位；C. DWI；D. 对比增强，示子宫颈增大，颈部肌肉稍增厚，宫颈前壁肌层不规则团块状异常信号影，T_1WI 及 T_2WI 均呈等信号，DWI 呈稍高信号，增强扫描肿块呈中等程度强化，宫颈内膜前壁部分显示不清，阴道上段前壁受累，部分浆膜面毛糙

八、乳腺纤维腺瘤

发病多数偏年轻，关系密切是月经。
类圆结节可多发，伴有晕征边界清。
钙化通常较粗大，皮肤乳头无变形。

口诀解读：乳腺纤维腺瘤是最常见的乳腺良性肿瘤，多见于20～25岁的青春期及年轻女性，其发生与体内雌激素作用过于活跃有关，因此月经初潮前和绝经后较为少见。多数患者无症状，也可出现乳腺胀痛及乳腺肿块。乳腺钼靶X线摄影是发现、诊断乳腺纤维腺瘤常用的检查方法。典型X线表现为一侧或两侧乳腺内类圆形结节，可单发或多发，直径多为1～3cm，边缘光滑清楚，可有分叶，密度较均匀致密，周围可见薄层晕征，病灶中心或边缘可见点状、粗颗粒状或片状钙化（图7-10，图7-11）。病变侧皮肤局部无增厚或凹陷，乳头亦无内陷变形等改变。

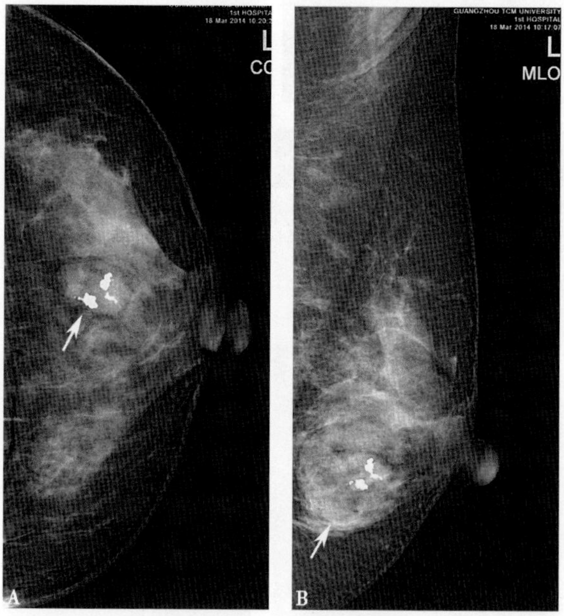

图7-10　乳腺纤维腺瘤

A．左乳腺头尾位；B．内外斜位，示左乳腺下象限椭圆形结节（白箭头），边缘光滑清楚，周围见晕征，中心可见数枚粗大钙化

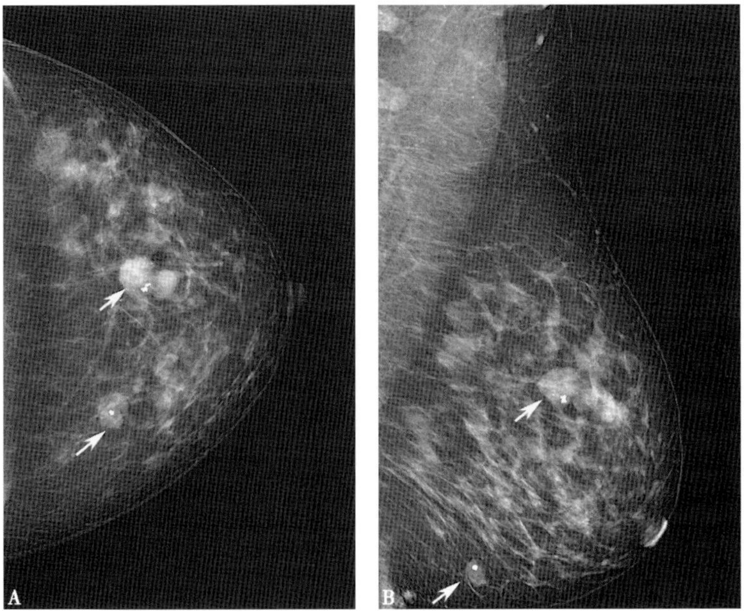

图 7-11 多发乳腺纤维腺瘤

A. 左乳腺头尾位；B. 内外斜位，示左乳腺外上象限及内下象限分别见椭圆形及类圆形结节（白箭头），边界清楚，其中可见粗大钙化

九、乳腺癌

外上象限较多见，肿块分叶毛刺边。
砂粒钙化有意义，皮肤增厚乳头陷。

口诀解读： 乳腺癌是女性最常见的恶性肿瘤之一，好发于绝经期前后的 40～60 岁妇女，临床症状常为乳房肿块、伴或不伴疼痛、也可有乳头回缩、乳头溢血。病理学上通常将乳腺癌分为三类，非浸润型癌、浸润性非特殊型癌和浸润性特殊型癌。乳腺 X 线钼靶摄影是发现、诊断乳腺癌首选的检查方法。X 线上乳腺癌多发生于乳房的外上象限，典型者表现为分叶状肿块，边缘呈毛刺样，肿块内可见细小砂粒状钙化，肿块与皮肤粘连，皮肤增厚回缩，乳头内陷（图 7-12，图 7-13）。

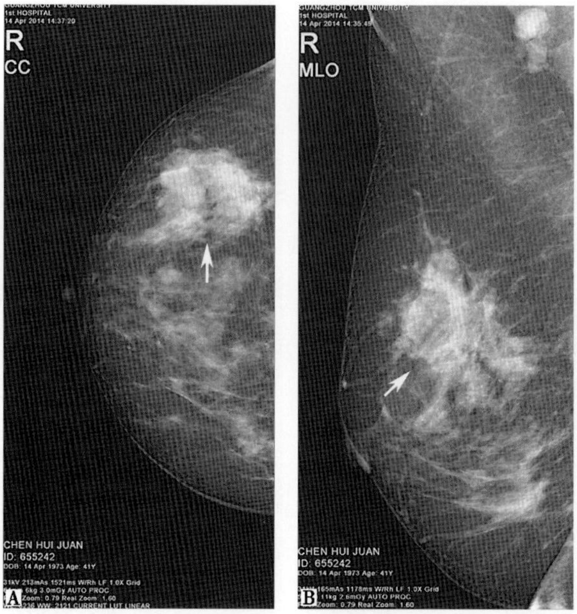

图 7-12 右侧乳腺癌

A. 右乳腺头尾位；B. 内外斜位，示右乳腺外上象限分叶状肿块（白箭头），肿块内可见细小砂粒状钙化

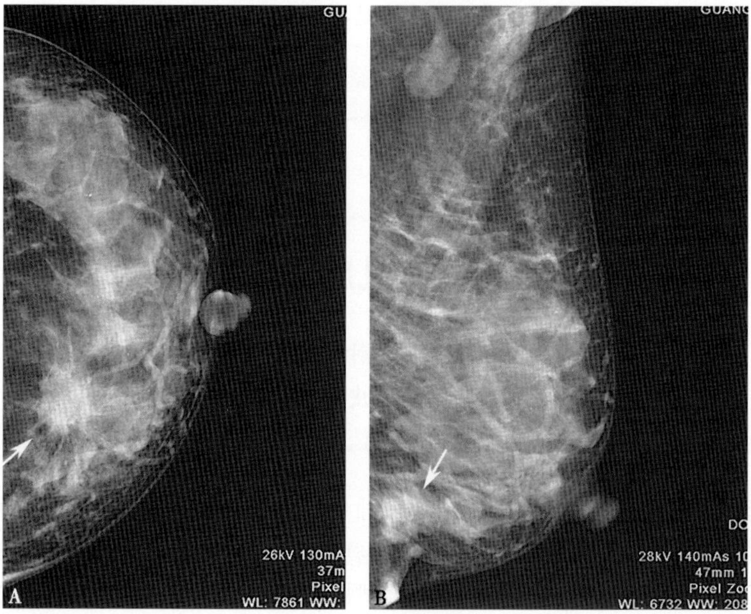

图 7-13 左侧乳腺癌

A. 左乳腺头尾位；B. 内外斜位，示左乳腺内下象限类圆形肿块（白箭头），边缘可见毛刺，内可见细小砂粒钙化，邻近皮肤回缩，腋下可见转移肿大淋巴结

第八章 骨骼肌肉系统疾病

一、阻滞椎

椎隙消失融一体，融合之处蜂腰细。
颈椎腰椎较多见，相应椎弓常累及。

口诀解读：阻滞椎是指脊椎的先天性骨性融合，为胚胎期的间叶原椎分节障碍所致，常累及两个或更多脊椎节，最好发于颈椎及腰椎，胸椎少见。临床多无症状，少数因颈项痛或局部活动受限就诊。X 线表现为两个或两个以上椎体完全性骨性联合（图 8-1），或者仅局限于椎体或椎弓联合。受累椎体之前后径变短且前面凹陷，而总高度不变。在骨性合并的两个椎体间，相当于椎间隙部变细，如黄蜂腰状。受累部椎间孔及椎板变小，椎管矢状径可较邻近正常椎管大，棘突部分或完全联合。若受累椎仅一侧发生骨性联合，可出现脊椎侧弯畸形。

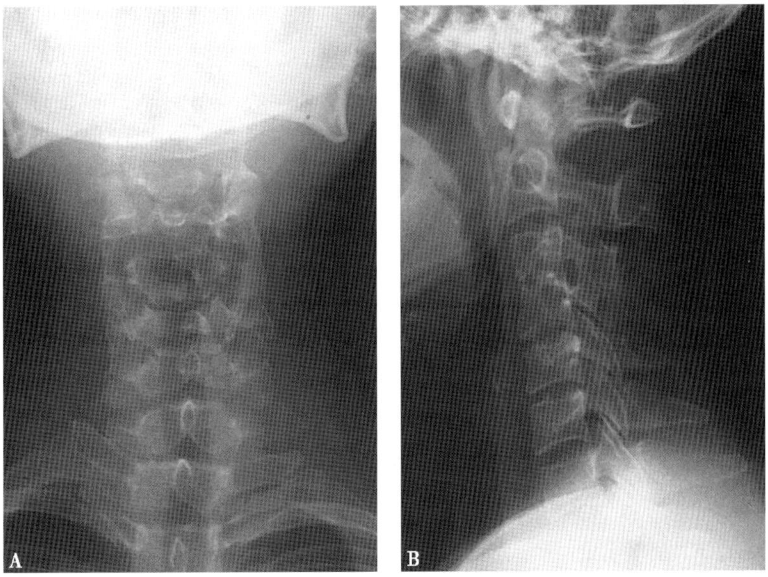

图 8-1　阻滞椎

A. 颈椎正位；B. 颈椎侧位，示颈椎生理弯曲消失变直，第 3、4 颈椎体及椎弓完全融合，相当于椎间隙部变细，呈蜂腰状

二、椎弓崩裂症

此病缺陷为先天，脊椎滑脱此根源。
单侧双侧可发病，四腰五腰多为先。
正侧透亮裂隙现，斜位狗颈戴项圈。
椎体同时伴滑脱，间盘突出亦常见。

口诀解读：椎弓崩裂症是椎弓峡部先天性发育缺陷造成的椎弓峡部骨质缺损，是造成脊椎滑脱的常见原因。多数发生于第4、5腰椎，可单侧或双侧发病。怀疑本病者需摄腰椎正侧及双斜位片。正位片显示环形椎弓根影的下方可见透亮裂隙，但多数情况下此位置显示欠清((图8-2A)，侧位片透亮裂隙则位于椎弓根后下方自后上斜向前下(图8-2B)，斜位片上相当于椎弓的“狗颈”可显示线样透亮裂隙，颇似狗脖子上戴了项圈(图8-2C、D)。患椎同时伴有不同程度滑脱(图8-3A)，邻近椎间盘亦常有突出改变。CT扫描是平片检查的重要补充，可更清楚显示双侧椎弓的连续性以及分离程度(图8-3B、C)。

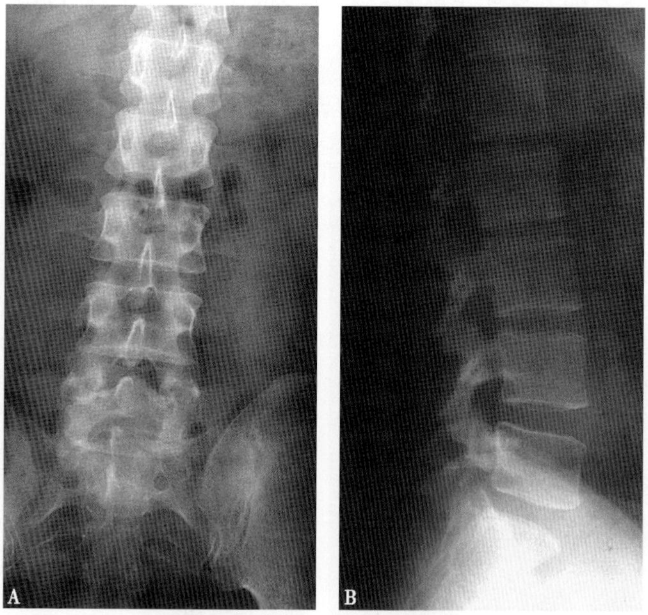

图8-2 第5腰椎椎弓崩裂症

A．腰椎正位，所示未见明显异常；B．腰椎侧位，示第5腰椎椎弓峡部变窄，并见骨质中断

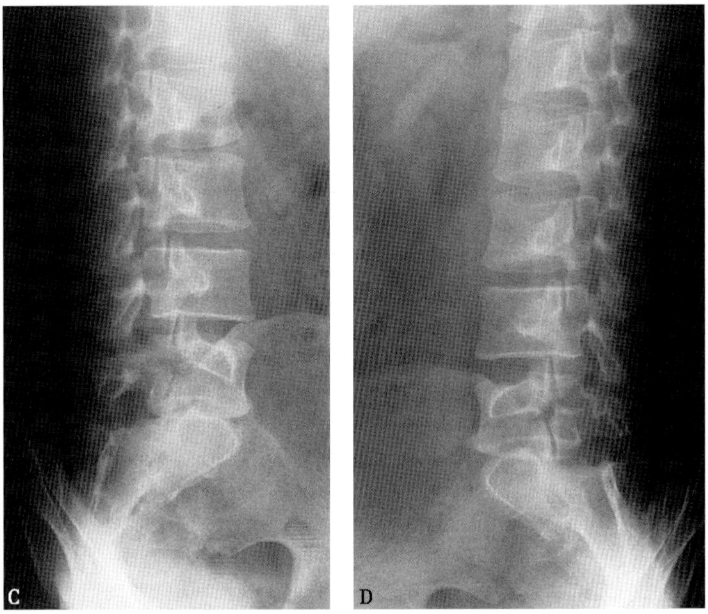

图 8-2　第 5 腰椎椎弓崩裂症（续）

C、D. 腰椎左右斜位，示第 5 腰椎椎弓“狗颈”可见骨质中断裂隙，颇似狗脖子上戴了项圈

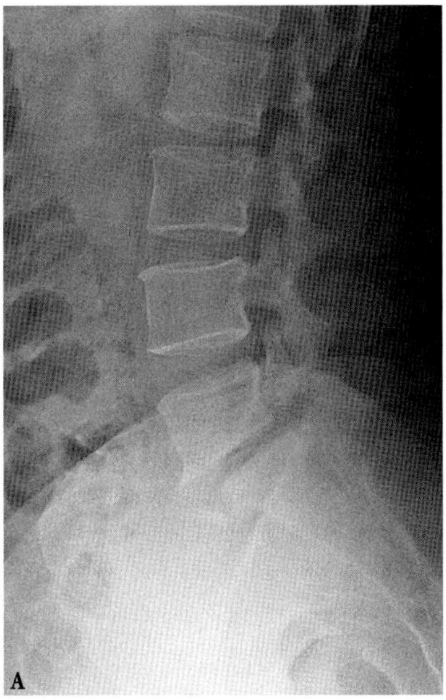

图 8-3　第 5 腰椎椎弓崩裂伴椎体前滑脱

A. 腰椎侧位，示第 5 腰椎椎弓峡部骨质中断裂隙，相应椎体向前滑移

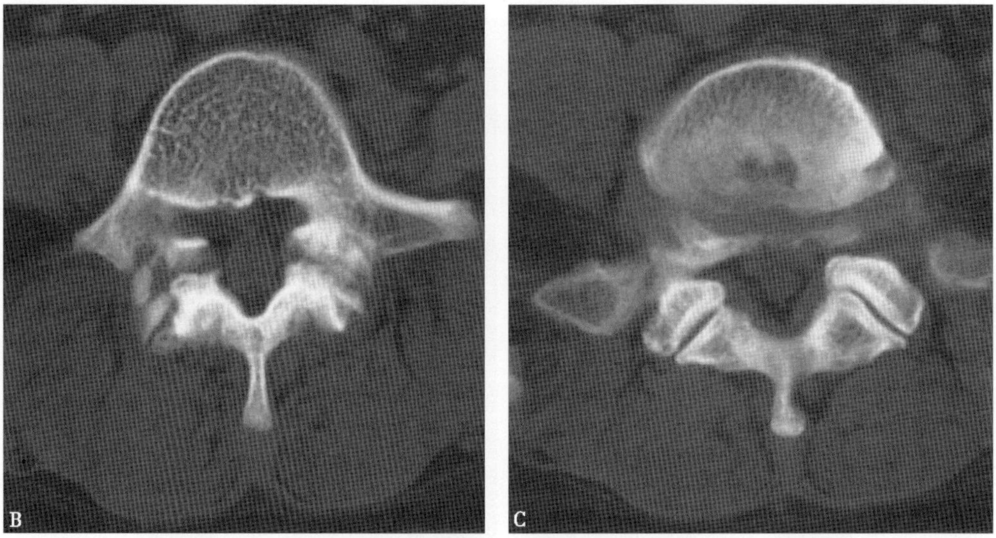

图 8-3 第 5 腰椎椎弓崩裂伴椎体前滑脱（续）
B、C. CT 轴位平扫骨窗，示经第 5 腰椎椎弓峡部对称裂隙，该椎体向前滑脱形成双边征

三、软骨发育不全

四肢长骨短又弯，皮质增厚干骺宽。
手指等长变粗短，髋膝弯曲呈内翻。
渐短腰椎椎弓距，突出额枕穹隆长。
髋臼变平骨盆窄，肋骨短小肩盂浅。
软骨障碍致侏儒，智力发育无异常。

口诀解读： 软骨发育不全又称软骨发育不良，系一种常染色体显性遗传的全身性对称性软骨发育障碍，为短肢型侏儒最多见的一种。主要病理改变为软骨内成骨障碍，影响骨的长轴生长，而膜内成骨不受影响故骨横径生长仍正常，颅底软骨内成骨亦发育障碍。本病多见于男性，2～3 岁开始发病并显露症状。一般智力不受影响。全身呈典型的短肢型侏儒，四肢粗短弯曲，躯干较长，站立时手不过髋，手指宽度短粗等长，伸直呈“三叉戟”状。头颅较大，前额凸出，鼻根塌陷。胸腰后突，下肢呈“O”形弯曲，髋内或外翻，行走如鸭步。X 线是本病主要检查方法，疑本病者需摄四肢、脊柱、骨盆及头颅在内的照片，X 线征象包括：①四肢长骨变短和弯曲，皮质增厚，干骺端增宽，呈不规则喇叭状，并有倾斜，骨骺出现延迟，可呈碎裂状。②双手等长且变粗短。③腰椎椎弓根变短，椎弓根距从腰 1 椎～腰 5 椎逐渐变小。④颅底变短，颅穹隆扩大，前额后枕和下颌相对突出，枕大孔缩小成漏斗状，斜坡加深，鼻根塌陷。⑤骨盆狭窄，髂翼成方形，髂骨底部显著变短，髋臼变平，小骨盆腔横径

变长，呈“香槟酒杯”状。⑥肋骨短小，胸骨短且宽，肩胛盂浅小。其中腰椎椎弓距从上到下逐渐变小及小骨盆呈“香槟酒杯”状较有特征性（图 8-4）。凭借此特征改变可确诊，并与其他疾病鉴别。

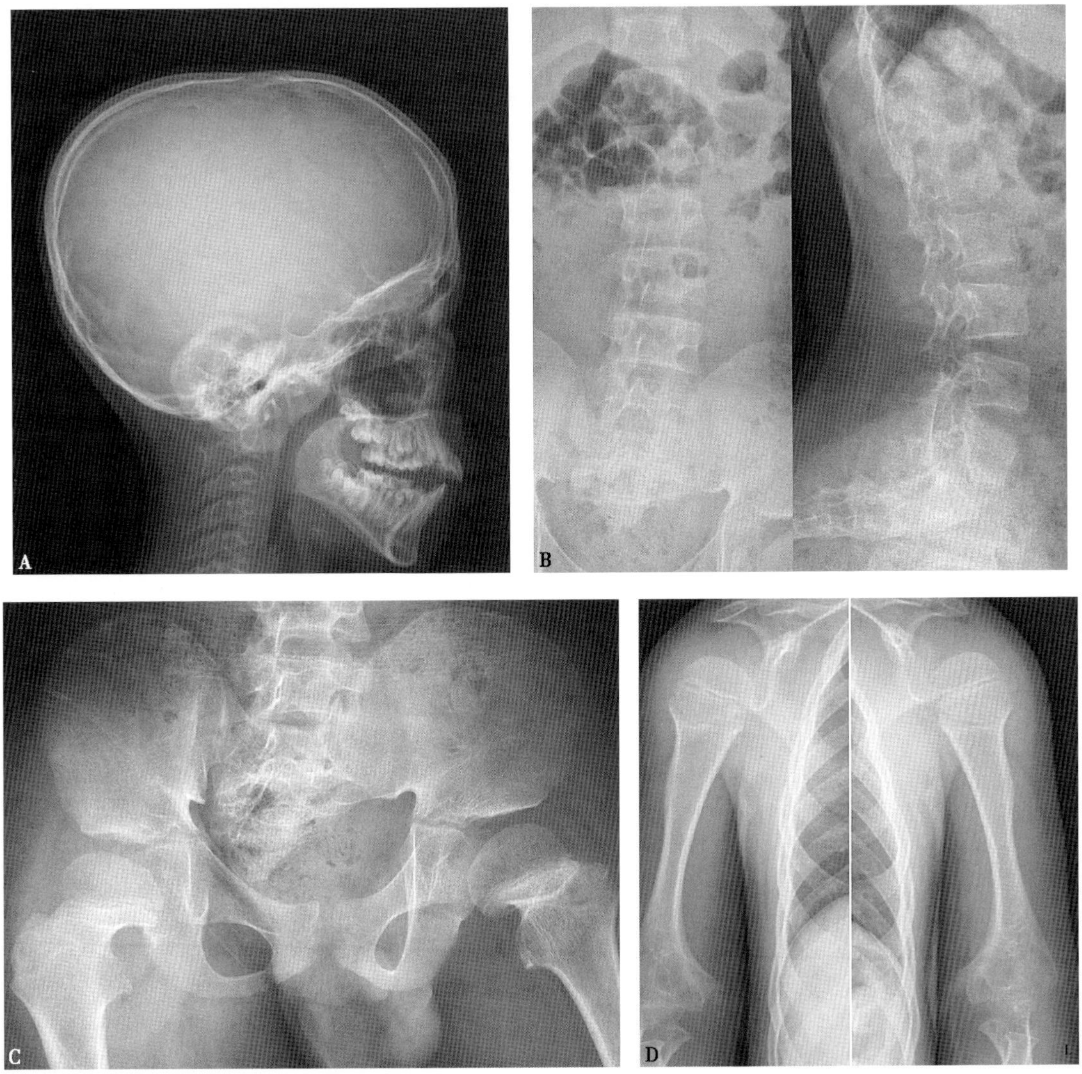

图 8-4 软骨发育不全

男，12 岁，身材矮小，四肢对称性短小，臀部后翘

A. 头颅侧位，示颅底变短，头大面小；B. 腰椎正侧位，示椎弓根距由腰 1～5 逐渐变小，椎弓根变短；C. 骨盆正位，示骨盆狭窄，髂翼小而变方，髋臼顶呈水平位，坐骨大切迹狭小，小骨盆腔横径变长，股骨近侧干骺端增宽，股骨颈变短，骨骺未受累；D. 双侧肱骨正位片

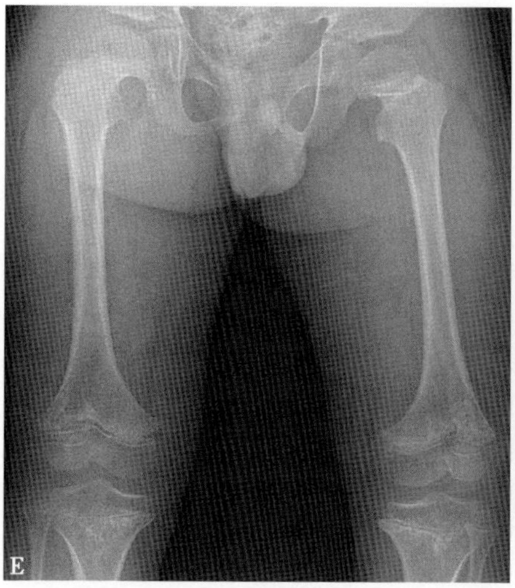

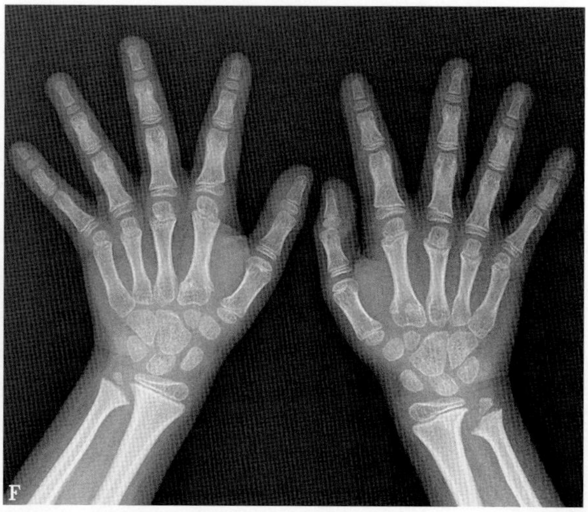

图 8-4　软骨发育不全（续）

E. 双侧股骨正位片，示双侧肱骨及股骨骨干粗短，骨皮质增厚，干骺端增宽，股骨远侧干骺端呈喇叭口样外展；F. 双手正位片，示双手短状骨均变短，掌骨干骺端增宽

四、石骨症

骨质密度如石高，全身骨骼累及到。
髂骨同心年轮样，椎体形如夹心糕。

口诀解读：石骨症又称大理石病，是一种少见的泛发性骨质硬化性疾病，因骨质致密如石头故名。病因未明，多数学者认为系由于正常破骨活动减弱，使钙化的软骨和骨样组织不能被正常吸收而蓄积，致使骨质明显硬化。本病常有家族性，分幼儿型和成人型，为常染色体显性和隐性遗传。无论是幼儿型抑或成人型，本病共同影像特点是周身性骨质硬化，骨质硬化几乎累及全身各部位骨骼，并呈双侧对称性分布。其中髂骨和椎体表现最具特征性，前者髂骨翼可见致密硬化与稀疏透明相间的弧形带影，呈年轮样表现（图 8-5A）。后者椎体则上下骨板增厚致密，中间层为正常相对低密度之松质骨，呈夹心糕样改变（图 8-5B）。以上两个部位的特征性改变，无论对本病确诊或与其他骨质硬化性骨病的鉴别都十分有价值。因此但凡遇到弥漫性骨质硬化怀疑本病者，加照上述两个部位诊断就能明确诊断。

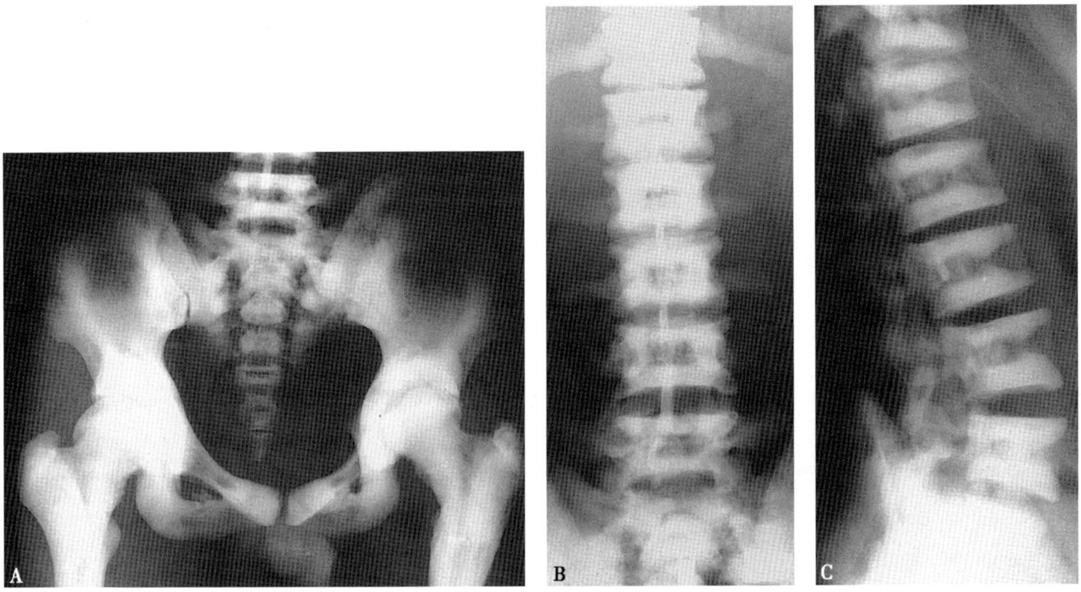

图 8-5 石骨症

A. 骨盆正位，示骨盆诸骨密度增高，髂骨翼可见致密硬化与稀疏透明相间的弧形带影，呈年轮样表现；B. 腰椎正位；C. 腰椎侧位，示脊椎椎体上、下终板显著硬化，而中央区密度较低，呈"夹心糕"样表现

五、成骨不全

儿童疏松密度低，皮质菲薄骨干细。
耳聋巩膜呈蓝色，骨脆易断如玻璃。
头颅椎盆类改变，骨折屡发要警惕。

口诀解读：成骨不全亦称脆骨病、玻璃骨等，为一种具有先天遗传性和家族性全身结缔组织疾病。其病理改变是胶原纤维合成减少或结构异常，使含有胶原纤维的骨骼、巩膜、内耳、皮肤、韧带、肌腱和筋膜组织等不同程度受累。临床上本病主要表现为多发性骨折、蓝色巩膜和听力障碍三大特征，其中后两者一般不容易被发现，而前者则往往成为患儿就诊的主要原因，因此对于反复多次骨折的患儿，要高度警惕本病的存在。此时除注意询问是否有听力障碍，观察是否有蓝色巩膜外，要加照包括四肢、头颅、腰椎、胸部和骨盆等部位在内的照片。本病 X 线上不同部位有各自表现特点。四肢长管骨主要表现为骨干明显变细，骨皮质变菲薄，骨密度明显减低并伴有多发性骨折（图 8-6），骨折可多处出现但不对称，折端可嵌插缩短，折处可见骨痂生长（图 8-7A）。颅骨主要表现为短头畸形，颅板变薄，颅缝增宽，囟门增大，闭合延迟，并可见许多缝间骨（图 8-7B）。脊椎表现为椎体密度减低，上下面双凹变形，呈鱼椎骨样，椎间隙较宽，常伴后凸畸形。骨盆呈扁平或不规则形，髋臼内陷，而肋骨变细，皮质变薄，密度减低，常有骨折。

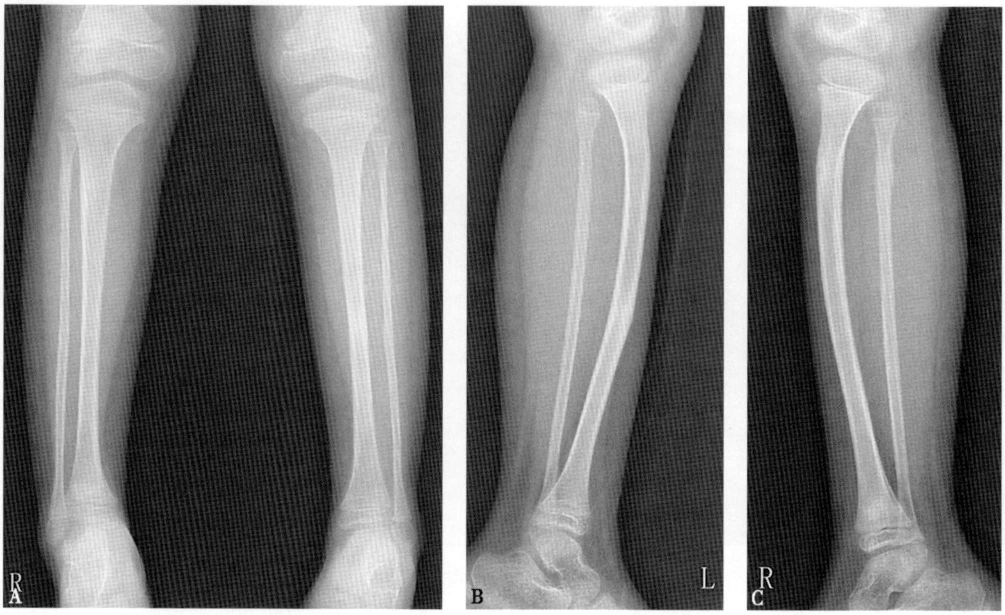

图 8-6 成骨不全

A. 双侧小腿正位；B. 左侧小腿侧位；C. 右侧小腿侧位，示双侧胫腓骨普遍骨质密度减低，胫骨骨向前弯曲，右腓骨骨干明显变细，胫骨和腓骨可见多处陈旧性骨折表现

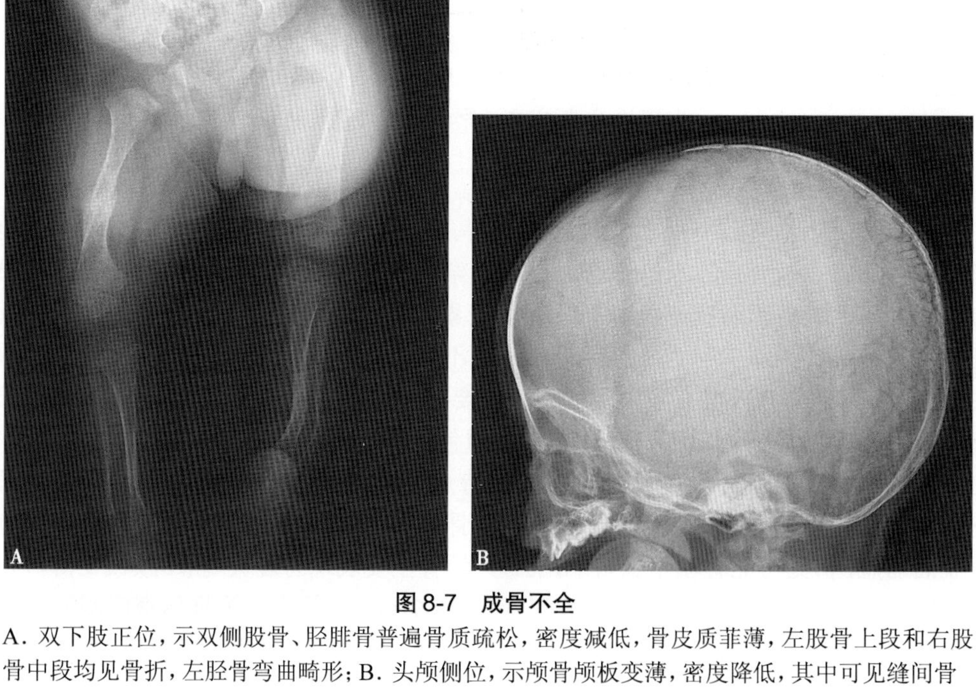

图 8-7 成骨不全

A. 双下肢正位，示双侧股骨、胫腓骨普遍骨质疏松，密度减低，骨皮质菲薄，左股骨上段和右股骨中段均见骨折，左胫骨弯曲畸形；B. 头颅侧位，示颅骨颅板变薄，密度降低，其中可见缝间骨

六、马方综合征

家族结缔组织疾，四肢管骨长又细。
手足改变最明显，肌肉张力同降低。
测量掌骨指数大，半数脱落晶状体。
先心病变多伴有，常并脊柱弯突畸。

口诀解读：马方综合征是一种家族性结缔组织疾病，为常染色体显性遗传，其病变主要累及眼、骨骼和心血管系统。临床患者身材较高，四肢细长，肌肉张力降低，关节活动度增加。约半数患者有双眼晶状体脱位，部分患者尚有主动脉扩张、主动脉夹层、间隔缺损等先心性心脏病。X线表现为四肢管状骨细长，以手足短管状骨更为明显，掌骨指数增大大于8.8，骨干变细，皮质变薄（图8-8），患者常有漏斗胸、脊柱侧弯后突畸形等改变。临床怀疑本病者，应摄四肢骨照片并测量掌骨指数，同时应重点对双眼和心脏进行专科检查，根据骨骼X线表现及相应眼和心血管改变，大多数都可得到正确诊断。

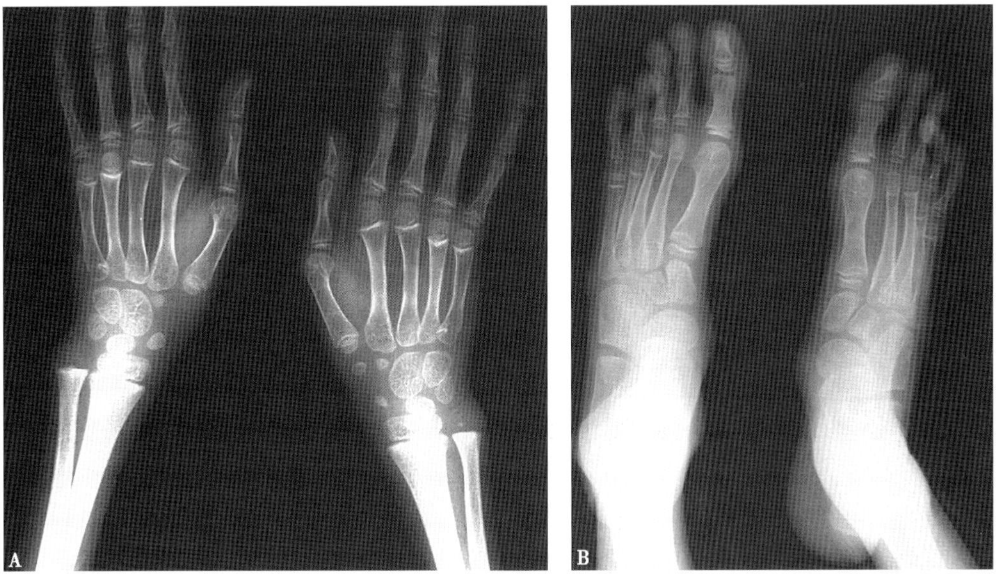

图8-8　马方综合征

A. 双腕正位；B. 双足正位

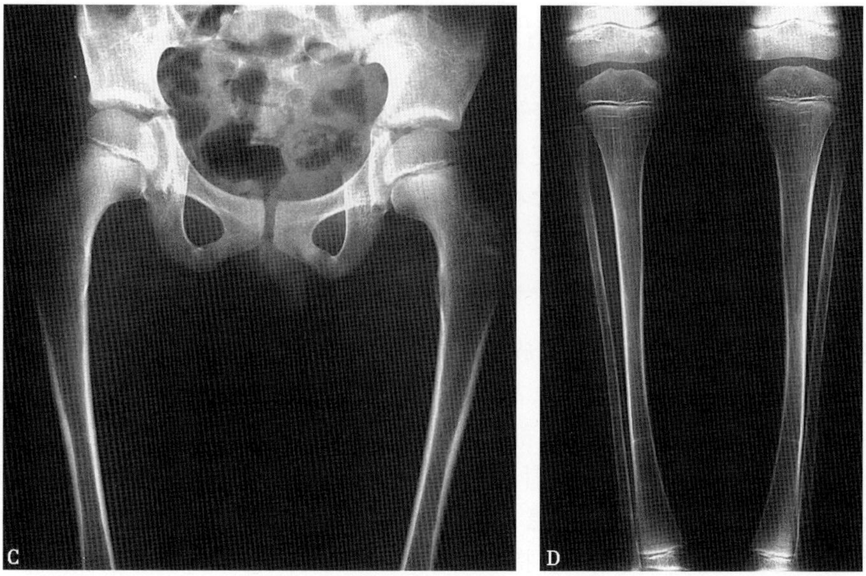

图 8-8 马方综合征（续）

C. 双髋正位片；D. 双小腿正位，示双侧掌、跖骨及近侧指、趾骨细长，皮质普遍变薄，骨小梁纤细，掌骨指数增大，双侧股骨及胫骨腓骨骨干变细，皮质变薄，密度减低

七、外伤性骨折

外伤病史多明晰，骨折边缘较锐利。
形态多样骨折线，不同暴力表现异。
折端成角与移位，具体部位细分析。
其他损伤常合并，读片诊断需注意。

口诀解读：外伤性骨折是最常见的创伤性疾病。引起骨折大多数有明确外伤史。X 线片为基本的检查方法。骨折有如下特点：①骨折线清楚锐利（图 8-9），因暴力不同折线形态多种多样，可呈横形、斜形、螺旋形或粉碎等。②由于暴力形式及肢体所处位置不同，不同部位的骨折折端可发生不同程度成角和移位，读片应根据具体部位作出准确的判断，以供临床复位参考。③骨折常同时合并关节脱位（图 8-10）、韧带撕裂及血管神经损伤等，读片应注意是否存在上述并发症，X 线片若无法作出判断，可建议 CT 或 MRI 进一步检查。

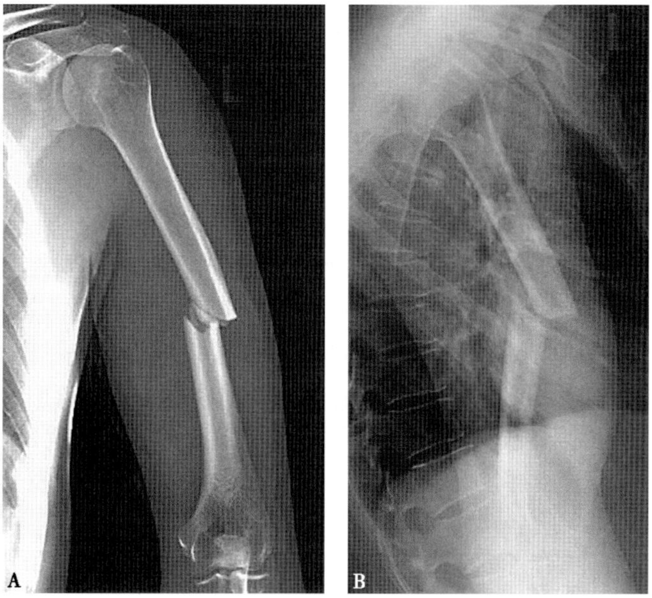

图 8-9　左肱骨干中段骨折

A. 左肱骨正位，B. 穿胸位，示左肱骨干中段骨折，远折端向后内上方移位与近端重叠，折段向前外成角

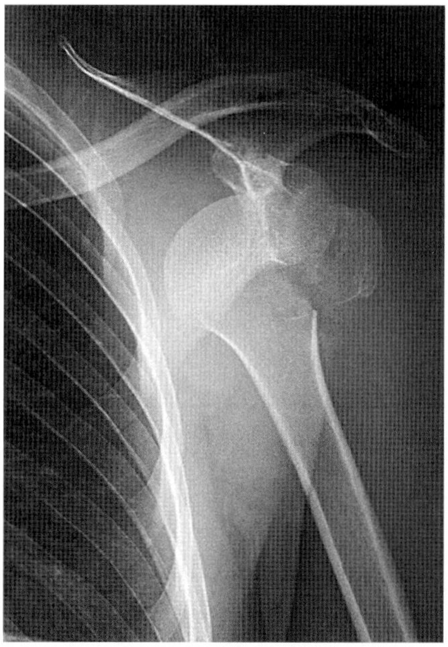

图 8-10　左肩关节脱位合并肱骨大结节骨折

左肩关节正位，示左肱骨头向前内下方脱位，同时肱骨大结节骨折

八、股骨头骨骺缺血性坏死

骨骺致密伴囊变，头面塌陷又变扁。
颈部缩短且增粗，髋臼变浅间隙宽。

口诀解读：股骨头骨骺缺血坏死又称股骨头骨骺软骨炎、扁平髋。是儿童髋部常见疾病。多发生于5～9岁儿童。患者常因髋部疼痛伴跛行就诊，疼痛多呈间隙性并放射至膝关节或腰部。专科检查：患肢缩短，活动受限，"4"字试验阳性。X线早期表现为髋关节间隙略增宽，头骺发育较健侧小、密度均匀增高而无变形。进展期表现除股骨头骺密度增高外，大多数头骺已变扁、节裂并夹杂囊样透亮区（图8-11），同时骺板增宽，干骺端也见囊样变。晚期股骨头骺呈蕈状或圆帽状改变，股骨颈增宽变短。髋臼变浅，呈发育不良改变。CT及MRI是诊断本病的重要补充。CT可显示髋关节积液及头内裂隙状低密度带。MR能显示平片及CT更早征象，表现为股骨头骨骺前外侧异常信号灶，T_1WI呈等低信号，T_2WI为边缘稍模糊的高信号，典型者可见"双线征"。

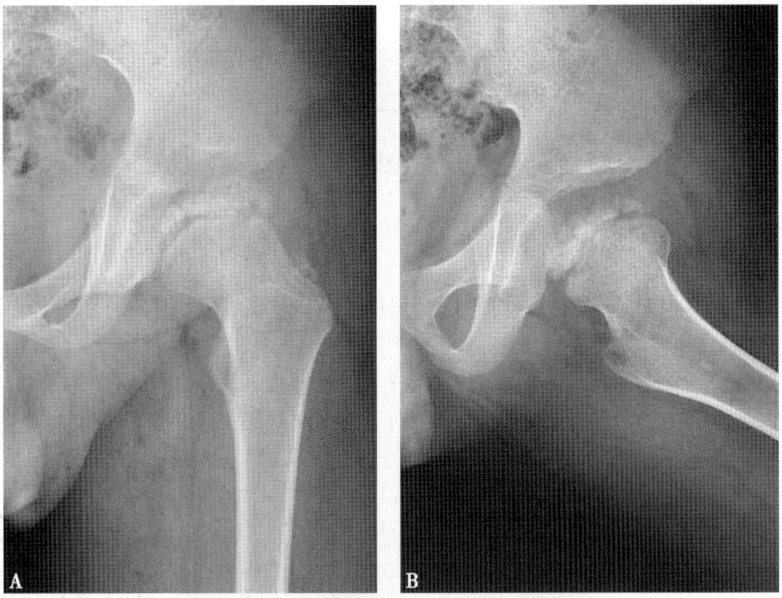

图8-11 左股骨头骨骺缺血性坏死

A. 左髋关节正位；B. 左髋关节蛙位，示左股骨头骨骺变扁，密度增高并夹杂囊样透亮区，关节面欠光滑，股骨颈增粗缩短

九、股骨头缺血性坏死

承重区域密度高，掺杂囊变硬化绕。
严重塌陷关节面，晚期常伴增生灶。
计算体层优平片，核磁早期领风骚。

口诀解读：股骨头缺血坏死是指股骨头内骨的活性成分包括骨细胞、骨髓造血细胞及脂肪细胞死亡为主要病理改变的疾病。病因较多，常见有股骨颈骨折、酒精中毒、长期服用激素等，特发性亦不少见，由于上述原因导致股骨头血供减少，进而发生骨坏死。本病好发于30～60岁男性。临床表现为患侧髋关节疼痛、活动受限伴跛行，腹股沟压痛，“4”字试验阳性，晚期肌肉萎缩，肢体短缩并呈屈曲内收畸形。X线是本病常规检查方法，主要表现为股骨头承重区骨质密度增高，可出现斑片状、条带状硬化区并掺杂囊变透亮区，周围可见反应硬化带，关节面因负重而塌陷（图8-12），晚期关节间隙狭窄，并伴关节边缘骨质增生（图8-13）。其中头塌陷及反应硬化带是本病较有价值征象，凭借这两个征象，可与其他髋关节疾病如退行性骨关节病、类风湿关节炎等鉴别。CT和MRI检查是本病诊断的重要补充。CT在早期诊断方面优于X线平片，在显示病变区内的增生、硬化、碎裂和囊变等方面较平片更清楚。MRI是诊断早期坏死最为敏感和特异的方法，在出现X线和（或）CT改变之前就可发现病变（图8-14），并能直接多方位确定骨缺血性坏死的位置和范围，对平片和CT检查阴性者可及时做出诊断。

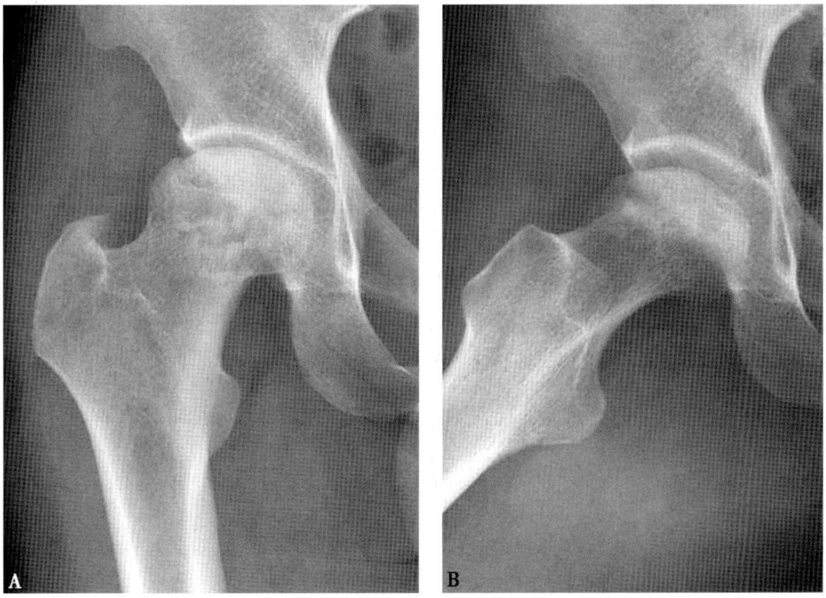

图8-12　右股骨头缺血性坏死

A. 右髋关节正位；B. 右髋关节蛙位，示右股骨头承重区密度增高伴囊样透亮区，外围可见反应硬化带，关节面塌陷

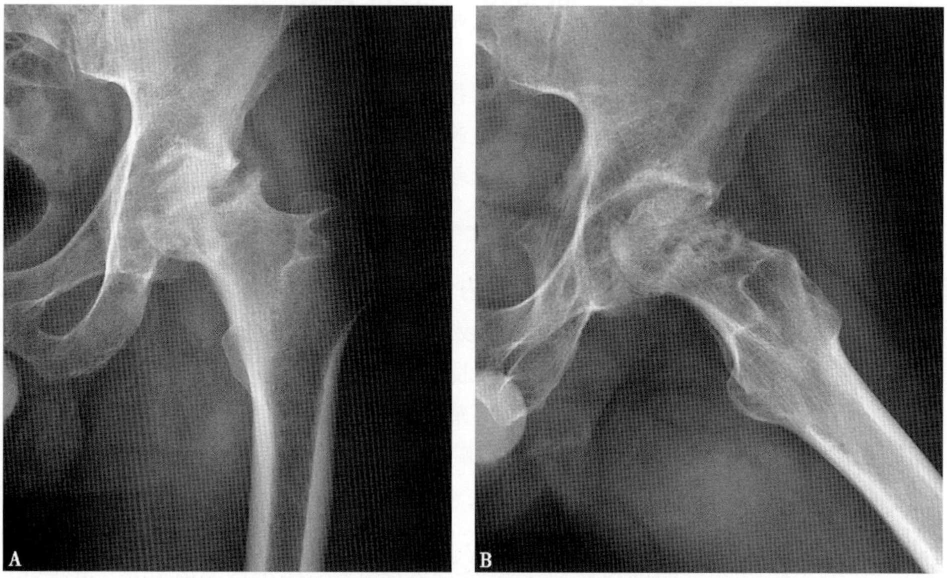

图 8-13 左股骨头缺血性坏死伴退行性骨关节病

A. 左髋关节正位；B. 左髋关节蛙位，示右股骨头变形，关节面塌陷，承重区密度增高并掺杂囊变透亮区，周围可见反应硬化带，关节边缘骨质增生，间隙变窄

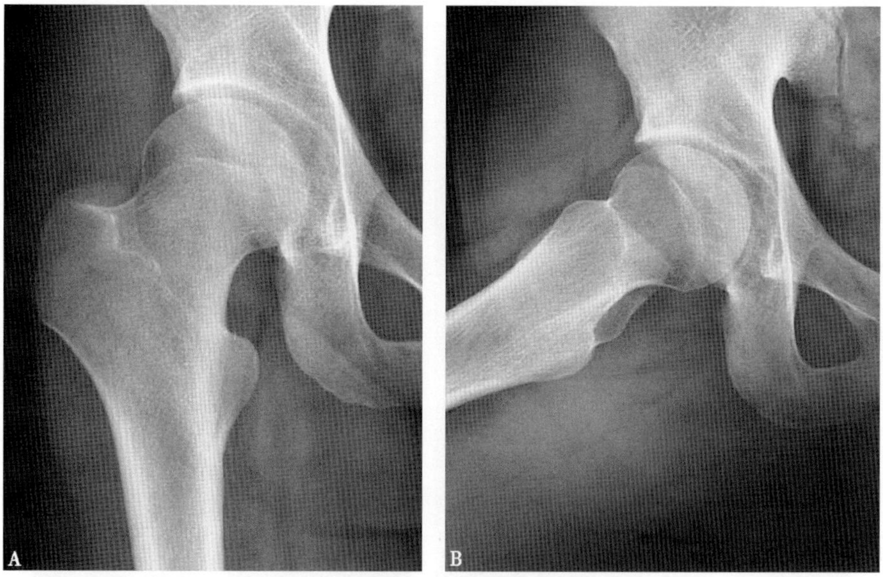

图 8-14 右股骨头缺血性坏死（早期）

A. 右髋关节正位；B. 右髋关节蛙位，示右股骨头密度正常，未见异常改变

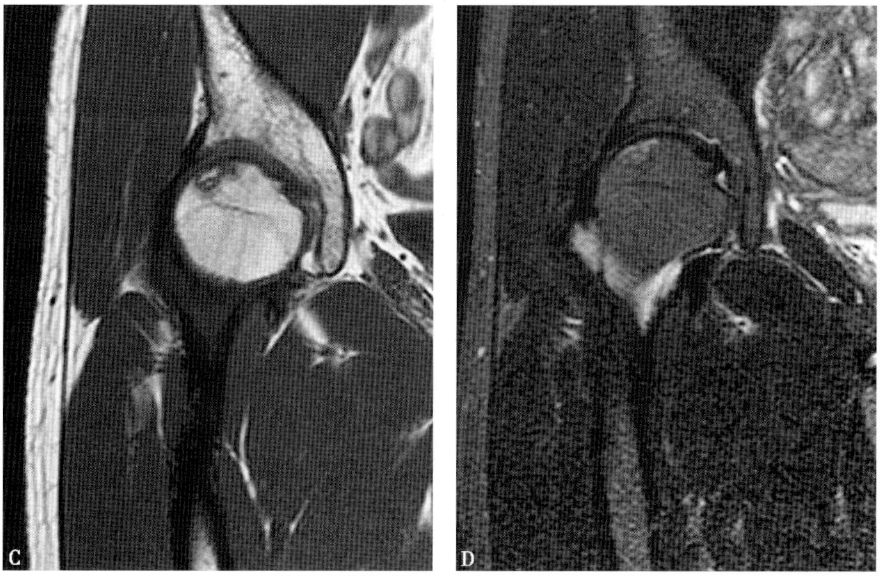

图 8-14 右股骨头缺血性坏死（早期）（续）

C. MRI T_2WI 冠状位；D. T_2WI 抑脂冠状位. 示股骨头条带状低信号影围绕等信号影，关节面完整，抑脂像病灶呈高信号，同时关节内可见少量高信号积液

十、剥脱性骨软骨炎

好发负重关节面，局限疏松死骨陷。
待到死骨脱落后，弧形缺损清晰见。

口诀解读：剥脱性骨软骨炎是因各种原因导致的局部性关节软骨及其软骨下骨缺血性坏死、并与周围正常骨质分离为特征的一类关节疾病。病因不明，大多与外伤有关，常累及身体负重部位，股骨内髁、股骨头、距骨滑车及肱骨小头等为好发部位。单发多见，少数多发者呈对称性发病。主要累及 10～20 男性患者，运动员尤为多见。临床主要症状为局部疼痛、触痛和关节异物感，严重者可出现膝关节交锁、肿胀及活动障碍。部分患者可无任何症状，常偶然发现。X 线片可表现为患骨关节面局限性骨疏松区，内含一块相对致密死骨片，死骨脱落形成游离体，骨性关节面显示局部凹陷缺损，周围伴骨质增生硬化（图 8-15）。晚期可继发退行性骨关节病。

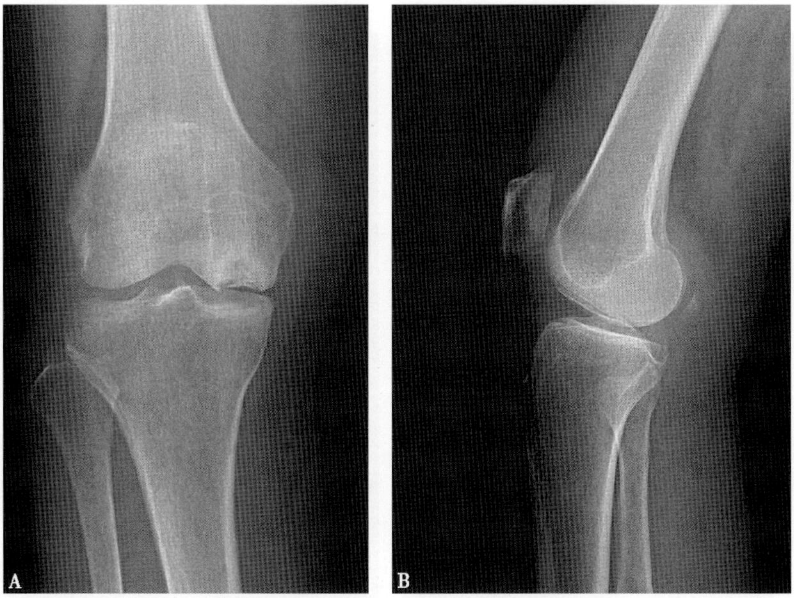

图 8-15 右股骨内髁剥脱性骨软骨炎

A. 右膝正位，B. 右膝侧位，示右股骨内侧髁关节面局限性凹陷缺损，其中可见死骨，周围伴骨质增生硬化

十一、急性化脓性骨髓炎

病变起始干骺部，红肿热痛症状著。
破坏为主伴增生，骨质坏死成死骨。
骨膜反应线层状，周围组织肿模糊。
骨骺极少受累及，病骨轮廓渐增粗。

口诀解读：急性化脓性骨髓炎主要见于 10 岁以下儿童，好发于股骨、胫骨等长管状骨，由于长管状骨干骺端血管较丰富且呈弯曲排列，故细菌容易停留于此繁殖而发病。临床上发病急，可有高热、寒战等全身中毒症状，局部皮肤红肿热痛明显。影像学为急性化脓性骨髓炎检查方法。一般早期表现为周围软组织肿胀，层次模糊不清，发病两周后，在干骺端方可看到骨质改变，开始表现为局限性骨质疏松，进而发展为斑点状及斑片状骨质破坏，由于骨骺板阻挡作用，病变一般不侵犯骨骺，而向骨干侧发展，严重者可导致广泛骨质破坏（图 8-16）。急性期虽然以骨破坏为主，但围绕骨质破坏区几乎同时伴发骨质增生。随着病情进展，由于骨膜下脓肿形成，骨膜被掀起，骨皮质由于血供中断而形成死骨，同时由于脓肿刺激可见线状、层状骨膜反应而导致病骨轮廓逐渐增粗。

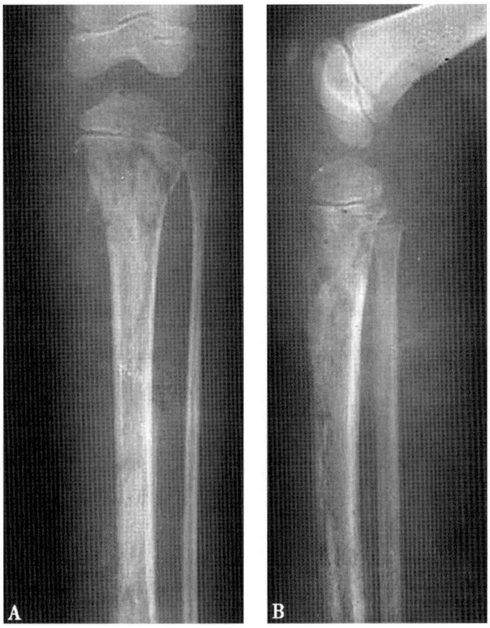

图 8-16 右胫骨急性化脓性骨髓炎

A. 右小腿正位；B. 右小腿侧位，示右胫骨斑点状及斑片状骨质破坏，以干骺端明显，可见小条片死骨及层状骨膜增生，周围软组织明显肿胀，层次不清

十二、慢性化脓性骨髓炎

密度增高轮廓粗，皮质松质界模糊。
髓腔狭窄皮质厚，残留脓腔与死骨。

口诀解读：急性化脓性骨髓炎引流不畅或治疗不彻底，当骨内残留有死骨、脓腔及窦道时便转为慢性化脓性骨髓炎。患者常因局部反复肿痛伴窦道口流出脓液或小死骨就诊，多数既往有急性化脓性骨髓炎病史。通常病程较长，可数月、数年甚至几十年。影像学检查除了给出准确诊断外，更重要在于明确病变中脓腔、死骨及窦道等活动病灶的位置和范围，以便指导临床引流或手术治疗。此期病变以修复为主，主要表现为广泛骨质密度增高硬化，伴有骨轮廓增粗、皮质增厚及髓腔狭窄或消失等改变，在广泛增生硬化骨质中，可见单个或多个境界清楚的圆形或卵圆形小透亮区，代表残留的脓腔，脓腔内可见密度较高的条片状或块状死骨（图 8-17）。有时在皮质内还可见与骨外相通的窦道影，邻近局部软组织可伴有肿胀。对于较大脓腔或死骨一般诊断不难，当脓腔或死骨较小而骨质增生硬化明显将其掩盖显示不清时，可进一步 CT 或 MRI 检查，若没有条件行 CT 或 MRI 检查，也可采用高电压或体层摄片解决。

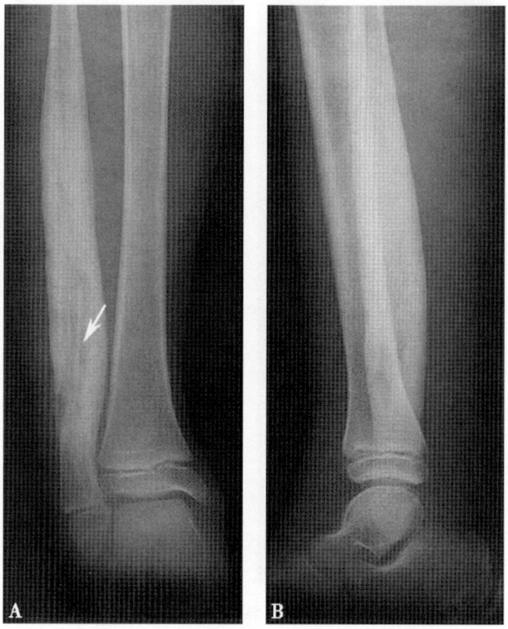

图 8-17 右腓骨慢性化脓性骨髓炎

A. 右小腿正位，B. 右小腿侧位，示右腓骨中下段增粗，密度增高，其中可见密度较高的条片状死骨影（白箭头）

十三、化脓性关节炎

早期肿胀无特点，仅有轻度疏松变。
进展破坏承重面，增生硬化较明显。
间隙狭窄早出现，骨性强直晚期见。

口诀解读：化脓性关节炎是一种常见的严重感染性疾病，好发于儿童及婴儿，多为金黄色葡萄球菌、溶血性链球菌及肺炎双球菌等经血源性感染所致。髋关节、膝关节等负重大关节为主要受累部位。早期滑膜充血水肿渗出引起关节积液而致关节肿胀，关节面下骨质也因炎症充血呈轻度疏松改变，此期就影像学表现而言大多无特异性，诊断需密切结合临床或穿刺抽液化验确诊。随病变进展关节间隙因关节软骨破坏较早变窄，关节软骨下骨质也破坏糜烂，以关节承重面出现早且明显（图 8-18），以后破坏逐渐扩大，出现明显骨质破坏和死骨，骨质破坏的同时周围可见反应性增生硬化，与关节结核比较，这种反应性硬化更为明显。至晚期，受累关节间隙显著变窄，严重者可呈现骨性强直及畸形改变。

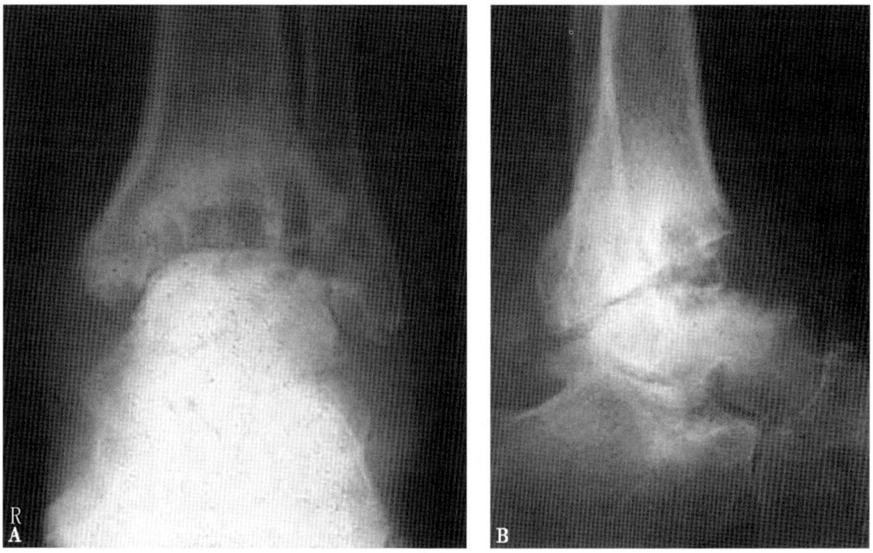

图 8-18　右踝化脓性关节炎

A. 右踝关节正位；B. 右踝关节侧位，示踝关节软组织肿胀，关节间隙均匀狭窄，关节承重面及骨端松质骨破坏，周围可见骨质增生硬化

十四、化脓性脊柱炎

破坏硬化较明显，椎体塌陷少出现。
间隙狭窄进展快，韧带骨化较早见。

口诀解读：化脓性脊柱炎是指椎体和（或）椎间盘化脓性感染的总称，占骨髓炎患者的2%～10%，常累及腰椎，其次是胸椎及颈椎。多见于20～40岁青壮年，糖尿病及免疫缺陷者易患此病。最常见的致病菌为金黄色葡萄球菌，其次为链球菌，沙门菌等。主要为血行感染，少数为外伤、椎间盘手术或腰椎穿刺术后的感染所致。影像学上，本病与脊椎结核一样，可出现骨质破坏、椎间隙变窄及椎旁脓肿等改变，但与脊椎结核比较，其有以下特点：①可超过椎体高度一半以上，而脊椎结核以骨质破坏为主，骨质硬化一般要半年后才出现，而且没有化脓性脊椎炎那么明显。②由于骨质增生明显的缘故，化脓性脊柱炎椎体除轻度变形外，严重塌陷较少见，而脊椎结核塌陷变形较多见。③化脓性脊柱炎椎间隙变窄进展较快，而脊椎结核椎间隙变窄缓慢而不均匀。④化脓性脊柱炎较早出现椎旁韧带骨化现象，而脊椎结核要半年之后方出现椎旁韧带骨化（图8-19）。

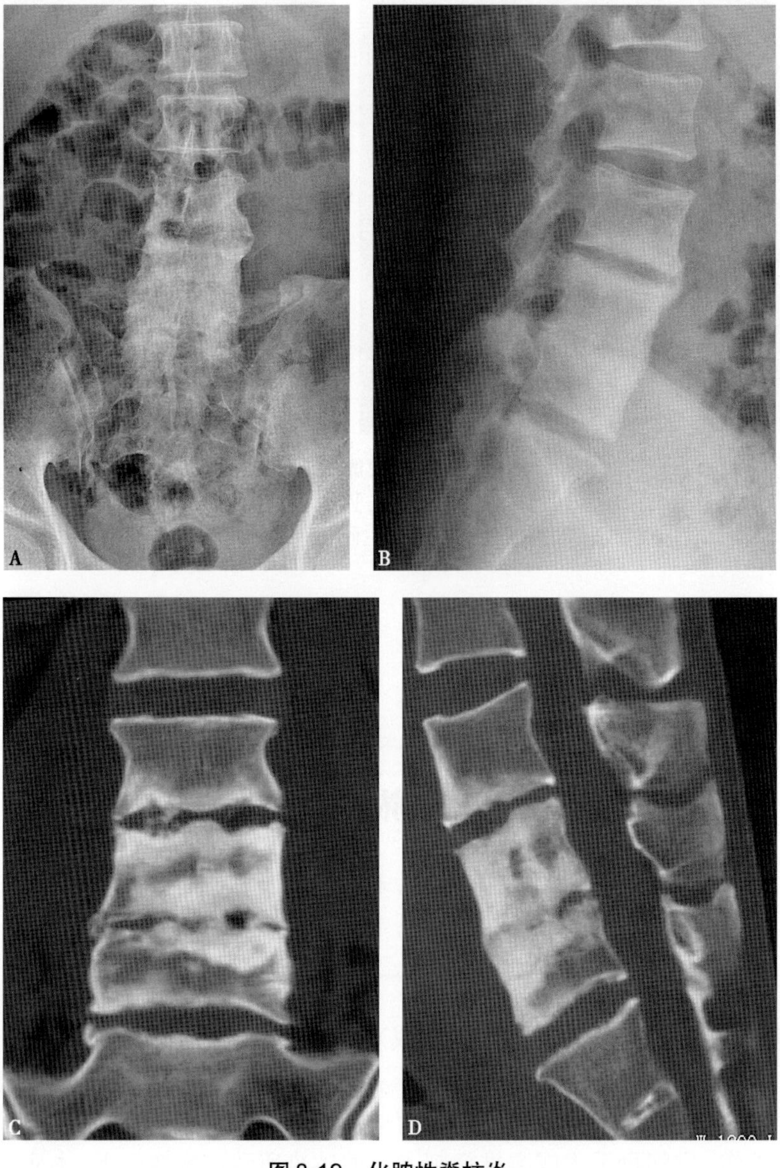

图 8-19 化脓性脊柱炎

A. 腰椎正位；B. 腰椎侧位；C. CT 冠状位重组；D. 矢状位重组，示 L_3 下缘及 $L_{4、5}$椎体密度增高，椎体未见塌陷，$L_{3\sim4}$、$L_{4\sim5}$ 椎间隙显著变窄，椎旁韧带局部骨化

十五、短管状骨结核

小儿掌指多侵犯，骨干增粗气臌状。
髓腔扩张皮质薄，周围组织伴肿胀。

口诀解读：短管状骨为小儿骨结核发生的专属区域，好发于5岁以下儿童，多见于掌指骨或跖趾骨，常为多发，少数可单发。临床上多因指（趾）骨软组织梭形肿胀就诊。X线片是诊断的主要检查方法。早期表现为软组织梭形肿胀，骨干中央的髓腔内出现局限性骨质稀疏，进而骨质破坏吸收，形成长轴与骨干长轴一致的卵圆形透亮区（图8-20），病变对称性向四周膨胀扩展，侵及皮质及骨膜，产生平行层状骨膜反应及骨质增生，这种骨质破坏与皮质增生反复进行，最后骨干增粗形成“骨气臌”改变。值得注意的是本病虽可严重累及整个骨干，但很少侵犯邻近关节或累及末节指（趾）骨。此病预后良好，一般经治疗后骨破坏都可完全恢复而不留痕迹。诊断时主要与发生于短骨的内生软骨瘤鉴别，内生软骨瘤呈分叶状囊状破坏，无骨质疏松表现，边界较清楚，内可见点状钙化，周围软组织未见明显肿胀。

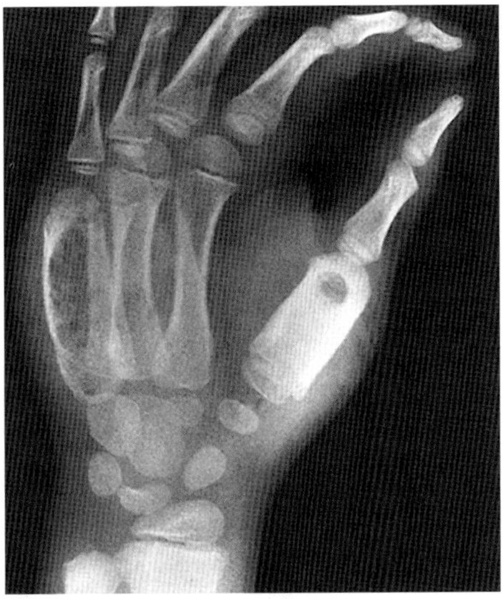

图8-20　右手掌骨结核

右手斜位，示右手诸骨密度减低，第5掌骨体囊状扩张性破坏，皮质变薄，呈“骨气臌”改变，另第1掌骨远端亦见小囊状破坏，周围软组织肿胀

十六、长骨骨骺与干骺端结核

骨骺或是干骺端，囊状破坏较局限。
边缘模糊伴死骨，骨质疏松同时见。
病变发展可扩大，特征改变跨骺板。

口诀解读：长骨骨骺与干骺端结核是骨松质结核中最多见的一种，好发于股骨下端、胫骨上端和股骨上端。临床多见于儿童及青少年。主要症状为邻近关节活动受限，酸痛不适，负重或活动后加剧，睡前和夜间尤为显著。病变多发生于骨骺或干骺端的一侧，并靠近骨骺

板，通常为单发，典型X线表现为局限性囊状破坏透亮区，边缘模糊，其中可见碎屑状死骨，周围骨质可伴有骨质疏松。骨骺或干骺端结核继续发展，破坏区可跨越骺板（图8-21A、B），此为本病特征性表现。若病灶破坏关节面进入关节，可发展为骨型关节结核，若侵及软组织，穿破皮肤形成窦道，可继发感染。CT多平面重建显示骨质破坏、软组织受累程度及死骨较平片更准确（图8-21C、D）。

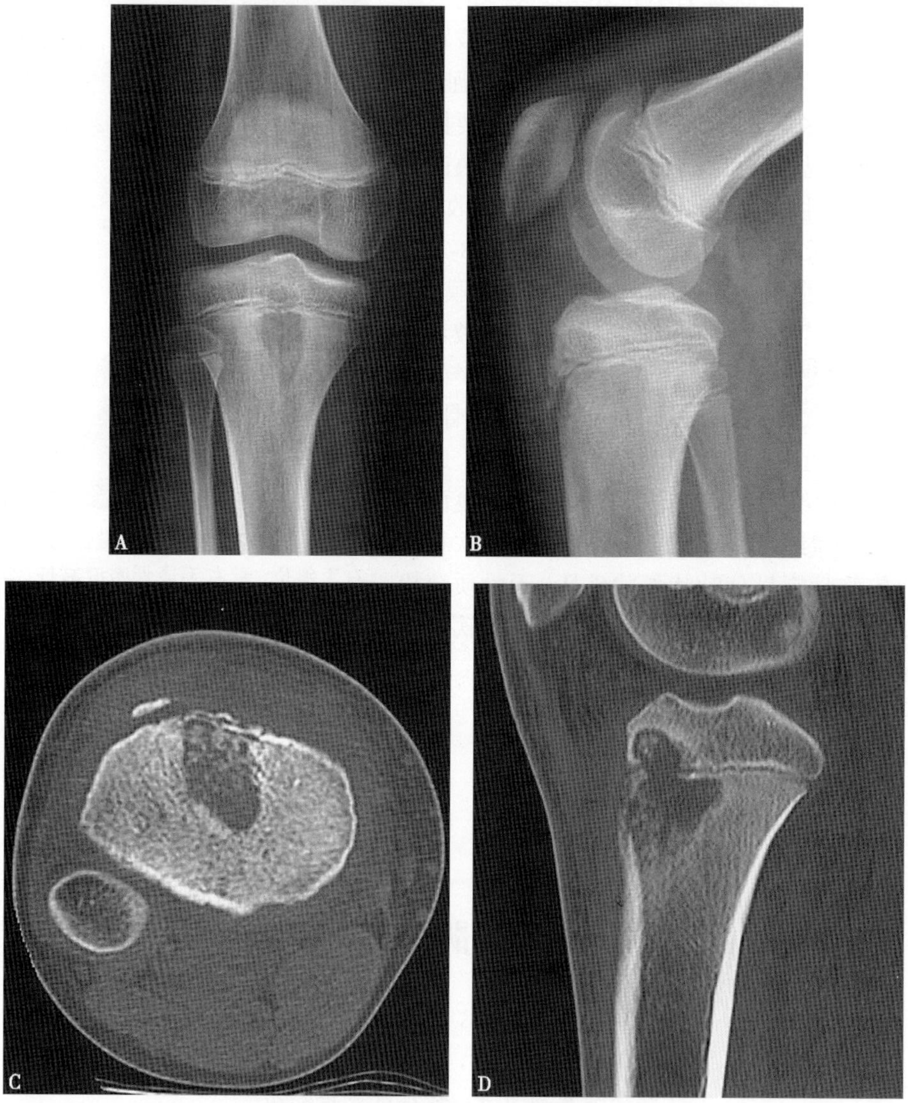

图8-21 右胫骨近侧骨骺及干骺端结核

A. 右膝正位，B. 右膝侧位，示右胫骨近端跨越骨骺板类圆形骨质破坏区，边缘欠清，内隐约见碎屑状死骨；C. CT轴位平扫；D. 矢状位重组，更清楚显示胫骨近端破坏灶和病灶内死骨影，前缘皮质中断，邻近软组织肿胀

十七、中心型脊椎结核

发病多为少年期，破坏塌陷单椎体。
椎旁脓肿伴出现，较晚变窄椎间隙。

口诀解读：中心型脊椎结核多见于15岁以下青少年的胸椎结核，此时椎体血供主要来自椎体后动脉，从后壁进入椎体中央，早期表现为椎体中央局限性骨质疏松，而后出现类圆形椎体溶骨性破坏，无明显硬化，随病变进展破坏扩大，椎体塌陷变扁伴脊柱后凸，后期侵犯椎间盘导致椎间隙变窄，进一步破坏邻近椎体终板，同时椎旁常伴脓肿形成（图8-22）。

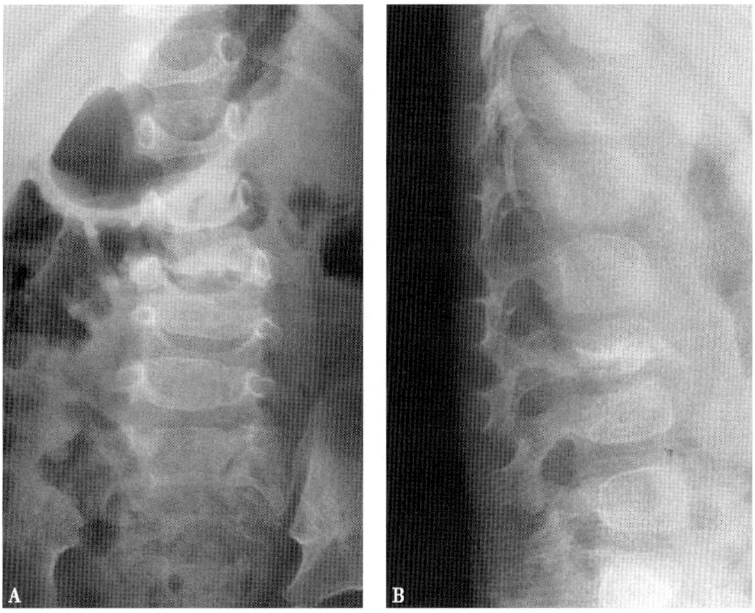

图8-22 脊椎结核（中心型）

A. 腰椎正位；B. 腰椎侧位，示第3腰椎体破坏变扁，脊椎以该椎体为中心轻度后凸，$L_{3\sim4}$椎间隙变窄，腰大肌膨隆

十八、边缘型脊椎结核

椎体相对终板面，边缘破坏椎塌陷。
椎盘受累椎隙窄，椎旁脓肿多出现。

口诀解读：边缘型脊椎结核多见于成年人腰椎结核。成人椎体血供主要由肋间动脉和腰动脉从椎体前缘进入，沿骨外膜分布，病变始于椎体的上、下缘，早期表现为椎体上、下缘

模糊不规则，随后出现终板下骨破坏，病变发展可出现椎间隙狭窄，破坏椎间盘而波及邻近椎体，椎旁脓肿绝大多数都出现，颈椎结核表现为咽后壁软组织肿胀，胸椎结核表现为椎旁梭形软组织肿胀，腰椎结核则表现为腰大肌肿胀膨隆（图 8-23）。

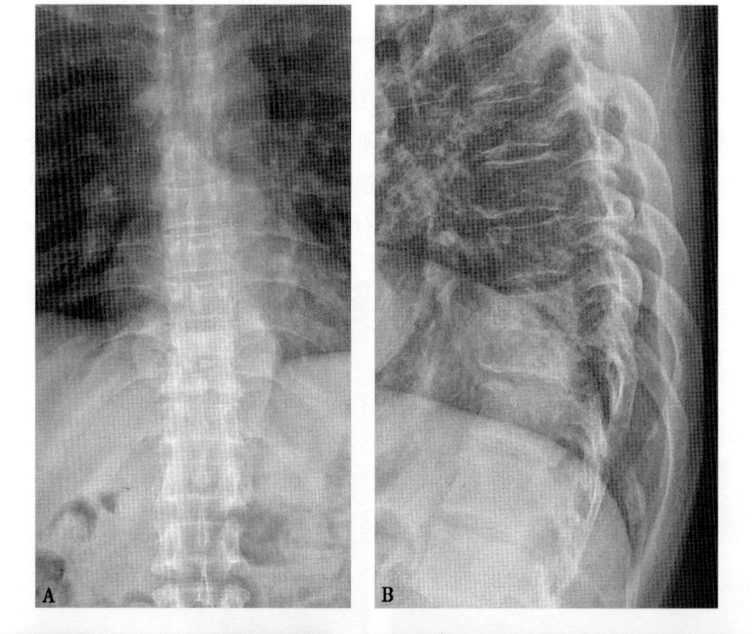

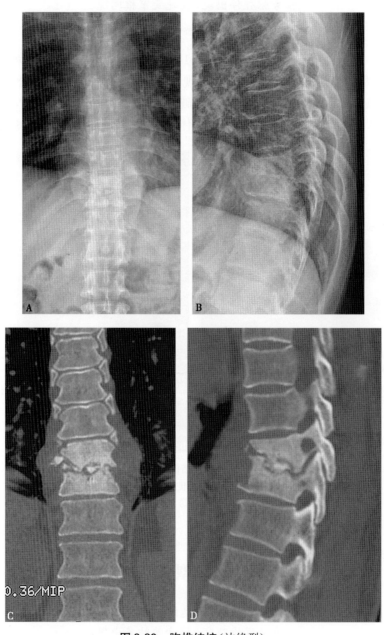

图 8-23 胸椎结核（边缘型）

A. 腰椎正位；B. 腰椎侧位；C. CT 冠状位重组；D. CT 矢状位重组，示胸 10-11 椎间隙变窄，椎体相对缘破坏变扁，其间及周围可见死骨影，椎旁可见梭形脓肿形成，脊椎以胸 10、11 椎为中心后凸

十九、骨型关节结核

骨骺干骺先侵犯，破坏蔓延关节面。
间隙狭窄非对称，关节膨隆且肿胀。
破坏多数伴死骨，可有轻度硬化边。
骨质疏松相对轻，起病隐匿进展慢。

口诀解读：骨型关节结核是长骨骨骺、干骺端结核病灶进一步扩展累及到关节的结核性病变。临床具有起病隐匿，进展缓慢的特点。X 线片结合 CT 或 MR 是理想的检查方法。影像学上，骨型关节结核首先在长骨骨骺或干骺端可见到骨结核破坏灶，通常表现为偏侧性类圆形或不规则囊状破坏（图 8-24），边缘可见轻度硬化，其中可见碎屑状死骨及钙化，此外于关节边缘或关节面可见病灶与关节腔相通，相应关节囊膨隆，周围软组织肿胀，层次模糊，关节间隙早期可以增宽，后期多数呈不对称狭窄，骨质疏松较滑膜型关节结核轻。诊断注意与软骨母细胞瘤鉴别，软骨母细胞瘤病灶位于骨骺或干骺端，呈类圆形囊状透亮区，边缘较骨型关节结核清楚且呈分叶状，病灶内可见钙化而未见死骨，病灶与关节腔未相通，病灶周围软组织未见肿胀，结合临床一般可与骨型关节结核鉴别。

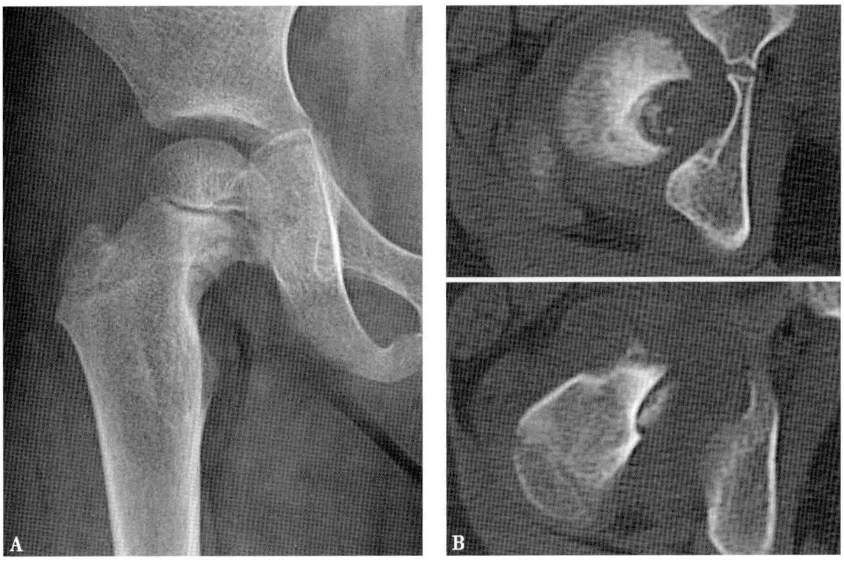

图 8-24　右髋关节结核（骨型）

女，5 岁，右髋关节疼痛、活动受限 5 个月

A. 平片，示右股骨近端内侧跨越骨骺板骨质破坏，边缘轻度硬化，内含不规则死骨，关节面缺损，关节囊肿胀；B. CT 平扫横轴位

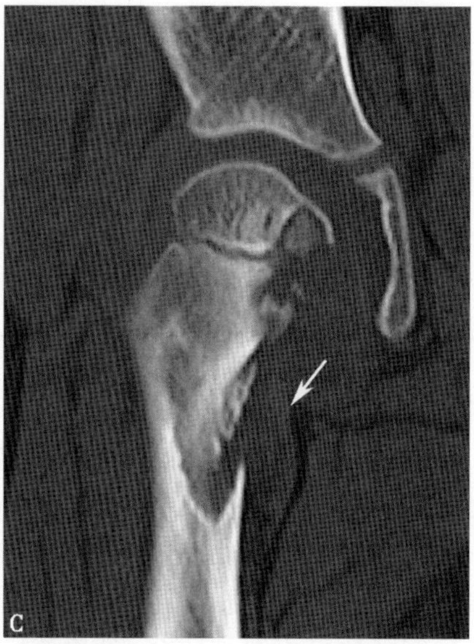

图 8-24 右髋关节结核(骨型)(续)
C. 冠状位重组，除清楚显示骨质破坏及死骨情况外，还可见脓肿穿破关节囊向下流注至关节囊外(白箭头)，周围肌肉萎缩

二十、滑膜型关节结核

发病多为青少年，肿胀关节疏松先。
间隙逐渐变狭窄，破坏始于非重面。
若与化脓相比较，反应增生不明显。

口诀解读：滑膜型关节结核是关节结核较常见类型，多继发于肺结核。结核分枝杆菌经血行先侵犯滑膜，后累及关节软骨及骨端而发病。本病多见青少年，部分发生于中老年人。进展缓慢，病程迁延是其临床特点，除局部疼痛和肿胀，关节活动受限外，部分患者或多或少出现低热、食欲缺乏、消瘦等全身症状。X 线片早期表现为关节囊肿胀膨隆，密度增高，周围软组织层次模糊，关节间隙正常或稍增宽，关节邻近骨骨质疏松(图 8-25)，中后期病变进一步发展侵犯软骨和关节面，除关节间隙逐渐变窄外，可于关节非持重面及边缘部出现虫蚀状或鼠咬状破坏(图 8-26)，破坏范围进一步扩大可呈圆形或类圆形骨质缺损。与化脓性关节炎比较，滑膜型关节结核破坏边缘多较模糊，周围亦未见明显骨质增生反应。

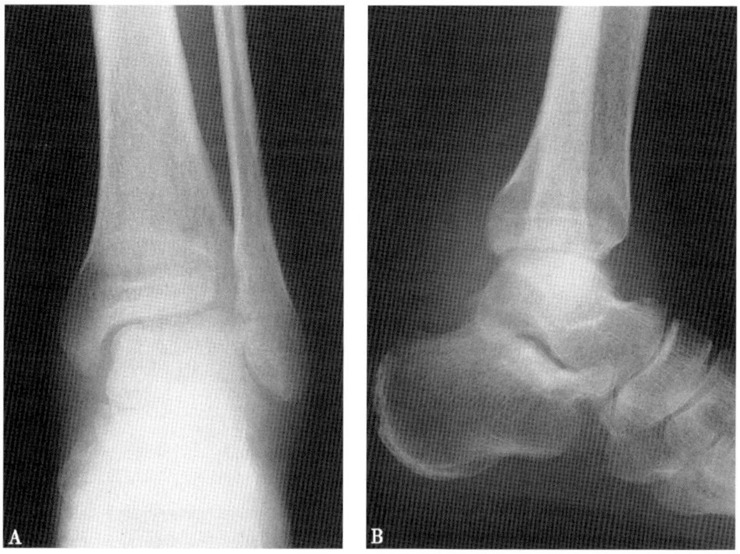

图 8-25　左踝关节结核（滑膜型）

男，55 岁，左踝关节肿胀 3 个多月

A. 左踝正位；B. 左踝侧位，示左踝关节骨质疏松，关节面显示骨质吸收，间隙变窄，关节囊显著肿胀膨隆

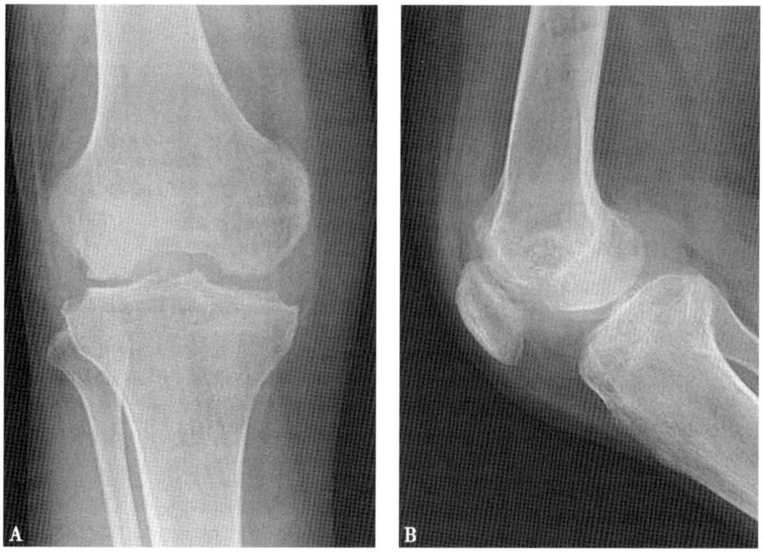

图 8-26　右膝关节结核（滑膜型）

A. 右膝正位；B. 右膝侧位，示右膝关节轻度骨质疏松，间隙变窄，关节边缘鼠咬状骨质破坏，周围软组织稍肿胀

二十一、骨瘤

肿瘤好发颅外板，也可鼻窦壁上长。
骨性突起边界清，半球形态基底广。

口诀解读：骨瘤为起源于膜内成骨骨骼常见的成骨性良性肿瘤。可发生于各个年龄组，多见于 30～50 岁。好发于颅盖骨和颌骨，多见于颅骨外板和鼻窦壁。X 线平片和 CT 均是检查骨瘤的理想手段，一般无需 MRI 检查。X 线及 CT 上骨瘤典型表现为颅骨外板半球状、扁平状骨性突起（图 8-27），呈致密或松质骨样密度，基底宽广，边界清楚，肿瘤表面相应软组织隆起，但不受侵蚀及增厚。

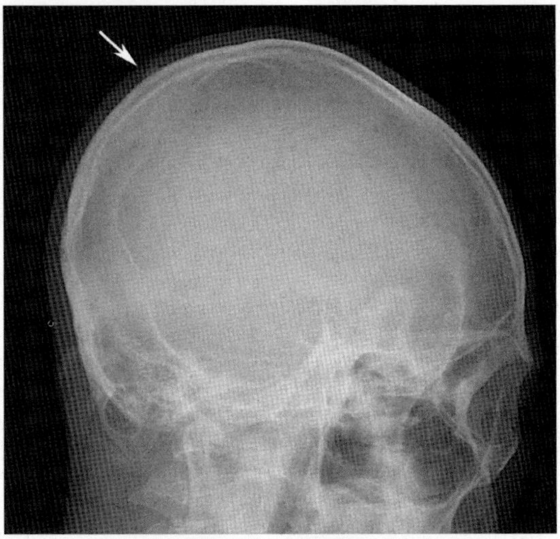

图 8-27　顶骨骨瘤

头颅侧位，示顶骨外板可见半球状骨性突起（白箭头），呈松质骨样密度，边界清楚

二十二、骨样骨瘤

肿瘤本身为瘤巢，周围骨质密度高。
局部皮质伴增厚，巢内常见钙化灶。

口诀解读：骨样骨瘤是良性成骨性肿瘤，由成骨性结缔组织及其形成的骨样组织和编织骨所构成。好发年龄为 10～30 岁，男多于女，男女比例约为 3∶1。局部疼痛是本病的主

要症状，早期为局限性、间歇性钝痛。随病情发展疼痛有所加重，出现持续性痛并可出现放射痛，有 1/3 病例出现夜间疼痛加剧，服用水杨酸类药物能缓解是本病的特征。全身几乎所有骨骼均可发病，但多累及股骨、胫骨、肱骨、腓骨和脊柱。肿瘤由瘤巢及周围反应性骨硬化两部分构成，其中瘤巢是肿瘤的主体，呈圆形或椭圆形透亮区，一般直径不超过 2cm，内有钙化（图 8-28），钙化较大者呈牛眼征，对诊断有定性作用。骨样骨瘤大多数在平片上有典型表现，容易诊断，当周围骨质增生明显将瘤巢遮盖影响诊断时可行薄层 CT 检查。

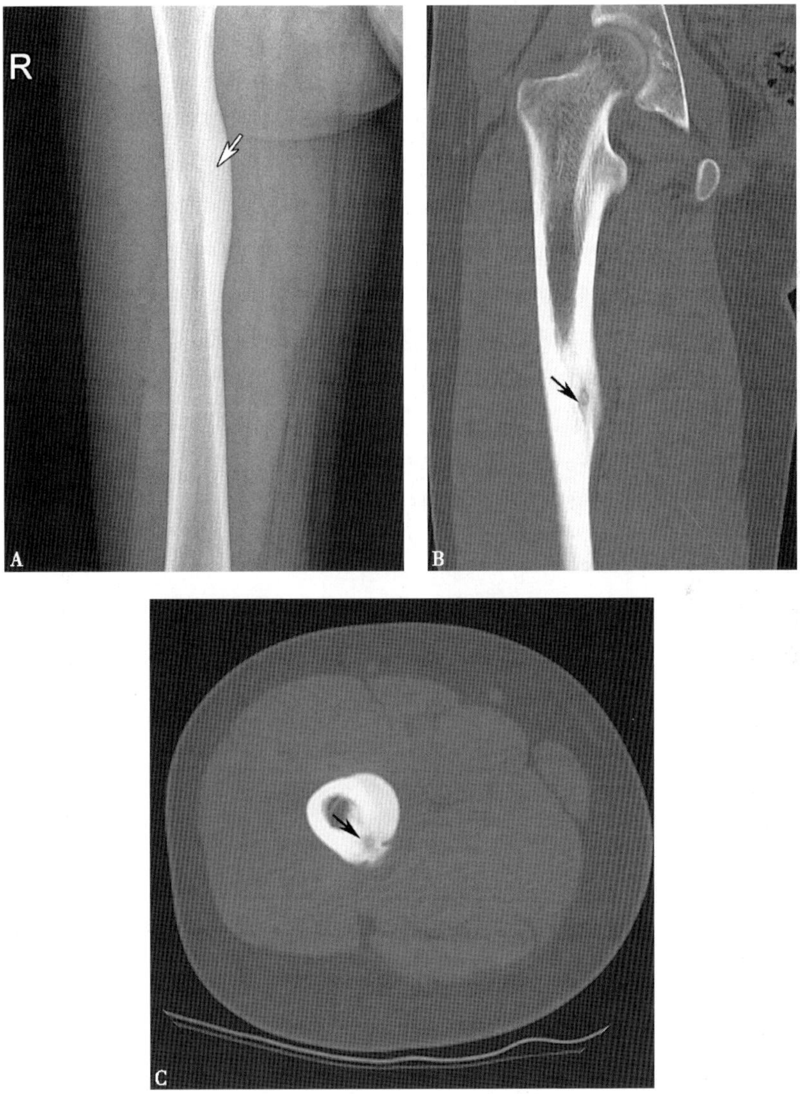

图 8-28　右股骨骨样骨瘤

A. 平片，示右股骨中上段内侧皮质增厚，其中隐约见一低密度瘤巢（白箭头）；B. CT 冠状位重组；C. CT 横轴位，示右股骨中上段内侧皮质增厚，其中可清晰见到瘤巢及钙化（黑箭头）

二十三、骨肉瘤

肿瘤好发干骺端，青少年人易罹患。
骨质破坏呈浸润，骺板可以被侵犯。
肿块形成软组织，骨膜增生袖口状。
诊断依据为瘤骨，见到瘤骨可诊断。

口诀解读：骨肉瘤是原发于髓内以瘤细胞直接形成骨质或骨样组织为特征的高级别恶性骨肿瘤，多见于10～25岁青少年，好发于骨骺闭合阶段的干骺端（图8-29），约有一半发生在膝部。患者常因局部疼痛、肿胀及功能障碍就诊。平片是诊断骨肉瘤最基本的检查方法。CT和MRI检查均是诊断骨肉瘤的重要补充。骨肉瘤可见到的征象多种多样，包括骨质破坏、骨膜反应、肿瘤骨及软组织肿块等。具体表现如下：①骨质破坏：骨肉瘤骨质破坏方式主要为浸润破坏，早期仅表现为干骺端局部骨松质小梁的缺失，或局部皮质的筛孔或虫蚀样破坏，这种破坏边缘均模糊不清，随着病变的进展，破坏会逐渐扩大，并可跨越骨骺板侵犯骨骺。②骨膜反应：当骨破坏累及骨膜时，可出现线状、层状及日光样骨膜反应，骨膜反应又可被肿瘤突破而形成袖口征。③软组织肿块：骨破坏突破皮质侵犯到软组织时，还可形成软组织肿块，呈半圆形或卵圆形，密度高于周围组织，内可有瘤骨。④肿瘤骨：分布于骨破坏区和软组织肿内，分化较好的肿瘤骨呈斑片状、团块状高密度骨化影，分化差的呈磨玻璃样改变。肿瘤骨是骨肉瘤定性诊断的重要依据，有此征象可诊断为骨肉瘤。

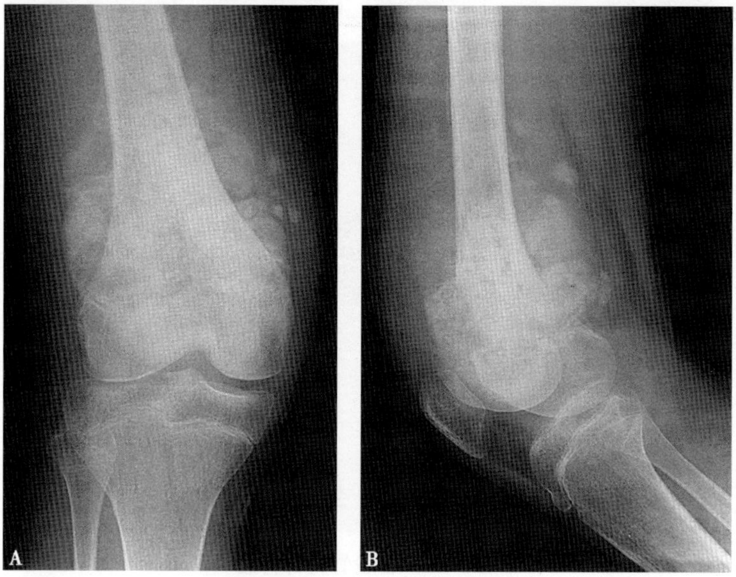

图8-29　右股骨远端骨肉瘤

A. 右膝正位；B. 右膝侧位，示右股骨远端干骺端溶骨性破坏，跨越骺板侵犯骨骺，周围可见软组织肿块，股骨远端及周围软组织肿块内可见斑块状瘤骨

二十四、骨软骨瘤

干骺端，骨突起，基底宽广或细蒂。
肿瘤顶端常钙化，母骨皮质相延续。
生长方向背关节，病灶多发或孤立。

口诀解读：骨软骨瘤是最常见的良性骨肿瘤，病灶可单发或多发。好发年龄为 10～20 岁，男性多于女性。全身软骨内成骨的骨骼皆可发生，四肢长骨干骺端特别是股骨远端及胫骨近端为常见部位。临床一般无症状，多为意外发现，个别因局部疼痛或扪及肿物而就诊。X 线片为首选检查方法，主要表现为干骺端球状、锥状或菜花状骨性突起，背向关节方向生长，基底宽广（图 8-30）或呈细蒂状（图 8-31）与母骨相连，骨皮质、骨松质与母骨相延续，顶端可见钙化，肿瘤边界清楚，邻近骨骼可因肿瘤挤压而变形。骨软骨瘤多数征象典型单凭 X 线片一般都能作出准确诊断，少数位于隐蔽或复杂解剖部位而平片难以显示者可进一步做 CT 检查。

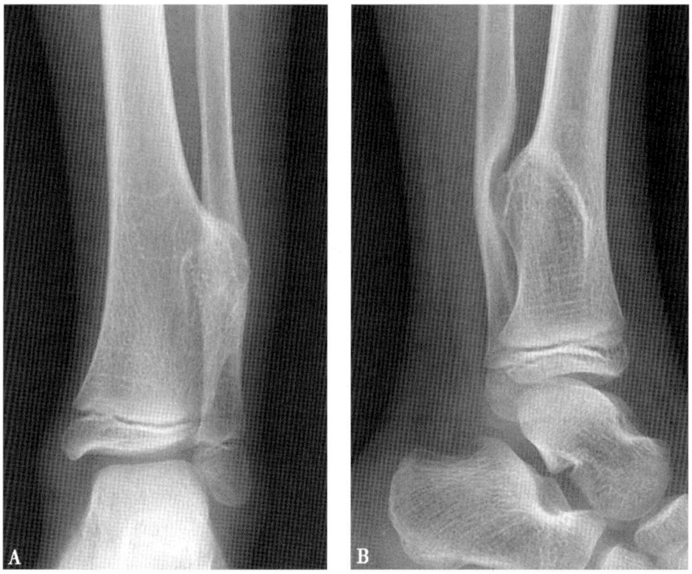

图 8-30 左胫骨远端骨软骨瘤

A. 左踝关节正位；B. 左踝关节侧位，示左胫骨远端后外侧骨性突起，宽基底与母骨相连，骨皮质、骨松质与母骨相延续，邻近骨骼受挤压而变形

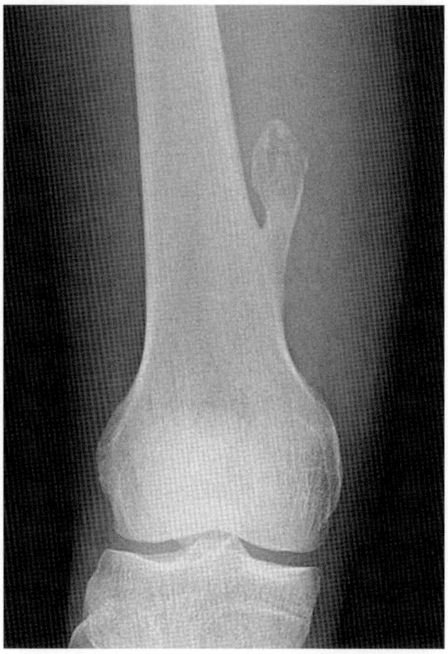

图 8-31 右股骨下段骨软骨瘤
右膝正位，示右股骨干骺端锥状骨性突起，背向关节方向生长，细蒂状与母骨相连，骨皮质、骨松质与母骨相延续，边界清楚

二十五、软骨母细胞瘤

肿瘤偏爱骨骺长，部分可以跨骺板。
囊状破坏见钙化，硬化边缘如贝扇。

口诀解读：软骨母细胞瘤又称成软骨细胞瘤，是一种良性成软骨性肿瘤。本病多见于青少年，80% 以上发生于 11～30 岁。多发生于四肢长骨，以股骨和肱骨最多见。肿瘤多位于干骺愈合前的骨骺，亦可跨越骺板向干骺端扩展，X 线或 CT 显示肿瘤呈有类圆形囊状略膨胀破坏，边界清楚，常显示硬化，边缘多数有分叶呈贝扇状，其中可见斑点状钙化（图 8-32）。

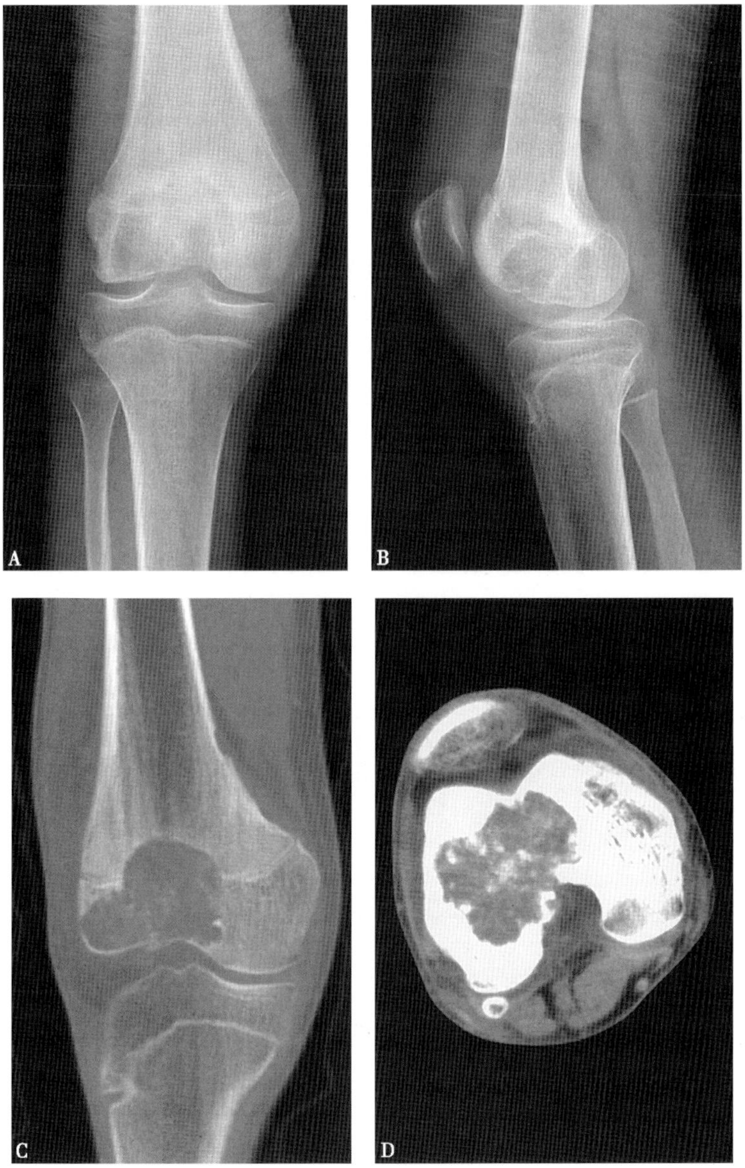

图 8-32 右股骨远端软骨母细胞瘤

A. 右膝正位；B. 右膝侧位；C. CT 冠状位重组；D. CT 横轴位，示右股骨远端骨骺囊状略膨胀骨质破坏，病灶跨越骺板向干骺端扩展，边缘轻度硬化呈贝扇状，内可见斑点状钙化

二十六、软骨瘤

好发手足短状骨，囊状破坏皮质鼓。
边缘清楚呈分叶，砂粒钙化常分布。

口诀解读：软骨瘤为常见良性骨肿瘤，根据发生部位和范围不同，可分为内生软骨瘤和外生软骨瘤。内生软骨瘤又分为单发性与多发性，前者较常见。好发于10～30岁，男稍多于女。肿瘤生长缓慢，通常无特殊症状，多数为摄片时意外发现。个别肿瘤较大者，可在体检时扪及质硬、表面光滑的肿块。多见于手、足短管状骨，少数发生于长管状骨。X线检查显示单发性内生软骨瘤病变位于干骺端的中央区或略偏一侧，发生于指骨者常侵犯整个骨干，表现为局限于骨髓腔内的圆形或椭圆形囊状破坏透亮区，边缘整齐，周围多有一环形硬化带；局部骨皮质膨胀变薄，有时骨皮质可断裂；透亮区内常有不规则砂砾样钙化（图8-33）。单发性外生软骨瘤表现为皮质缺损，深达髓腔，边缘较锐利而规则，骨质增厚，基底骨质硬化，软组织中产生肿块，肿瘤区透明，其中有散在砂砾样钙化。多发性软骨瘤显示肿瘤使骨质膨胀，或向一侧膨出，肿瘤中可形成大小不等的囊，或显示纹理粗糙紊乱，并有散在钙化斑。

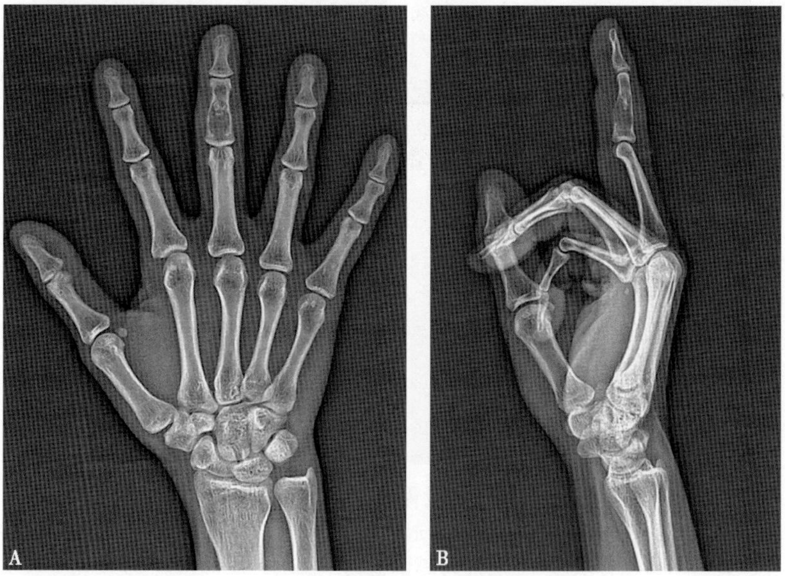

图8-33 内生软骨瘤

A. 右手中指正位；B. 右手中指侧位，示右手中指中间节囊状略膨胀破坏，累及整个骨干，边界清楚，其中可见砂砾状钙化

二十七、多发性骨髓瘤

部位年龄同转移，先有疏松密度低。
破坏多发穿凿样，髓腔病灶较密集。
肋骨多数伴肿块，皮质缺损如锅底。

口诀解读：骨髓瘤为起源于骨髓网织细胞的恶性肿瘤，有单发和多发之分，多发者占绝大多数。与骨转移瘤发病年龄与部位相同，骨髓瘤好发于40岁以上中老年人，好发于富含红骨髓的部位，如颅骨、脊椎、肋骨、骨盆、胸骨、股骨和肱骨近端等。X线平片是诊断主要检查方法。CT和MRI为检查的重要补充。典型骨髓瘤表现为广泛骨质疏松，以脊椎和肋骨明显，在骨质疏松基础上，可见多发大小不等穿凿样破坏，边缘清楚无硬化，破坏灶以髓腔较密集，破坏累及骨皮质，可见皮质髓腔侧锅底状破坏（图8-34，图8-35），另外，肋骨破坏常伴发软组织肿块（图8-36）。

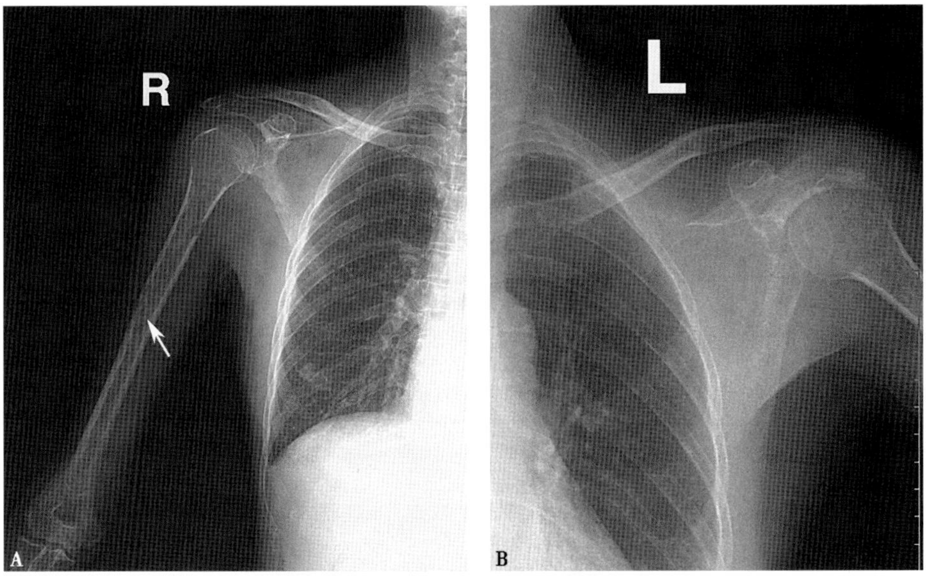

图8-34 多发性骨髓瘤

A. 右上臂正位；B. 左肩正位，示左右肩关节构成骨骨质疏松，右肱骨中上段及双侧锁骨多发穿凿样破坏，髓腔病灶分布较密集，右肱骨皮质髓腔侧可见锅底状破坏（白箭头）

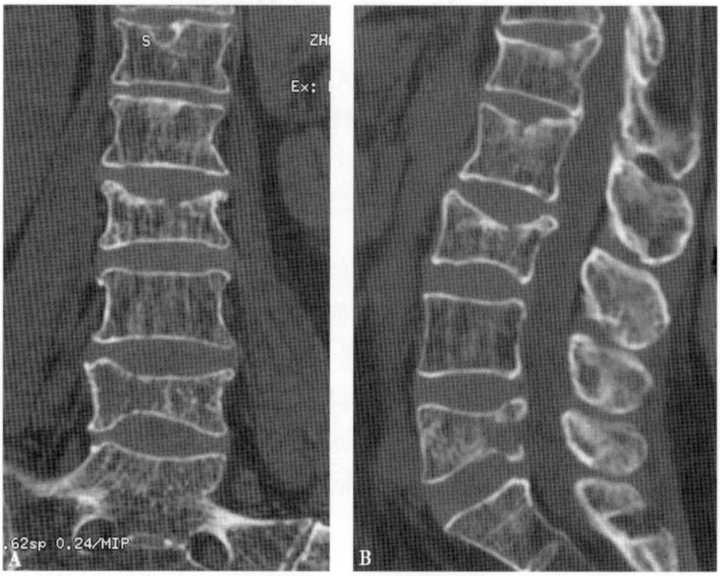

图 8-35　多发性骨髓瘤

A. 腰椎 CT 冠状位重组，B. 腰椎 CT 矢状位重组，示腰椎普遍骨质疏松，$L_{1、3、5}$ 椎体变扁，各椎体及附件可见多发穿凿样破坏

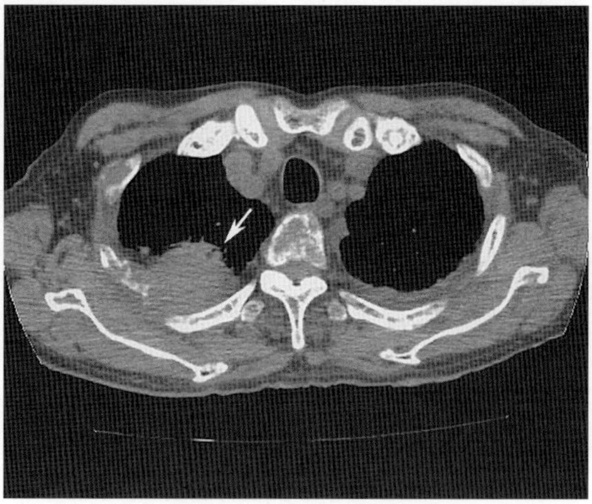

图 8-36　多发性骨髓瘤

胸部 CT 平扫，示右胸所见胸椎及肋骨骨质破坏，右胸第 2 后肋骨质破坏伴发软组织肿块（白箭头）

二十八、骨巨细胞瘤

二十四十年龄段，桡股远端胫近端。
上述年龄和部位，常为该瘤所侵犯。
膨胀破坏偏心性，内有分隔皂泡观。
未有钙化强化著，容易侵蚀渐恶变。

口诀解读：骨巨细胞瘤为起源于非成骨结缔组织具有侵蚀性低度恶性肿瘤，好发于20～40岁成年人，股骨远端、桡骨远端及胫骨近端为常见发生部位，占全部发生部位的60%～70%。影像上肿瘤常发生于骨骺已闭合骨端，呈偏心囊状膨胀性破坏，内未见钙化，有时病灶内可见分隔呈皂泡样（图8-37，图8-38A、B），具有一定特征性。增强扫描常明显强化（图8-38C），肿瘤具有一定侵蚀性，随时间推移，肿瘤有逐渐升级恶变倾向。

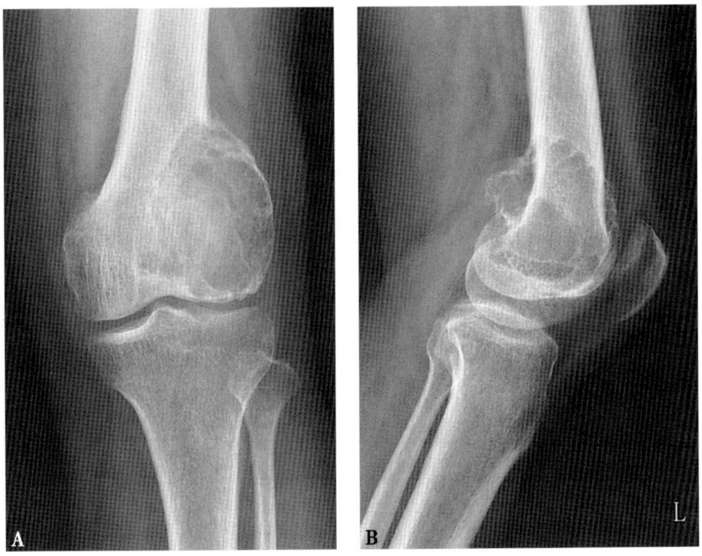

图8-37 左股骨远端巨细胞瘤

A. 左膝正位；B. 左膝侧位，示左股骨远端偏心性囊状膨胀破坏，紧邻关节面，边界清楚，有轻度硬化，内可见骨性分隔

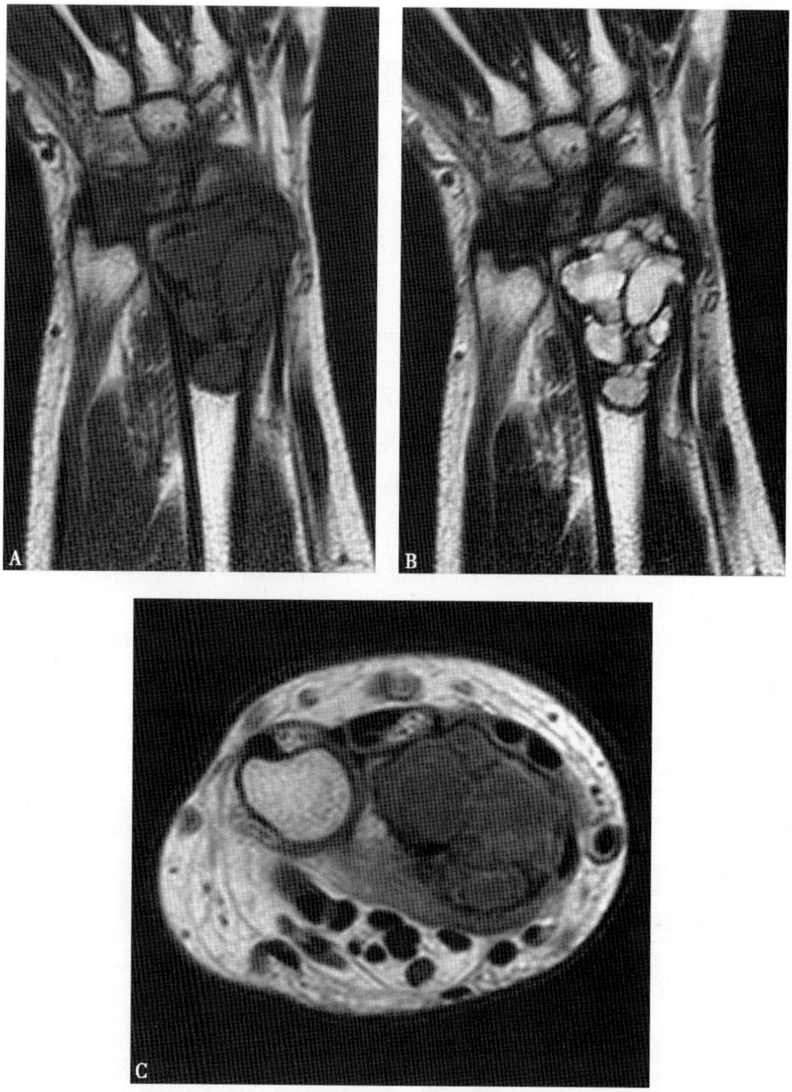

图 8-38　右桡骨远端巨细胞瘤（Ⅱ～Ⅲ级）

A. MRI T_1WI 冠状位；B. T_2WI 冠状位；C. 对比增强，示病变 T_1WI 呈稍低信号，T_2WI 呈高信号，其内可见 T_1WI 和 T_2WI 均呈低信号间隔，增强扫描病灶呈不均匀明显强化

二十九、单纯性骨囊肿

好发长骨干骺端，中心生长呈囊状。
水样密度边锐利，骨片陷落助诊断。

口诀解读：单纯性骨囊肿为常见的骨肿瘤样病变。好发于 10～15 岁青少年。肱骨上段、股骨颈为最好发部位，其次是桡骨远端、胫骨远端等。肿瘤通常位于干骺端，呈中心性

生长，长轴与骨纵轴一致，横径一般不超过骨骺板宽度，边界清楚锐利（图 8-39），除少数病程较长者有硬化缘外，通常无硬化边缘。病变内部主要成分为液体，因此与其他肿瘤比较，平片显示透亮度较高，CT 扫描呈液性密度，CT 值约 10Hu 左右（图 8-40）。MRI 呈长 T_1、长 T_2 高信号，STIR 信号较明亮，增强扫描病灶内部无强化，边缘则呈线样强化。典型单纯性骨囊肿有上述表现一般诊断不难，若合并病理骨折，出现骨折片陷落征（图 8-41），则对本病的诊断更有帮助。

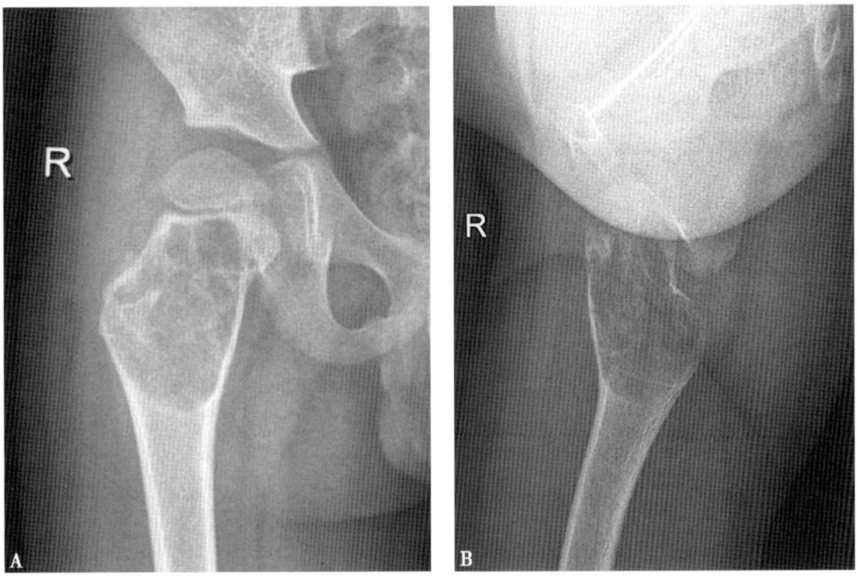

图 8-39　右股骨颈单纯性骨囊肿

A. 右髋正位；B. 右髋侧位，示右股骨近侧干骺端呈中心生长的囊状破坏，透亮度较高，边缘清楚锐利，可见骨嵴分隔

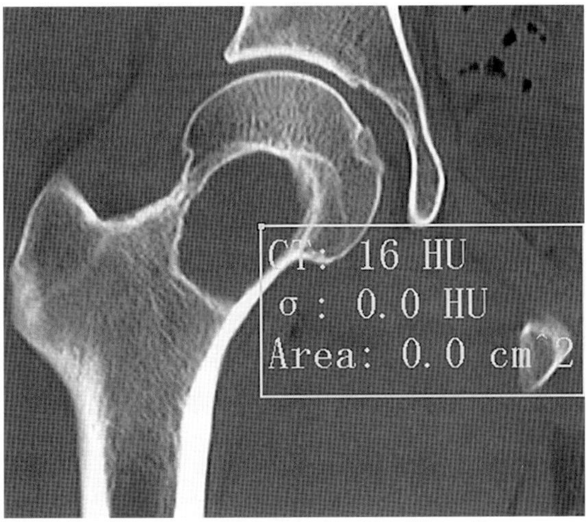

图 8-40　右股骨颈单纯性骨囊肿

右髋关节 CT 冠状位重组，示右股骨颈中心性囊状破坏，呈水样密度，边缘清楚锐利

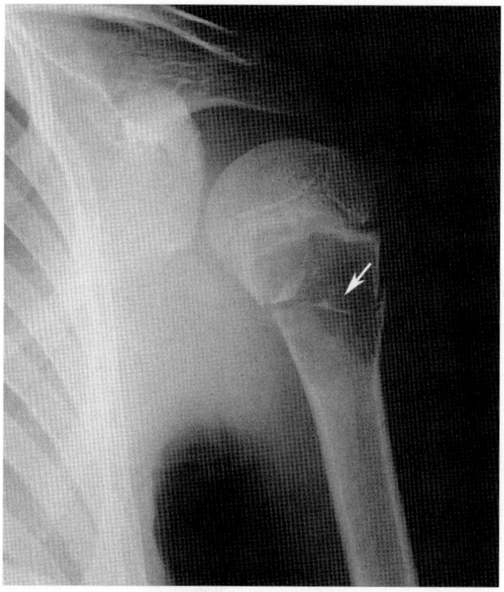

图 8-41 左肱骨近端单纯性骨囊肿并病理骨折
左肱骨正位，示左肱骨干骺端呈中心性生长囊状破坏透亮区，病灶骨壳中断，内见骨折碎片（白箭头）呈骨片陷落征

三十、骨质软化症

骨纹模糊密度低，全身骨质可累及。
变形弯曲承重骨，假性骨折有特异。

口诀解读：骨质软化症是指发生于成人骨骺生长板闭合后，新形成的骨基质矿化障碍为特点的一种代谢性骨病。主要病理改变为骨内钙盐沉积减慢、停止或丢失，造成骨样组织聚积，使得骨骼质地变软。多见于成年女性，临床主要表现为骨痛、压痛、畸形、行走困难、手足抽搐及其他神经肌肉兴奋性增高体征，实验室血钙、血磷降低，碱性磷酸酶升高。X 线主要表现为：①全身骨质密度减低，皮质变薄，骨纹模糊不清。②骨骼弯曲变形，多见于承重骨骼，下肢骨常呈“X”或“O”变形，骨盆呈三叶状，椎体上下缘呈半月状凹陷，使椎体呈鱼椎状。③假性骨折形成，为本病特征表现，常见于坐骨、耻骨、肋骨、胫骨和股骨等，典型表现为宽约 0.5cm 的透亮线，部分或全部贯穿骨骼，累及皮质并与皮质垂直，多双侧对称出现（图 8-42）。

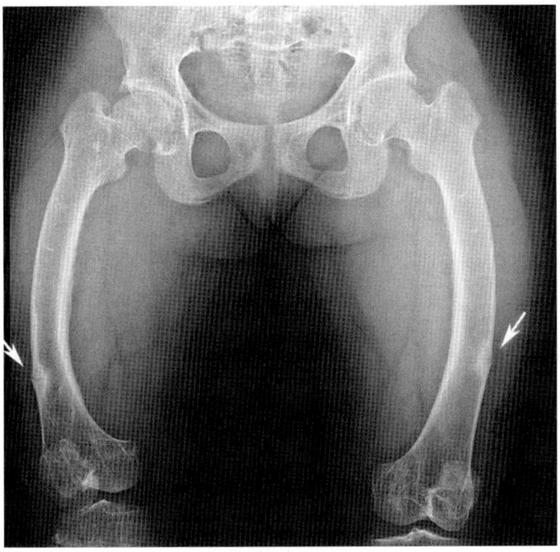

图 8-42　骨质软化症

双侧股骨正位，示双侧股骨向内弯曲畸形，密度减低，骨纹模糊，下段外侧均见假骨折线（白箭头）

三十一、类风湿关节炎

中年女性易患，好发掌指和腕。
双侧对称发病，常有疼痛晨僵。
早期骨端疏松，更兼梭形肿胀。
进展骨质侵蚀，多在关节边缘。
后期间隙变窄，伴发强直畸变。
以上骨质破坏，近端受累明显。
若与退变鉴别，末端关节未犯。

口诀解读：类风湿关节炎是一种以侵蚀性关节炎为主要表现的全身性自身免疫性疾病。本病好发于女性，男女比例约 1∶3。任何年龄皆可发生，30～50 岁为发病高峰。临床主要表现为对称性、持续性关节肿痛并伴有晨僵和出现皮下结节。本病常先手腕部发病，再波及髋关节、膝关节、肘关节、肩关节等四肢关节，因此手腕部 X 线检查对本病的诊断有重要意义，典型者早期表现为腕关节、掌指关节及近侧指间关节对称性梭形软组织肿胀，组成关节的骨端骨质疏松，关节间隙增宽，随关节软骨的破坏，关节间隙逐渐变窄，关节边缘出现骨质糜烂或囊样骨缺损（图 8-43）。晚期主要表现为普遍骨质疏松，关节间隙狭窄至消失呈骨性强直（图 8-44），关节破坏伴关节脱位和屈曲畸形等改变。手腕部类风湿关节炎注意与手部退行性变相鉴别，后者主要累及远侧指间关节，表现为远侧指间关节面硬化，间隙变窄，边缘骨赘形成等改变。而前者从不累及远侧指间关节，若远侧指间关节受累，基本不考虑类风湿关节炎。

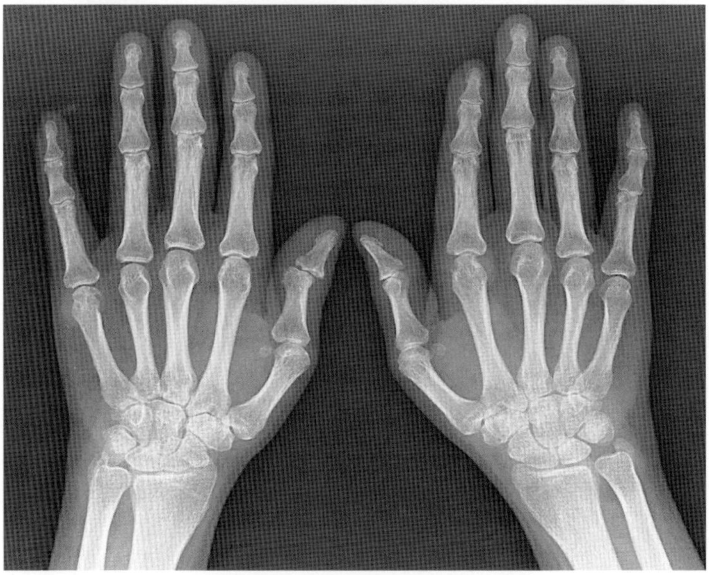

图 8-43 双手类风湿关节炎

双手正位片，示双手轻度骨质密度减低，双手近侧指间关节间隙变窄，左手第 2 掌骨头及右手第 5 掌骨头边缘骨质侵蚀破坏，周围软组织肿胀

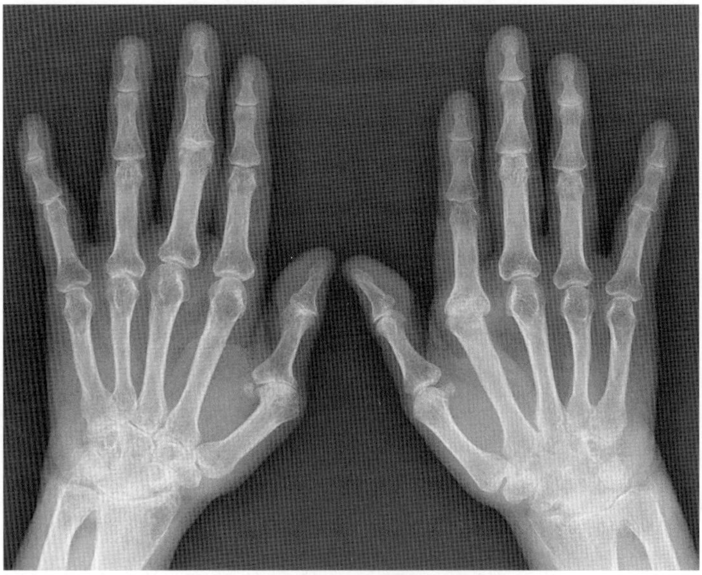

图 8-44 双手类风湿关节炎

双手正位片，双手诸骨骨质密度降低，腕关节间隙消失呈骨性融合，左手中指近侧指间关节及右示指掌指关节间隙变窄，边缘侵蚀

三十二、强直性脊柱炎

患者大多为男性，三十以内初发病。
骶髂关节先累及，对称侵蚀伴反应。

口诀解读：强直性脊柱炎系累及中轴骨及近端大关节的血清阴性脊柱关节病。好发于16～30岁青年，25岁左右是发病高峰，初始出现症状就诊者极少超过30岁。发病大多数为男性，约占90%，女性发病仅占少数。骶髂关节是本病最初受累部位，表现为关节下1/3对称性侵蚀破坏，早期关节面模糊、糜烂，中期锯齿状破坏伴周围骨质反应性硬化（图8-45），晚期关节间隙消失呈骨性强直。本病除累及骶髂关节外，随病情发展还可累及脊柱及近躯干大关节。脊椎病变常由下部开始，向上发展累及全部脊柱。早期仅椎体上角或下角骨皮质局部消失。病变进展椎体出现方椎或桶状椎改变，晚期前纵韧带、黄韧带、棘上韧带及横突间韧带骨化，使脊椎形成特征性竹节样外观。大关节受累最多见于双髋关节，表现为髋关节间隙一致性狭窄，关节边缘骨质糜烂，股骨头颈部项圈状骨质增生，晚期关节间隙逐渐变窄以至强直。有时坐骨结节、坐骨耻骨支、股骨大粗隆部也同时伴有骨侵蚀改变。强直性脊柱炎有典型改变一般诊断不难，早期骶髂关节改变不明显诊断困难时，可进一步CT或MRI检查，同时注意密切联系临床和实验室检查。临床方面初期症状是下腰部酸痛，弯腰受限，尤其早晨最为明显。实验室血清HLA-B27抗原检查对本病诊断较有意义，阳性者多支持该病诊断。

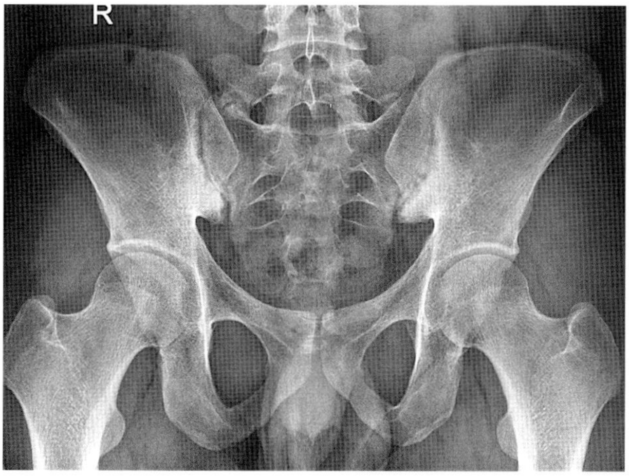

图8-45 强直性脊柱炎

骨盆正位，示双侧骶髂关节面对称性侵蚀破坏伴反应性硬化

三十三、退行性骨关节病

年纪渐老日益增，负重关节好发生。
骨赘形成间隙窄，关节面下见囊坑。
致密硬化关节面，偶见游离体形成。

口诀解读：退行性骨关节病是一种由于关节软骨退行性改变引起的慢性骨关节病，常见于 40 岁以上成年人，并随年龄的增长有增多趋势。多见于脊椎、髋及膝等承重大关节和远侧指间关节，可累及一个或多个关节。临床起病缓慢，主要症状表现为病变关节钝痛或刺痛，关节活动不灵便，晚期可出现关节畸形，但无全身症状。X 线片是首选检查方法，表现为受累关节间隙不均匀狭窄，伴关节边缘骨赘形成（图 8-46），关节面骨质硬化、密度增高，关节面下出现周边硬化的囊状透亮区，关节腔内有时可见游离体（图 8-47），晚期可出现关节半脱位或关节内外翻改变。CT 和 MRI 对复杂部位病变显示较好，CT 多平面重组图像对关节面下囊性变及关节腔游离体显示效果更佳，而 MRI 更可直接清晰显示关节软骨的退变，因此，CT 和 MRI 是本病诊断的重要补充，有条件时可酌情选择使用。

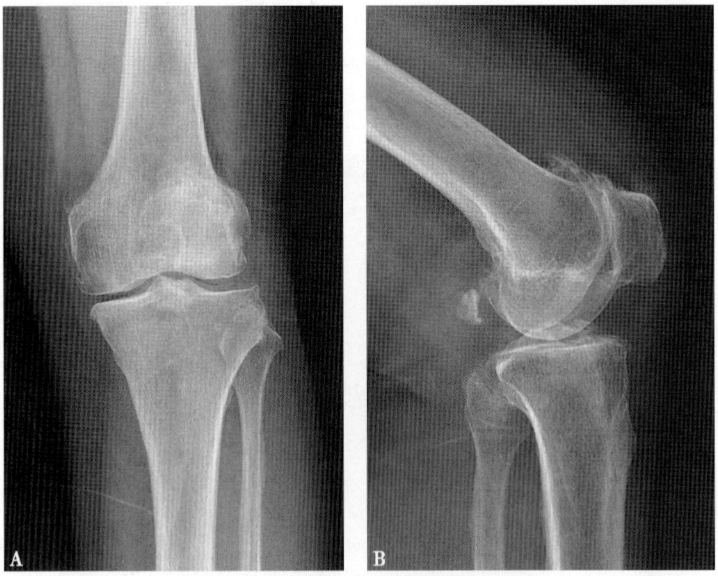

图 8-46 左膝退行性骨关节病

A. 左膝关节正位；B. 左膝侧位，示左股胫关节及股髌关节间隙变窄，关节边缘骨赘形成

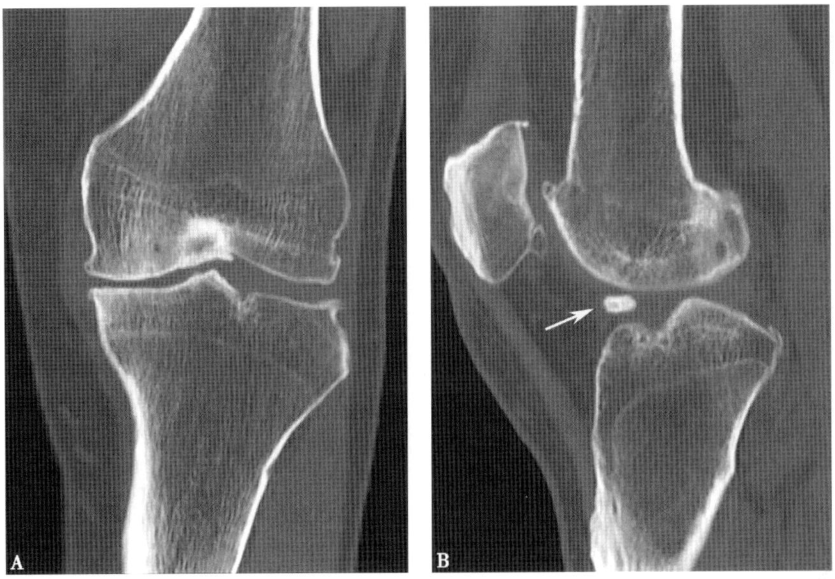

图 8-47　左膝退行性骨关节病

A. 左膝 CT 冠状位重组；B. 矢状位重组，示左股骨远端、胫骨近端和髁间隆突及髌骨边缘骨质增生，关节间隙不均匀变窄，同时边缘骨赘形成，关节内可见游离体（白箭头）

三十四、痛风性关节炎

尿酸升高是祸因，踇趾跖趾初受侵。
穿凿破坏伴肿胀，中年男性要小心。

口诀解读：痛风性关节炎是由于嘌呤代谢紊乱导致尿酸盐结晶沉积在关节囊、滑囊、软骨、骨质和其他组织中而引起病损及炎性反应。多见于踇趾的跖趾关节，首次症状发作及骨质破坏改变均先开始于此，然后再累及踝、手腕、膝和肘等其他关节，因此怀疑此病要特别关注此部位，尤其是 40 岁以上中年男性。本病典型症状主要表现第 1 跖趾关节突然剧痛伴红肿，持续数日或几周，症状缓解一段时间后又再发作，而且有周期逐渐缩短特点。X 线片检查是诊断本病主要方法，早期表现为第 1 跖头内侧结节样软组织增厚，其中可见钙化。多次急性反复发作后，骨质开始出现破坏，第 1 跖趾关节内侧可见边缘清楚锐利、无硬化边缘的穿凿样破坏（图 8-48），随病变发展骨质破坏逐渐累及其他关节。至后期骨关节面破坏扩大呈蜂窝状，关节间隙逐渐狭窄至消失，软组织内可见明显肿块并出现粗糙钙化（图 8-49）。本病无论症状出现或 X 线改变都与血尿酸水平密切相关，因此，诊断上一定要参考血尿酸化验。痛风性关节炎一定不会出现血尿酸完全正常状况。

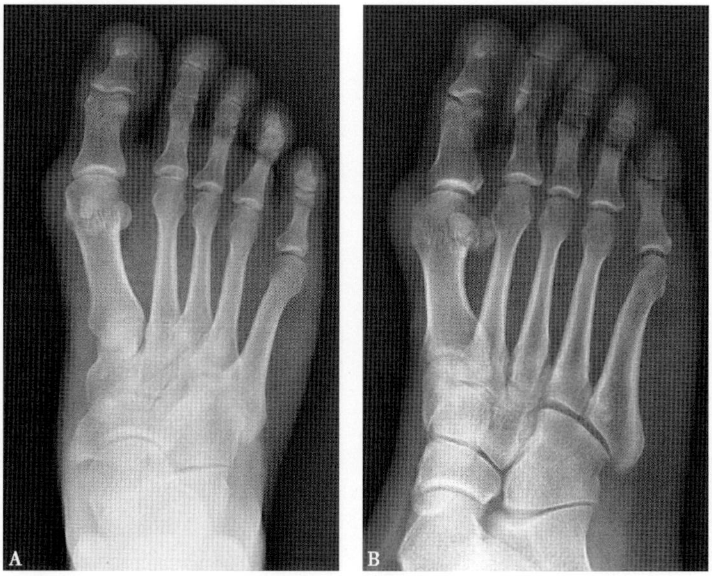

图 8-48　右足痛风性关节炎

A. 右足正位；B. 右足斜位，示右足第 1 跖骨头内侧穿凿样破坏，跖趾关节内侧软组织肿胀

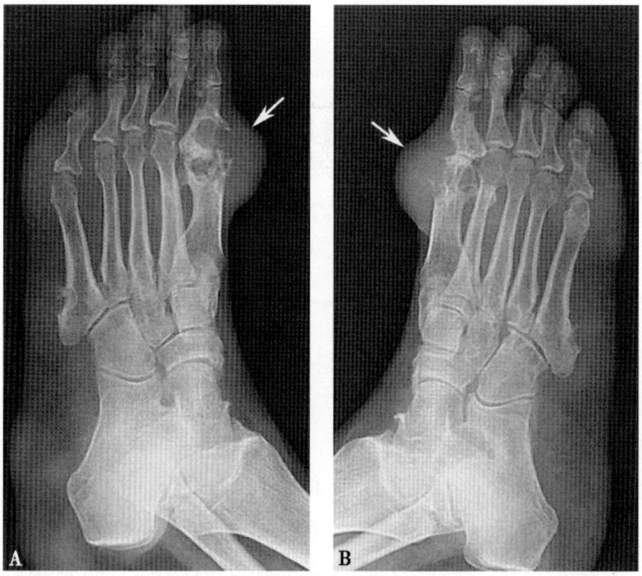

图 8-49　双足痛风性关节炎

男，72 岁。反复关节疼痛 20 余年，血尿酸显著增高

双足正位，示左右第 1 跖趾关节间隙变窄，内侧缘可见穿凿样骨缺损，边缘锐利清楚；第 5 跖骨基底部亦有类似改变。双足软组织肿胀，并可见痛风结节突出（白箭头）

三十五、椎间盘突出症

曲度消失或侧弯，椎体增生后下缘。
前窄后宽椎间隙，椎间孔内游离片。
典型平片可提示，体层扫描确诊断。
此病腰椎较多见，神经受压有表现。

口诀解读：椎间盘突出症是指椎间盘的髓核及部分纤维环向周围组织突出，压迫相应骨髓或脊神经的一种病理状态，好发于30～50岁，男性多于女性，可发生于脊柱的任何部位，以活动度较大的部位相对多见，其中腰椎间盘突出最多见，其次是颈椎间盘突出，胸椎间盘突出最少见，主要表现为局部刺激症状和脊髓、神经根的压迫症状。平片表现无特异性，但有以下征象可提示诊断：①腰椎生理曲度消失，呈侧凸或反弓；②椎体前后缘骨质增生，尤其后下角肥大增生，椎间隙呈前窄后宽改变，椎间孔内可见游离骨碎片。确诊尚需进一步CT或MRI扫描检查，通过检查，可以明确椎间盘突出类型和脊髓和神经受压程度（图8-50）。

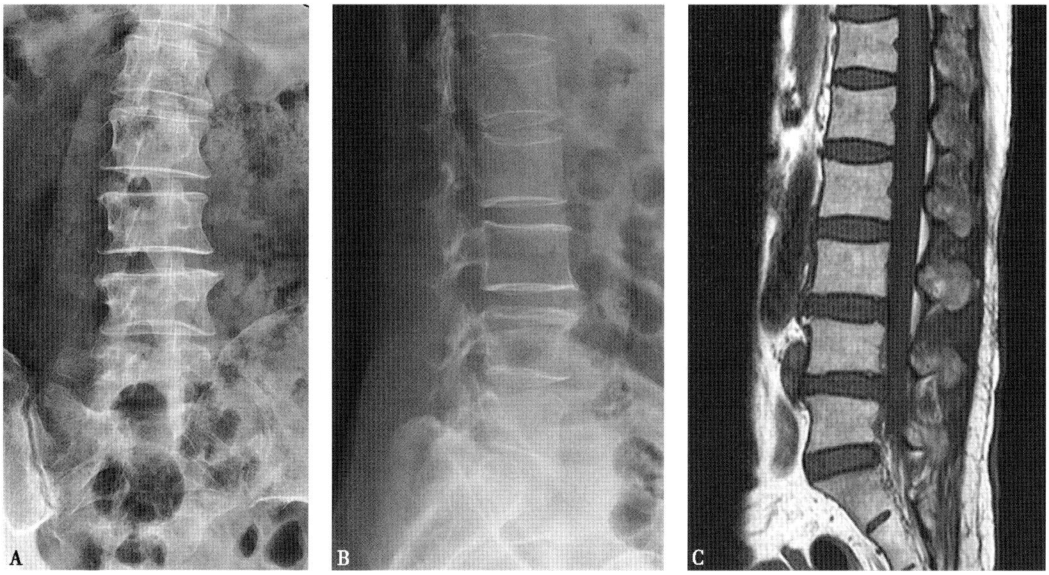

图8-50　腰椎间盘突出

A．腰椎正位；B．腰椎侧位，示腰椎生理前突消失，L_{4-5}椎间隙前窄后宽，相应椎体边缘轻度增生，提示L_{4-5}椎间盘突出可能；C．MRI T_1WI矢状位

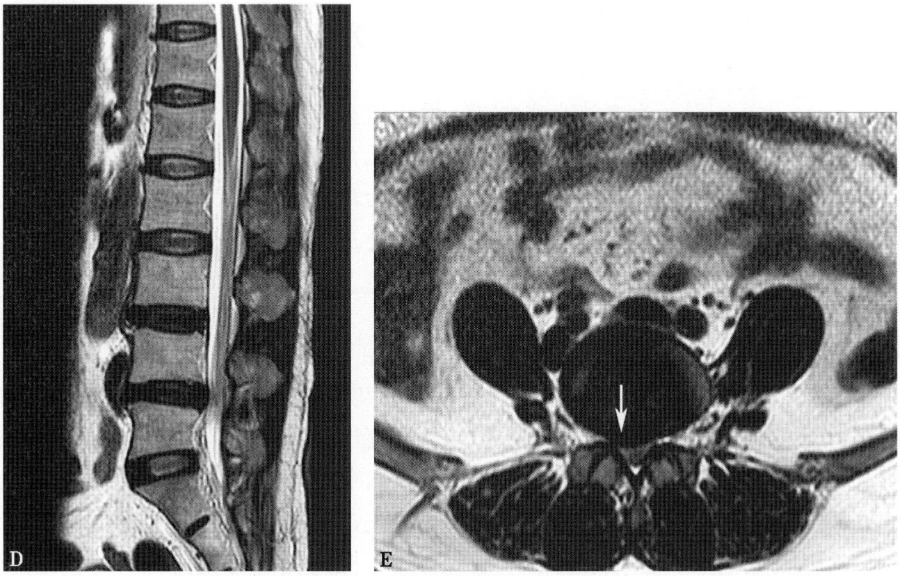

图 8-50 腰椎间盘突出（续）

D. T_2WI 矢状位；E. T_2WI 横轴位，示 L_{3-4}、$_{4-5}$ 椎间盘于 T_2WI 信号降低，L_{4-5} 椎间盘向右后方突出（白箭头），硬膜囊右前缘受压

三十六、软组织脂肪肉瘤

病灶较大位置深，中老年纪好发生。
分化良好见分隔，内含脂肪为要征。

口诀解读：脂肪肉瘤为起源于脂肪组织的软组织恶性肿瘤，占恶性软组织肿瘤的第二位。好发年龄为 40～70 岁中老年人，很少发生于儿童，男女发病率大致相等。肿瘤很少发生于皮下，通常位于深部软组织，以大腿及腹膜后为最好发的部位。脂肪肉瘤可分为分化良好的脂肪肉瘤、黏液样脂肪肉瘤、圆形细胞脂肪肉瘤、去分化脂肪肉瘤等，其影像学表现取决于组织学类型及分化程度，分化良好的脂肪肉瘤 CT 和 MRI 上类似良性脂肪瘤，通常含有 75% 的脂肪组织，CT 表现为边界清楚的软组织肿块，与脂肪组织密度相似，肿瘤内可见粗线状或结节状分隔，增强扫描可强化。MRI 上肿瘤表现为以脂肪信号为主的软组织肿块，伴有不规则增厚的粗线状或结节状分隔，分隔在 T_1WI 呈低信号，在 T_2WI 呈高信号（图 8-51），增强后亦可见强化。

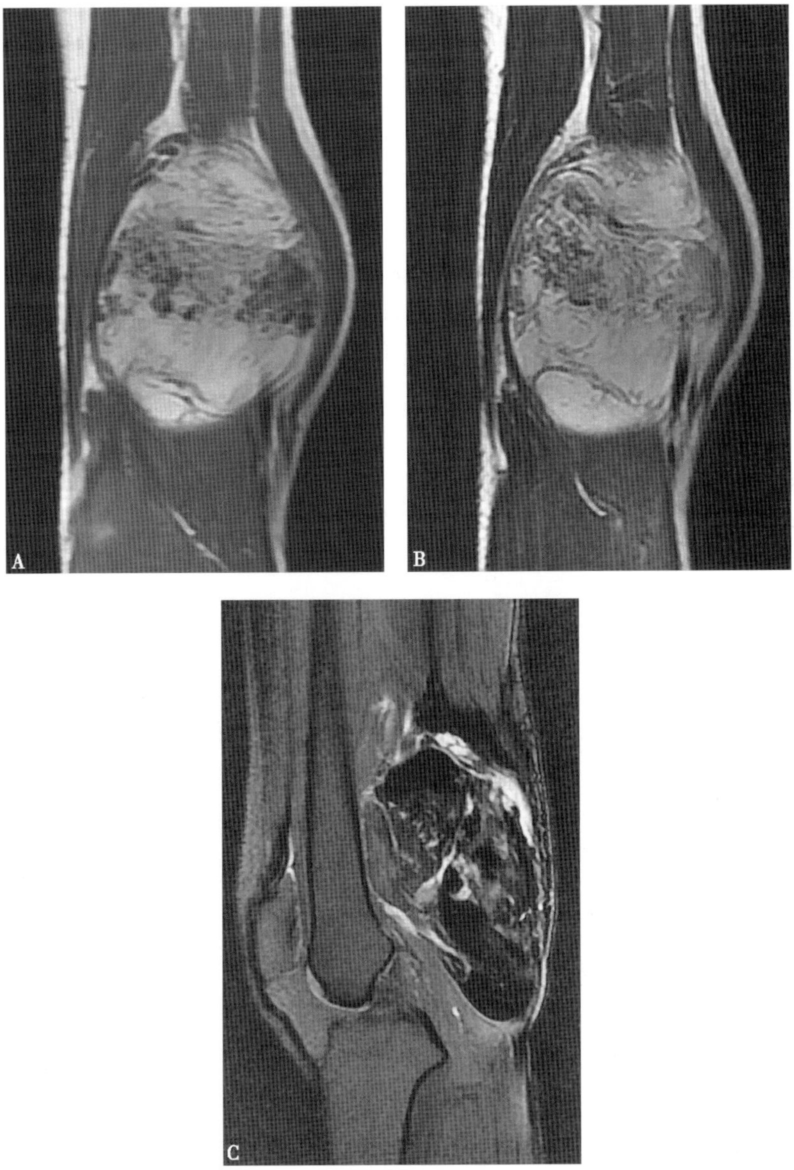

图 8-51　右腘窝高分化脂肪肉瘤

A. MRI T_1WI 冠状位；B. T_2WI 冠状位；C. T_2WI 抑脂矢状位，示右腘窝异常信号肿块，T_1WI 呈稍高信号，T_2WI 呈高信号，内可见低信号粗线状间隔，T_2WI 抑脂序列肿块信号普遍降低

三十七、软组织神经鞘瘤

肿瘤好发肌间隙，纵向梭形呈孤立。
包膜完整伴钙化，坏死囊变出血易。
常与伴行神经干，支配肌肉萎缩细。
增强扫描强化著，瘤体不均边清晰。

口诀解读：神经鞘瘤为起源于神经外胚层施万细胞的良性肿瘤。可发生于任何年龄，以20～40岁多见。主要见于头、颈和上下肢屈侧，最常累及脊神经后根、颈丛、交感神经、迷走神经、腓神经和尺神经。CT或MRI扫描都可对神经鞘瘤进行诊断，而以MRI为佳，典型的神经鞘瘤表现为单个梭形或类圆形肿块，位于肌间隙内，沿神经纵向走行，有完整包膜，边界清楚（图8-52），内常见钙化，因易发生出血、坏死和囊变，故密度或信号常不均匀，增强扫描病灶呈不均匀强化。此外，肿瘤与神经关系密切，约90%的神经鞘瘤可在肿块旁发现伴行的神经干，该神经干分布区域常见肌肉萎缩。

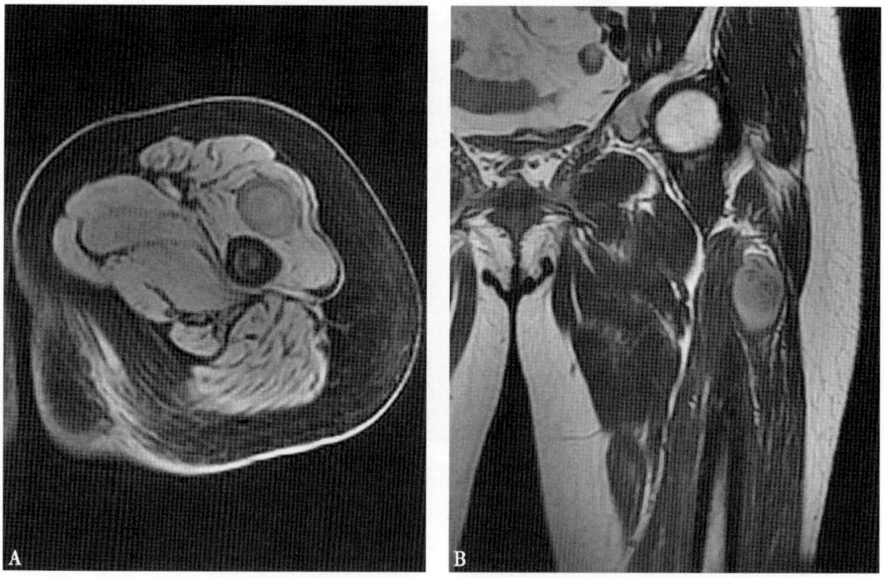

图8-52 软组织神经鞘瘤

A. MRI T_1WI 横轴位；B. T_2WI 冠状位

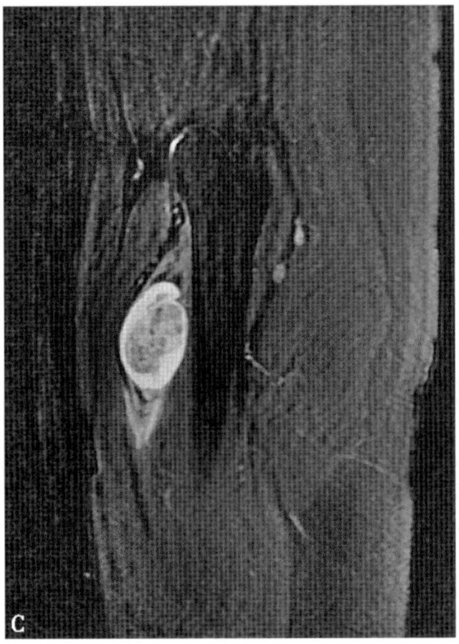

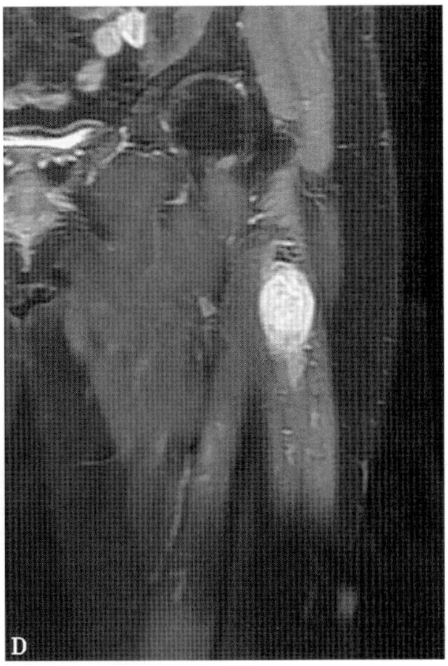

图 8-52 软组织神经鞘瘤(续)

C. T_2WI 抑脂矢状位; D. T_1WI 抑脂增强冠状位，示左股骨上段前外侧肌间隙内梭形异常信号肿块，T_1WI 呈稍低信号，T_2WI 及 T_2WI 抑脂序列呈中间稍高周围更高信号，病灶沿神经纵向走行，边缘清楚，增强扫描呈明显不均匀强化

三十八、囊性淋巴管瘤

腋窝颈部三角区，肿瘤好发该区域。
囊性肿块有分隔，壁薄边清张力低。
内容主要水密样，强化分隔与囊壁。

口诀解读: 淋巴管瘤是胚胎发育过程中某些部位的原始淋巴囊与淋巴系统隔绝后所形成的肿瘤样畸形。根据淋巴管的大小可分为毛细血管淋巴管瘤、海绵状淋巴管瘤和囊性淋巴管瘤三型，其中囊性淋巴管瘤最为多见，其由极度扩张的淋巴管构成，淋巴管腔异常扩张呈瘤样，由大小不等的多个囊组成，囊壁菲薄，衬有内皮细胞，囊内充满透明的液体。囊性淋巴管瘤多发于儿童，少数见于成年人。颈后三角区、颈前三角区和腋窝为好发部位，临床上表现为局部质软的无痛性肿块，病灶较大时，可压迫邻近器官，出现压迫性症状。CT 表现为局限性软组织肿块，呈水样密度，张力较低，边界清楚，增强扫描时病变无强化而囊壁和分隔轻度强化(图 8-53)。MRI 显示为囊状长 T_1、长 T_2 异常信号肿块，其中可有分隔，呈多囊状表现，信号均匀，增强后囊内容物不强化，而囊壁及囊内分隔可强化。

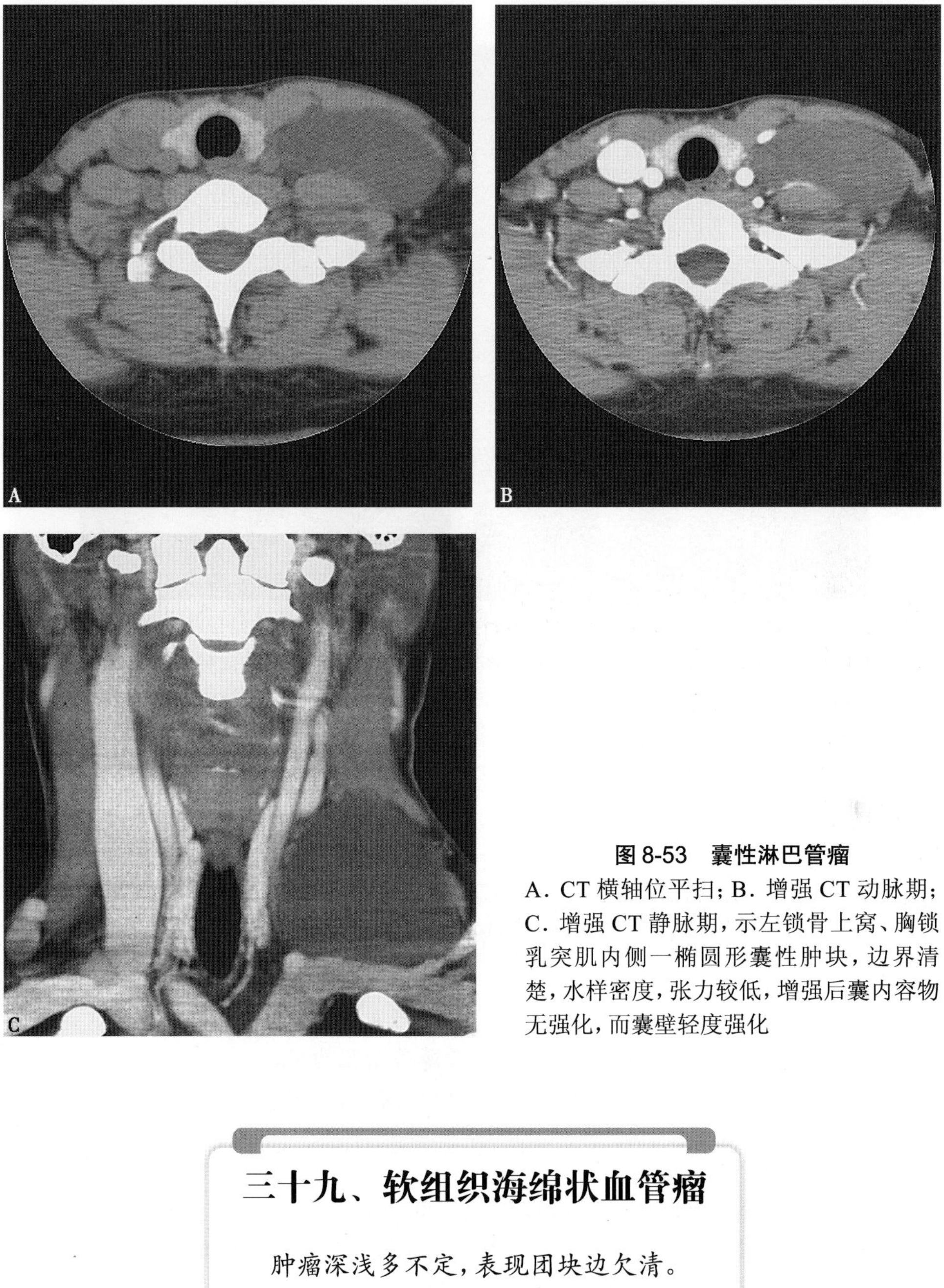

图 8-53　囊性淋巴管瘤

A. CT 横轴位平扫；B. 增强 CT 动脉期；C. 增强 CT 静脉期，示左锁骨上窝、胸锁乳突肌内侧一椭圆形囊性肿块，边界清楚，水样密度，张力较低，增强后囊内容物无强化，而囊壁轻度强化

三十九、软组织海绵状血管瘤

肿瘤深浅多不定，表现团块边欠清。
迂回血管呈群集，间杂纤维脂肪影。
信号密度皆混杂，邻近骨质受压侵。
增强扫描强化著，纽扣钙化有时并。

口诀解读：海绵状血管瘤为血管瘤较常见的类型，组织学上主要为无数蜿蜒迂曲的薄壁血管构成，除血管结构外，尚有脂肪、纤维和肌肉成分。发病部位深浅不定，可累及皮肤、皮下组织和深部软组织。发病多见于婴儿和儿童。一般无明显自觉症状，可有间歇性疼痛、肿

胀。有时可在肿胀处可触及搏动和听到血管性杂音。平片、CT 和 MRI 检查对本病诊断有各自优势和限度。X 线平片对较小的血管瘤不能显示，范围较大可见软组织肿胀或肿块，边界不清，肿块内常见大小不等、单发或多发散在类圆形点状或环状钙化，典型者在环状钙化影内可见小圆点状钙化斑如按扣状称为静脉石，为本病特征性表现。深部软组织血管瘤可以引起邻近骨结构的压迫性破坏。CT 平扫可显示平片不能显示的软组织肿块及较小的静脉石，肿块形态不规则，密度混杂不均，增强扫描，肿块明显强化，肿瘤较大时尚可见扭曲、紊乱成团的血管。MRI 肿块多呈不均匀长 T_1、长 T_2 信号，边缘清楚，其内可见迂回群集的小管道状血管影（图 8-54A、B、C）。病灶内部的纤维成分及钙化 T_1WI、T_2WI 上均为低信号，若病灶间杂有脂肪成分，抑脂后信号会减低，增强后病灶强化明显（图 8-54D）同 CT 所见。

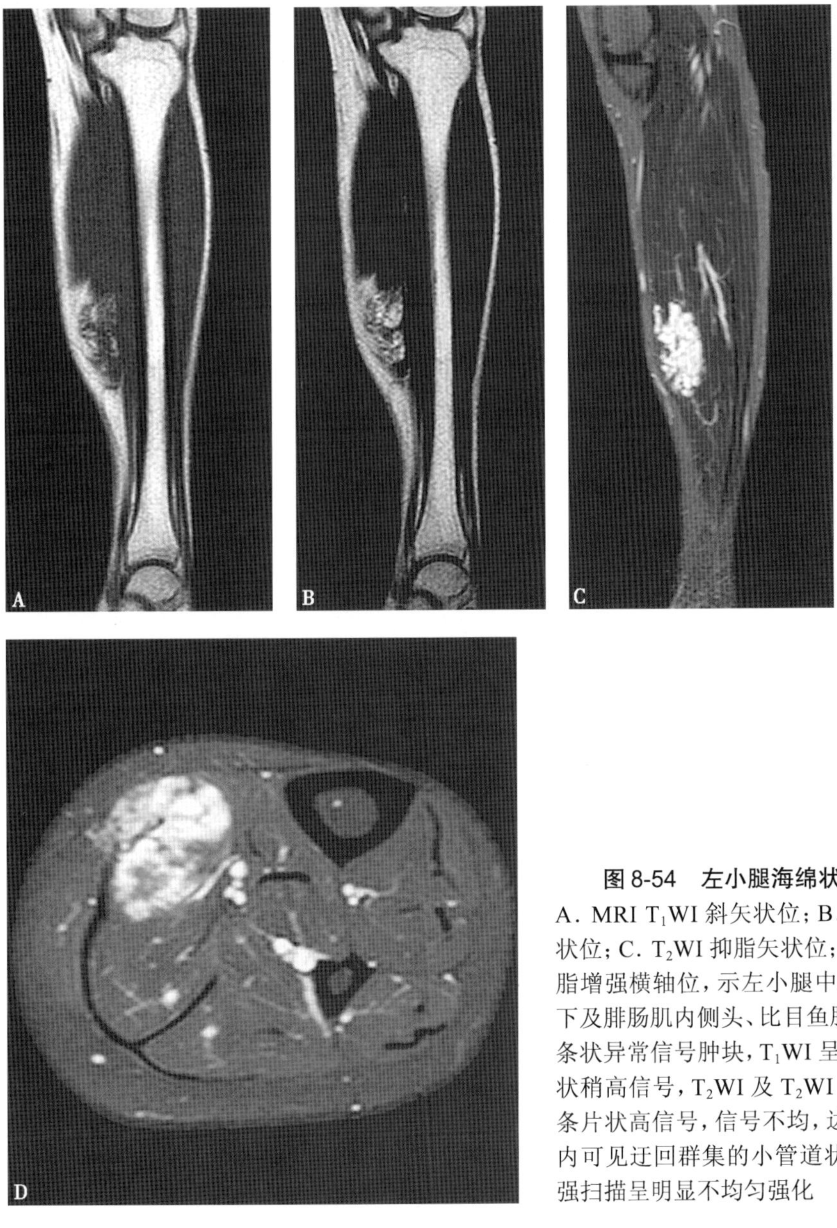

图 8-54　左小腿海绵状血管瘤

A. MRI T_1WI 斜矢状位；B. T_2WI 斜矢状位；C. T_2WI 抑脂矢状位；D. T_1WI 抑脂增强横轴位，示左小腿中段后内侧皮下及腓肠肌内侧头、比目鱼肌内斑片状、条状异常信号肿块，T_1WI 呈等信号及条状稍高信号，T_2WI 及 T_2WI 抑脂序列呈条片状高信号，信号不均，边界清楚，其内可见迂回群集的小管道状血管影，增强扫描呈明显不均匀强化

主要参考书目

1. 郑穗生，高斌，刘斌. CT诊断与临床. 第2版. 合肥：安徽科学技术出版社，2011
2. 金征宇. 医学影像学. 第2版. 北京：人民卫生出版社，2010
3. 白人驹. 医学影像诊断学. 第3版. 北京：人民卫生出版社，2010
4. 黄耀华. 髋关节影像诊断学. 北京：人民卫生出版社，2009
5. 黄耀华. 实用骨关节影像诊断图谱. 北京：中国医药科技出版社，2010
6. 张雪林. 磁共振成像(MRI)诊断学. 北京：人民军医出版社，2001
7. 许达生，陈君禄，黄兆民. 临床CT诊断学. 广州：广东科技出版社，1998

后记

《医学影像学》是医学影像专业重要的课程，编写与该课程配套的《医学影像学常见疾病诊断口诀》，帮助本专业学生快速掌握影像诊断技能，一直是萦绕在我心头的愿望。

为使愿望得以实现，借鉴之前《骨关节影像诊断口诀》一书的写作经验，我先制订了一个切实可行的两年写作计划，然后付诸行动。在两年时间里，我充分利用一切闲暇时间，每天坚持创作一首口诀，或编写一段解读文字，或制作相应病例图片，无论酷暑寒冬，从未间断。经过孜孜不倦的努力，全书终于按计划完成。

在本书即将付梓之际，感谢人民卫生出版社郝巨为编审的鞭策和鼓励，使我一直对创作完成本书充满信心。感谢科室同事杨贤卫教授对书稿的严苛审阅，使这本书得以规避很多错误。感谢广州百印堂堂主杨坚水先生为本书题刻了书名，使本书增色不少。

52检